ポケットマスター臨床検査知識の整理

臨床化学

臨床検査技師国家試験出題基準対応

新臨床検査技師教育研究会 編
芝 紀代子 責任編集／栗原由利子・外園栄作 著

医歯薬出版株式会社

第2版

■編　集

新臨床検査技師教育研究会

■責任編集

芝　紀代子　文京学院大学名誉教授

■執　筆

栗原由利子　東京工科大学医療保健学部臨床検査学科教授
外園　栄作　九州大学大学院医学研究院保健学部門
　　　　　　検査技術科学分野講師

発刊の序

　臨床検査技師になるためには，幅広い領域についての知識を短期間のうちに習得することが求められている．またその内容は，医学・検査技術の進歩に伴い常に新しくなっている．さらに，学生生活を締めくくり実社会に出ていくための関門となる国家試験はきわめて難関で，臨床検査技師を目指す学生の負担は大きい．

　本書は，膨大な量の知識を獲得しなければならない学生に対し，効率的に学習を進めるために，そして少しでも勉強に役立つよう，学校での授業の理解を深め，平素の学習と国家試験対策に利用できるように配慮してつくられた．国家試験出題基準をベースに構成され，臨床検査技師教育に造詣の深い教師陣により，知っておかなければならない必須の知識がまとめられている．

　「学習の目標」では，国家試験出題基準に収載されている用語を中心に，その領域におけるキーワードを掲載し，「まとめ」では，知識の整理を促すようわかりやすく簡潔に解説することを心掛けた．一通り概要がつかめたら，〇×式問題の「セルフ・チェックA」で理解度を確認し，要点が理解できたら，今度は国家試験と同じ出題形式の「セルフ・チェックB」に挑戦してもらいたい．間違えた問題は，確実に知識が定着するまで「まとめ」を何度も振り返ることで確かな知識を得ることができる．「コラム」には国家試験の出題傾向やトピックスが紹介されているので，気分転換を兼ねて目を通すことをおすすめする．

　持ち運びしやすい大きさを意識して作られているので，電車やバスの中などでも活用していただきたい．本書を何度も

開き段階を追って学習を進めることにより，自信をもって国家試験に臨むことができるようになるだろう．

　最後に，臨床検査技師を目指す学生の皆さんが無事に国家試験に合格され，臨床検査技師としてさまざまな世界で活躍されることを心から祈っております．

新臨床検査技師教育研究会

序

　『臨床検査知識の整理』と題するシリーズが企画されたのは1980年頃である．当時，医歯薬出版で出版していた教科書は表紙が赤であったことから，「赤本」とよばれていた．そこで本シリーズの表紙は「青本」とよばれるように表紙を青にすることに決まり，さらに同じ時期に色鮮やかな青のユニフォームの西武ライオンズが話題をさらったことにあやかって色鮮やかな青を選んだという経緯がある．

　編者は新臨床検査技師教育研究会になっていたが，『臨床化学』は実は私が今日までずっと一人で書き続けてきた本である．何回かの改訂のたびに，時代に取り残されないように，国家試験問題などを参考にして，力を入れて書き改めてきた．今回，このシリーズが『ポケットマスター臨床検査知識の整理』と名前を変えてリニューアルするにあたって編者に私の名前が出ると知ったときは本当に望外の喜びであった．これを機会に，新たな息吹を入れてさらに充実した内容になるように，執筆者に私の教え子である，栗原由利子氏と外園栄作氏に加わってもらった．

　化学，生化学そして臨床化学と項目ごとに一本の道にまとめ，順を追って読んでいけばすんなり頭に入っていく構成とした．国家試験対策用に使ってもらうことを念頭に入れたが，さらに臨床現場で学生を指導する臨床検査技師の方にも有用な本であることを願っている．

　発刊にあたり，本書編集にご協力いただいた平林幸氏に深く感謝するとともに，在職中は旧シリーズに力を注いでくれ，さらに定年退職するにあたってポケットマスターとしてリニューアル刊行を決めていただいた，塗木誠治氏に深く感

謝いたします.

2019年1月

芝　紀代子

本書の使い方

1　国家試験出題基準に掲載されている項目をベースに，項目ごとに「学習の目標」「まとめ」「セルフ・チェックＡ（○×式）」「セルフ・チェックＢ〔国家試験出題形式：Ａ問題（五肢択一式），X2問題（五肢択二式）〕」を設けています．"国試傾向" や "トピックス" などは「コラム」で紹介しています．

2　「学習の目標」にはチェック欄を設けました．理解度の確認に利用してください．

3　重要事項・語句は赤字で表示しました．赤いシートを利用すると文字が隠れ，記憶の定着に活用できます．

4　「セルフ・チェックＡ／Ｂ」の問題の解答は赤字で示しました．赤いシートで正解が見えないようにして問題に取り組むことができます．不正解だったものは「まとめ」や問題の解説を見直しましょう．

5　「セルフ・チェックＢ」は，創作問題と過去の国家試験問題で構成しています．国家試験問題は，出題された回・問題番号を【回／午前（Ａ）または午後（Ｐ）／問題番号】として設問文に記載しました．

　例：【66A29】→第66回国試　午前問題29
　　　【65P30（改）】→第65回国試　午後問題30（一部改変）

6　初めから順番に取り組む必要はありません．苦手な項目や重点的に学習したい項目から取り組んでください．

授業の予習・復習に

授業の前に「学習の目標」と「まとめ」に目を通し，復習で「まとめ」と「セルフ・チェックA／B」に取り組むと，授業および教科書の要点がつかめ，内容をより理解しやすくなります．

定期試験や国家試験対策に

間違えた問題や自信がない項目は，「まとめ」の見出しなどに印をつけて，何度も見直して弱点を克服しましょう．

臨床化学 第2版

目 次

執筆分担
1，4，5，9，11，13〜15章：栗原由利子
2，3，6，7，8，10，12章：外園栄作
コラム：芝　紀代子

1 生命のメカニズム

A 生命現象の生体構成成分

学習の目標

★多量元素に関しては乾燥重量%も覚えよう.
□ 生体元素の種類　　　　　　□ 恒常性
□ 代謝　　　　　　　　　　　□ 生体のリズム

生体元素

①人体に存在する量が1%を超えるものを多量元素, 0.01%〜1%のものを少量元素, 0.0001%〜0.01%のものを微量元素, 0.0001%未満のものを超微量元素という.

②酸素（O）と水素（H）は人体の大部分を占める水の成分であるため特に多く, 炭素（C）, 窒素（N）とともに蛋白質, 糖質, 脂質, 核酸にも含まれる. カルシウム（Ca）とリン（P）とあわせて, これら6元素で生体を構成する元素の98.5%を占める（**表1-1**）.

表1-1　人体を構成する主な元素

多量元素 (6種)			微量金属元素 (10種)	
	重量%	乾燥重量%	Fe (鉄)	Sr (ストロンチウム)
O (酸素)	65	9.3	Zn (亜鉛)	Rb (ルビジウム)
C (炭素)	18	61.7	Cu (銅)	Br (臭素)
H (水素)	10	5.7	F (フッ素)	Pb (鉛)
N (窒素)	3	10.5	Si (ケイ素)	Mn (マンガン)
Ca (カルシウム)	1.5	5.1	超微量元素 (14種)	
P (リン)	1	3.5	Al (アルミウム)	I (ヨウ素)
少量元素 (5種)			Sn (スズ)	Mo (モリブデン)
	重量%	乾燥重量%	Cd (カドミウム)	B (ホウ素)
S (硫黄)	0.25	1	Ni (ニッケル)	Cr (クロム)
K (カリウム)	0.2	0.8	Ba (バリウム)	As (ヒ素)
Na (ナトリウム)	0.15	0.6	Hg (水銀)	Co (コバルト)
Cl (塩素)	0.15	0.6	Se (セレン)	V (バナジウム)
Mg (マグネシウム)	0.05	0.2		

太字はヒトにおける必須微量元素

③必須な元素は多量元素（6種），少量元素（5種）のほか，人体に
必須な微量金属元素（10種），超微量元素（14種）を含めると，
35元素で人体は構成されている．

2 生体物質

①生体を構成する物質のなかで最も多いものが水で，生体の重量の
60%を占めている．細胞内液に40〜45%，細胞外液15%（血漿
5%，細胞間液10%）である．
②水に次いで多いのが生体高分子の蛋白質で17%，次いで脂質
15%，ミネラル5%，炭水化物2%，核酸1%である．

3 物質の代謝

生体内のすべての化学反応を代謝とよび，自己の細胞構成成分と同じ
物質に作り変える"同化"と，エネルギーを産生・消費する"異化"がある．
いずれも物質の交換反応であり，生命現象の最も基本的な過程である．

4 恒常性（homeostasis）

外部環境の変化に対して，生体内では浸透圧，pH，温度，糖，蛋白
質濃度などが一定に保たれている．これを恒常性とよび，その維持は
主に臓器の内分泌腺から産生されるホルモンによって調整されている．

5 生体のリズム

①生体概日リズム（サーカディアンリズム）は光や温度などの変化が
ない場合に生体が刻む周期を示し，ヒトの場合約25時間である．
②生体リズムは，視床下部の視交叉上核，上頸部交感神経節，松果
体で調整されており，松果体はメラトニンを分泌し，睡眠などの
リズムを調整している．
③生体内の臓器においてもそれぞれリズムがあり，体温調節や月経
周期など，そのほとんどはホルモンの分泌によって調整されてい
る．

B　細胞の構造と働き

─ 学習の目標 ─

★個々のオルガネラの機能とマーカー酵素を覚えよう.
□ 細胞の基本単位　　　　　　　□ 細胞内小器官の機能

細胞の基本構造（図 1-1）

　細胞は個々の生理作用をもつオルガネラの集合体で, 生理現象を営む最小単位である. すべての細胞は細胞膜に包まれており, その内部は細胞質とよばれている. 細胞質には 1 つの核と小器官（オルガネラ）が散在している.

細胞内小器官の機能

細胞膜（cell membrane）			
細胞質（cytoplasm）			
小器官 (organelles)　………	核（nucleus）		
	小胞体（endoplasmic reticulum；ER）		
		滑面小胞体（smooth ER）	
		粗面小胞体（rough ER）	
	リボソーム（ribosome）		
	ゴルジ装置（Golgi apparatus）またはゴルジ体 （Golgi body）		
	ミトコンドリア（mitochondria）		
	リソソーム（lysosome）		
	ペルオキシソーム（peroxisome）		
	中心小体（centrosome）		

1．細胞膜

　細胞膜はリン脂質を主成分とする膜（脂質 2 重層）で, その中に特殊な蛋白質（受容体, 酵素, 担体, チャネル）がはめ込まれている. 一部の分子は通すが, 必要な物質は細胞内に閉じ込めておく働きをする. コレステロールも構成成分の一つである.

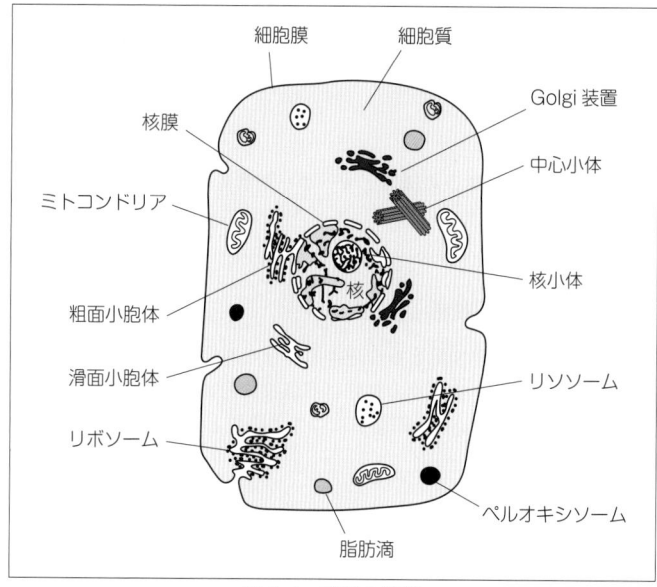

図 1-1　細胞の構造

2. 細胞質

①細胞から核を除いた部分が細胞質で, 小器官を含む. 細胞質のうち小器官を除いた部分を細胞質基質という.

②細胞質基質には線維状の蛋白質が存在し, これを細胞骨格とよぶ. この役割は, 細胞の形態の保持, 細胞小器官の結合, 原形質流動やアメーバ運動を引き起こすことである.

3. 核

①核膜により包まれている. 核膜は二重膜で, 核の内容物と細胞基質を分離する.

②核は多くの場合球形で, 大きさは 4〜6 μm である.

③DNA, RNA, クロマチン (DNA と核蛋白の複合体), 核小体がみられ, 遺伝情報の複製が行われる.

④クロマチンが凝縮して作られるものが染色体である.

4. 小胞体

①小胞体は網目状の小腔膜系で, 種々の物質の代謝の場である.

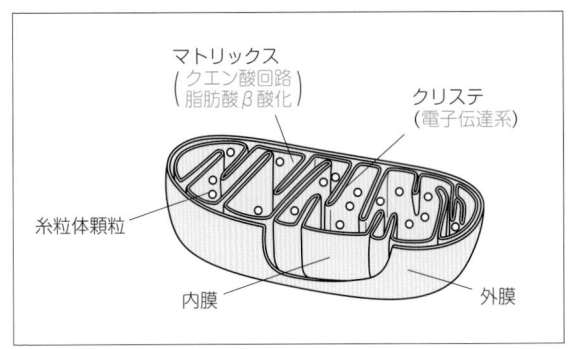

図 1-2　ミトコンドリア

②滑面小胞体は，膜の合成，解毒および水に不溶な物質の代謝の場である．

③粗面小胞体は表面にリボソームをもち，分泌蛋白の合成を行う．

5．リボソーム

メッセンジャー RNA の塩基配列を基にアミノ酸から蛋白質を合成する．

6．Golgi 装置

粗面小胞体から送られた多くの蛋白質に糖鎖を付加する．

7．リソソーム

酸性条件下で核酸や脂質，蛋白質，炭水化物などを分解する加水分解酵素を含む．

8．ペルオキシソーム

過酸化物を分解する酵素を含む小胞である．細胞にとって H_2O_2 は有害なため，ペルオキシソームに含まれるカタラーゼによって分解される．

9．ミトコンドリア

①糖質，脂質および蛋白質を CO_2 と水に分解し，その酸化エネルギーをアデノシン-5′-三リン酸（ATP）に変換する．

②ミトコンドリアは，O_2 を取り込んで CO_2 を排出する呼吸の中心でもある．

③比較的透過性の高い外膜と，特異な選択性に富んだ輸送系をもつ内膜（ひだ状のクリステをもつ）の二重膜構造の器官である（図 1-2）．内部に DNA やリボソームなどを独自でもっているので，

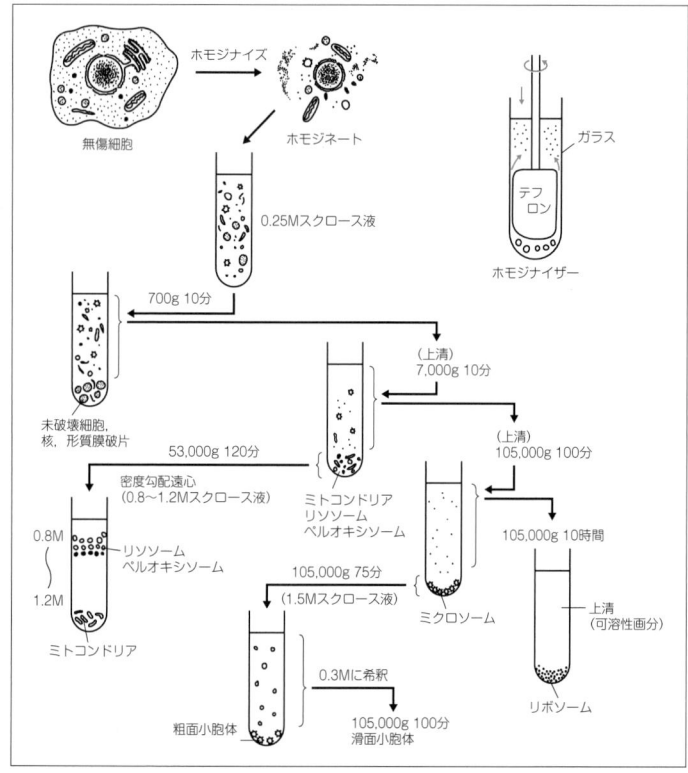

図 1-3　細胞分画
（阿部喜代司：臨床検査学講座　生化学　第2版. 医歯薬出版, 2006, p.6）

ある種の蛋白質を自ら合成できる. また, 細菌のように分裂して
増殖できる特異な器官である.

10. 中心小体

①中心小体は有糸分裂の際の紡錘体の形成に関与している.

②中心小体は3本の組みが9つ配列してできている. 通常は2本の
中心小体が互いに直交して存在し, 核の近くにみられる. 中心小
体2本からなる1組を中心体とよぶ.

表 1-2　肝細胞小器官の種類とマーカー酵素

小器官	標識酵素
細胞膜	Na$^+$・K$^+$ATP アーゼ
細胞質	LD
核 Golgi 装置 ミトコンドリア リソソーム 小胞体 ペルオキシソーム	DNA ポリメラーゼ グリコシルトランスフェラーゼ モノアミンオキシダーゼ（外膜） シトクロームオキシダーゼ（内膜） 酸ホスファターゼ グルコース-6-ホスファターゼ カタラーゼ

3 細胞分画（図 1-3）

　細胞分画とは，細胞をホモジナイザーで破壊し，非電解質の溶媒を用いて酵素や蛋白質などの機能に影響を与えないように遠心し，大きさや密度などの違いによって分画することである．

4 細胞内小器官の種類とマーカー酵素

　表 1-2 を参照．

臨床化学

　化学と生化学を基盤として成り立っている学問が臨床化学である．カリキュラム上で関連する３つの科目が一本化していれば理解しやすいのだが，残念ながら独立した科目立てになっている．ところが国家試験での出題基準では，「臨床化学」と１つの科目として取り扱われているので，国家試験の受験にあたって3冊の教科書をひっくり返してみているうちに，多くの人がわからなくなり，嫌いな，点が取りにくい科目になっているのである．

　そこで本書は，効果的な学習効果を上げるべく国家試験の出題基準に沿って，３つの科目が融合した形式をとることに重点をおいた．また，最近の国家試験の傾向として，臨床検査値と病態の関連の問題が多くなっていることも十分考慮に入れた．

　本書が国家試験対策本として大いに役に立つことは間違いないと確信している．また，実際の臨床現場に出てからも，臨床化学検査値が病気の診断・治療・経過観察でどのように使われるかを確認するために有用な本になるだろう．

C 生体のエネルギー

学習の目標

★糖や脂肪酸の1分子から生成されるATPの量をしっかり把握しよう.

□ 高エネルギー化合物の役割と種類　　□ 代謝とATP生成

 高エネルギー化合物の役割と種類

①高エネルギー化合物とは,ATPを合成できるエネルギーをもった化合物をいう.生命活動を維持するうえで重要なエネルギーは,高エネルギーリン酸化合物の反応によるエネルギーの放出によって得られ,特にATPはその基本となる.

②高エネルギー化合物には,高エネルギーリン酸結合をもつアデノシン三リン酸(ATP),ホスホエノールピルビン酸,クレアチンリン酸,1,3-ビスホスホグリセリン酸と,チオエステル結合をもつアセチルCoAがある.

③エネルギーの産生は,食べ物から栄養として吸収された糖質,脂質,蛋白質が解糖系,β酸化などで代謝されてアセチルCoAとなり,クエン酸回路,電子伝達系を経てATPを産生することによる.

1. ATP

①ATPは,アデノシンにリン酸が3個結合した構造をもつ.このリン酸は2つの高エネルギー結合をもち,リン酸の切断や転移反応時にエネルギーを発する.

②ATPは生体内に広く分布し,エネルギーの放出,貯蔵,物質の代謝や合成に関与する.

2. ホスホエノールピルビン酸

①ホスホエノールピルビン酸は,生体内で最も高エネルギーのリン酸結合をもつ.

②解糖系では2-ホスホグリセリン酸から,糖新生系ではグリセルアルデヒド3-リン酸から生成される.

③ホスホエノールピルビン酸はピルビン酸キナーゼによって ADP に転移し，ATP が合成される．

3．クレアチンリン酸
①クレアチンリン酸は，クレアチンにリン酸が結合したもの．
②脳や骨格筋での重要なエネルギー貯蔵物質である．

4．1,3-ビスホスホグリセリン酸
①1,3-ビスホスホグリセリン酸は，グリセリン酸にリン酸が結合したもの．
②解糖系においてホスホグリセリン酸キナーゼにより，ADP にリン酸を転移して ATP を生成する．
③赤血球での ATP 生成に関与する．

5．アセチル CoA
①アセチル CoA は，CoA のチオール基にアシル基が結合した構造をもつ．
②糖質からは解糖系でピルビン酸を経て，脂質からは脂肪酸の β 酸化を経て生成され，ミトコンドリアのマトリックスにあるクエン酸回路で，ATP と CO_2 を生成する．
③細胞内のエネルギー代謝に重要な物質である．

2 代謝と ATP 生成

1 糖における ATP 生成（表 1-3）

1．解糖系（→p.108）
①解糖系は細胞質内で行われ，グルコースは好気的条件下ではピルビン酸へ，嫌気的条件下では乳酸へと代謝される．
②好気的条件下では 2 つの ATP と 2 つのピルビン酸，2 つの NADH を生成し，さらに NADH は電子伝達系において ATP を生成する．嫌気的条件下では，解糖系で生成した NADH はピルビン酸を還元し乳酸を生成するときに使われる．

2．クエン酸回路（TCA 回路）（→p.110）
(1) ピルビン酸脱水素酵素（複合酵素）
ピルビン酸は，ピルビン酸脱水素酵素によりアセチル CoA となる．

表 1-3　グルコース 1 分子から生成される ATP の量

生成過程	生成物	生成する ATP
細胞質		
解糖系	2ATP	2ATP
（グルコース→2 ピルビン酸）	2NADH	6ATP（肝・腎）
	(2FADH$_2$)	(4ATP)（脳・骨格筋）
ミトコンドリア		
2 ピルビン酸→2 アセチル CoA	2NADH	6ATP
クエン酸回路	6NADH	18ATP
（2 アセチル CoA から）	2FADH$_2$	4ATP
	2ATP（2GTP）	2ATP
合計（肝・腎）		38ATP
合計（脳・骨格筋）		(36ATP)

※細胞質からミトコンドリア内膜のリンゴ酸-アスパラギン酸経路によって，肝・腎では等量の NADH を与えるが，脳・骨格筋ではグリセロリン酸経路によるので等量の FADH$_2$ を与えるため.

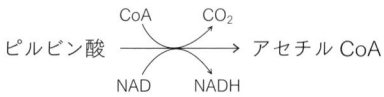

(2) クエン酸回路

　クエン酸回路では，1 分子のアセチル CoA から 3 分子の CO$_2$と 5 分子の H$_2$O，1 分子の GTP（ATP），3 分子の NADH，1 分子の FADH$_2$ を生成する.

② 脂肪酸における ATP 生成

1．β酸化（→p.133）

①脂肪酸は，細胞質中でアシル CoA 合成酵素によって ATP を介して活性化され，アシル CoA となる（図 1-4）.

②アシル CoA はβ酸化によって分解され，1 回転するごとに炭素が 2 つずつ切り離され，NADH，FADH$_2$，アセチル CoA を 1 分子ずつ生成する.

③NADH と FADH$_2$は，電子伝達系においてそれぞれ 3ATP と 2ATP を生じる.

④1 分子のアセチル CoA は，クエン酸回路で 12ATP を生成する（図 1-5）.

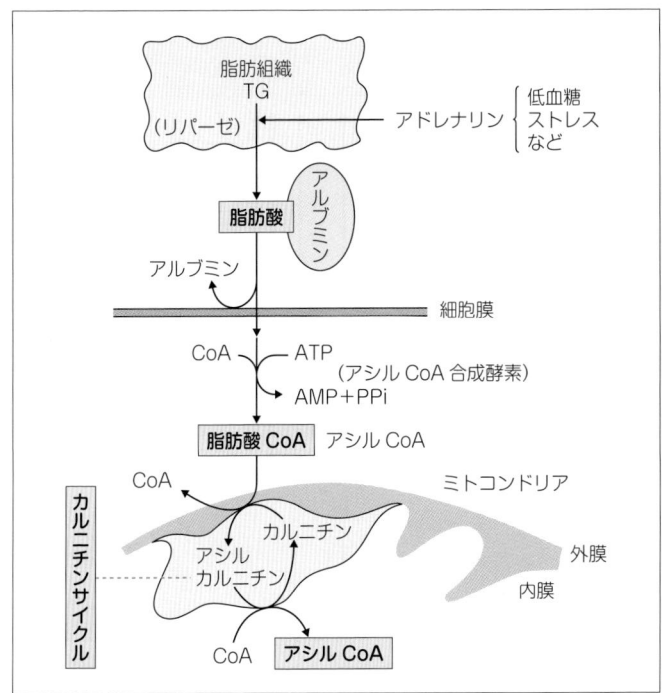

図 1-4　脂肪酸の取り込み機構
（阿部喜代司：最新臨床検査学講座　生化学　第 2 版. 医歯薬出版, 2006, p.90 を一部改変）

③ 電子伝達系

①電子伝達系は，ミトコンドリア内にあるクリステに存在し，O_2を用い ATP を産生する. ATP を産生することを酸化的リン酸化という. NADH や $FADH_2$を酸化的リン酸化し，H_2O と同時に ATP を生成する.

②NADH からは 3 分子の ATP を，$FADH_2$からは 2 分子の ATP を生成する.

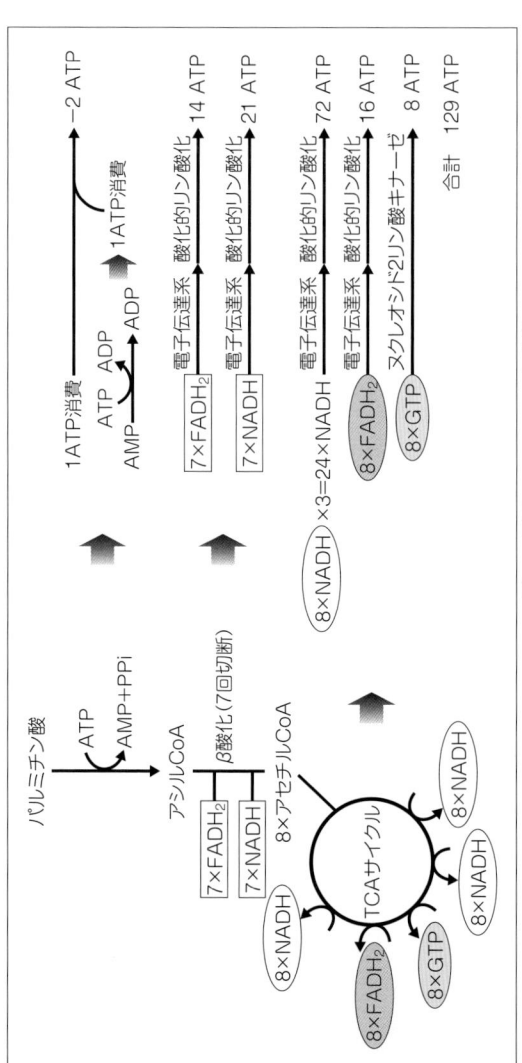

図 1-5　パルミチン酸の β 酸化による ATP 生成数
(池田和正：図解　トコトンわかる基礎生化学．オーム社，2006，p.345)

④ 糖質・蛋白質・脂質代謝の関係

①蛋白質（アミノ酸），脂質，糖はそれぞれ代謝され，最終的にはクエン酸回路および電子伝達系において，エネルギー（ATP）を産生する．

②糖質は，解糖系から生じたピルビン酸を経てアセチル CoA を生じる．

③アミノ酸は，ケト酸となり糖代謝系に入り，アセチル CoA を生じる．

④脂質は，脂肪酸を経て β 酸化でアセチル CoA を生じる．

⑤生じたアセチル CoA は，クエン酸回路で分解され，電子伝達系に運ばれ，ATP を生じエネルギーとして利用される．

✎ セルフ・チェック

A　次の文章で正しいものに○，誤っているものに×をつけよ．

	○	×
1. 生体内で最も多い物質は水である．	□	□
2. ヒトの生体乾燥重量で最も多く存在するのは酸素である．	□	□
3. DNA ポリメラーゼは核に含まれる酵素である．	□	□
4. 滑面小胞体はリボソームをもつ．	□	□
5. リボソームは脂質合成の場である．	□	□
6. Golgi 装置は蛋白質に糖鎖を付加する．	□	□
7. リソソームは物質を消化分解する．	□	□
8. 電子伝達系はミトコンドリア内に存在する．	□	□
9. 解糖系では好気的条件下で乳酸が生成する．	□	□
10. クエン酸回路はミトコンドリアのクリステに存在する．	□	□

A　1-○，2-×（炭素），3-○，4-×（粗面小胞体），5-×（蛋白質合成），6-○，7-○，8-○，9-×（嫌気的条件下），10-×（マトリックス）

B

1. 生体で正しいのはどれか．【66A29】
   - □ ① 血漿蛋白は酸として緩衝作用を示す．
   - □ ② 赤血球を高張液にさらすと膨張する．
   - □ ③ 成人男性の体重の約80％は水である．
   - □ ④ 間質液が異常に蓄積した状態を充血という．
   - □ ⑤ 膠質浸透圧は血中アルブミン濃度に依存する．

2. 蛋白質合成の場として重要なのはどれか．【66A42】
   - □ ① Golgi 装置
   - □ ② 滑面小胞体
   - □ ③ リボソーム
   - □ ④ ミトコンドリア
   - □ ⑤ ペルオキシソーム

3. ATP を産生するのはどれか．【66A52】
   - □ ① Golgi 装置
   - □ ② 滑面小胞体
   - □ ③ 粗面小胞体
   - □ ④ リボソーム
   - □ ⑤ ミトコンドリア

4. 膜構造でないのはどれか．【64A29】
   - □ ① 小胞体
   - □ ② リボソーム
   - □ ③ エンドソーム
   - □ ④ ミトコンドリア
   - □ ⑤ ゴルジ〈Golgi〉装置

B 1-⑤（①：アルカリ．②：収縮．③：男性は約60％，女性は脂肪が多いため約55％．④：水腫（浮腫，胸水，腹水）），2-③，3-⑤，4-②

5. 生体の微量成分元素はどれか．2つ選べ．【63A29】
　　□ ① 銅
　　□ ② リ　ン
　　□ ③ セレン
　　□ ④ カルシウム
　　□ ⑤ マグネシウム

6. 核に含まれる酵素はどれか．【62A29】
　　□ ① 乳酸脱水素酵素
　　□ ② DNA ポリメラーゼ
　　□ ③ Na$^+$・K$^+$-ATP アーゼ
　　□ ④ シトクロムオキシダーゼ
　　□ ⑤ グルコース-6-ホスファターゼ

7. ミトコンドリアの機能はどれか．【60A29】
　　□ ① 糖新生
　　□ ② DNA 複製
　　□ ③ 蛋白合成
　　□ ④ 嫌気的解糖
　　□ ⑤ 酸化的リン酸化

8. 細胞小器官と機能の組合せで正しいのはどれか．2つ選べ．
　　【59A29】
　　□ ① ミトコンドリア——蛋白質合成
　　□ ② 粗面小胞体————ATP 産生
　　□ ③ リソソーム————物質の消化
　　□ ④ ゴルジ体————物質の酸化
　　□ ⑤ 核————————mRNA 合成

5-①と③，6-②（①：細胞質，③：形質膜，④：ミトコンドリア（内膜），⑤：小胞体のマーカー酵素），7-⑤，8-③と⑤

2 生物化学分析の原理と方法

A 吸光光度計

> **学習の目標**
>
> ★吸光光度計の原理と定量分析の分類を整理して覚えよう.
> □ 光の性質　　　　　　　　　□ 2波長測定
> □ 比色法の原理　　　　　　　□ 分子吸光係数
> □ 光度計の構造　　　　　　　□ 原子吸光計

　光は溶液中を通過するときに溶液中の物質によって吸収される. 吸光光度計は, その光の吸収量を測定することにより, 溶液中の物質の濃度を求める装置である.

電磁波の波長と色の関係

①「電界」と「磁界」を合わせたものを「電磁界」という.「電界」は電圧のかかっている周りに発生し,「磁界」は電気が流れているものの周りに発生する.
②電磁波とは, 電界と磁界との変化が波動として空間を伝わっていく波のことである.

可視光線と紫外線 (図2-1)

①可視光線:380〜750 nm でヒトが肉眼で色として見ることができる波長.
②紫外線:380 nm より短い波長の光.
③赤外線:750 nm より長い波長の光.
④吸光分析では通常, 可視部の他に近紫外部や近赤外部の光が利用される.

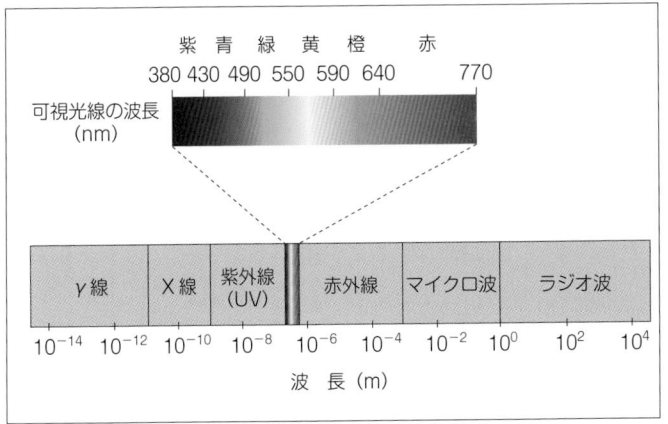

図 2-1　電磁波の波長と可視光線

可視光線は波長によって異なる色感覚を与え，紫（380〜430 nm），青（430〜490 nm），緑（490〜550 nm），黄（550〜590 nm），橙（590〜640 nm），赤（640〜770 nm）として認識される．可視光線より波長が短いものや長いものはヒトの目では見ることはできない．

ブルーライト

　ブルーライトとは，波長が 380〜500 nm の青色光のことで，LED ディスプレイや LED 照明には，このブルーライトが多く含まれている．可視光線のなかでも，最も波長が短く，強いエネルギーをもっており，眼の角膜や水晶体で吸収されずに網膜まで到達する．ブルーライトを浴び続けると，網膜の中心部にある「黄斑」がダメージを受け，加齢とともに増える眼病「加齢黄斑変性」の原因になる場合がある．厚生労働省のガイドラインでは「1 時間の VDT（visual display terminals）作業を行った際には，15 分程度の休憩をとる」ことが推奨されている．

　また，ブルーライトは，体内リズムにも関係している．夜にブルーライトを浴びると，脳がまだ昼間だと勘違いして睡眠を促すメラトニンが分泌されなくなり，寝つけない，よく眠れないなど，睡眠の質が低下する．近年そのような人が増えている．

表 2-1 吸収光と余色

吸収光		余色
波長（nm）	色	色
400～435	紫	黄
435～480	青	黄橙
480～490	青緑	赤橙
490～500	緑青	赤
500～560	緑	赤紫
560～580	黄緑	紫
580～595	黄橙	青
595～610	赤橙	青緑
610～750	赤	緑青

可視光線と紫外線の光源

①可視光線の光源：タングステンランプ，ハロゲンランプ．
②紫外線の光源：重水素放電管．
③可視～近紫外線にわたる光源：キセノンランプ，水銀ランプ．

余色と補色

　白色光が入射されたとき，吸収される光の色と透過される光の色は互いに補色（余色）の関係にある（表 2-1）．

Lambert-Beer の法則

1．吸光度（A）

　　入射光 I_0，透過光 I とすると，$A = \log \dfrac{I_0}{I}$

2．透過率（%T）

　　%$T = \dfrac{I}{I_0} \times 100$

3．吸光度と透過率の関係（図 2-2，表 2-2）

　　$A = 2 - \log(\%T)$

4．ベール（Beer）の法則

　セルの厚さが一定のとき，そのなかの溶液の吸光度は濃度に比例する．$A = k_1 \cdot c$（k_1：定数，c：濃度）．

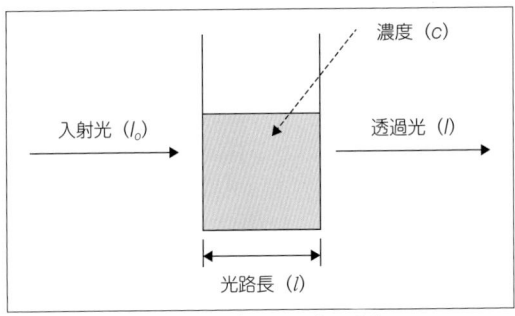

図 2-2 溶液による光の吸収

表 2-2 吸光度と透過率の関係

透過率 (%T)	2−log (%T)	吸光度
100%	2−2	0
10	2−1	1
1	2−0	2
0	2−(−∞)	∞

5．ブーゲ・ランベルト（Bouguer–Lambert）の法則

濃度が一定のとき，溶液の吸光度はセルの厚さに比例する．

$A = k_2 \cdot l$（k_2：定数，l：セルの厚さ）.

6．ランベルト・ベール（Lambert–Beer）の法則

溶液の吸光度は，濃度とセルの厚さの積に比例する．

$$A = \log \frac{I_0}{I} = \varepsilon \cdot c \cdot l$$

[ε：モル吸光係数（L・mol^{-1}・cm^{-1}），c：反応溶液中の終濃度（mol/L）]

7．以上の法則が成立しない場合

①混濁液の場合
②溶液が蛍光を発する場合
③溶質が入射光で変化する場合
④吸光度が著しく高い場合

6　モル吸光係数

①Lambert–Beer の法則 $A = \log \dfrac{I_0}{I} = \varepsilon \cdot c \cdot l$ の定数 ε はモル吸光係数という.

②モル吸光係数は，光路長 l が 1 cm，濃度 c が 1 mol/L である溶液の吸光度を意味する．モル吸光係数 ε は一定波長において物質固有の値である．

③ε の数値は分析法の感度を示し，大きいほど感度がよい分析法となる．

④ε のディメンションは L・mol^{-1}・cm^{-1} を用いる．SI 単位では光路長 1 m，濃度 1 mol/m^3 の吸光度なので，1 L $= 10^{-3}$ m^3，1 cm $= 10^{-2}$ m を代入すると

　　　L・mol^{-1}・cm$^{-1} = 10^{-1}$ m^2・mol^{-1}

　　たとえば，NAD（P）H の 340 nm のモル吸光係数は 6.3×10^3 L・mol^{-1}・cm^{-1}，また SI 単位では 6.3×10^2 m^2・mol^{-1} となる．

⑤目的成分の濃度が低い場合は ε のより大きな分析法を必要とする．

7　分光光度計の原理と構成

　光電光度計は受光方式により単光路式（シングルビーム式）と 2 光路式（ダブルビーム式）に分けられ，さらに分光方式よりもフィルタを使用する光電光度計と，回折格子やプリズムを用いる分光光度計に分けられる．

1．分光光度計の構造（図 2-3）
（1）分光器
①種類：回折格子，フィルタ，プリズムなどがあるが，最近の分光光度計はほとんど回折格子を用いる．カットフィルタが必要である．

②半値幅：分光器で取り出された光の強さのピークの半分の光の強さを示す部分の波長幅で，波長純度を示す．

③カットフィルタ：回折格子および干渉フィルタでは，所定の波長の 1/2 およびその整数倍の波長の光が混入する．これは迷光（不

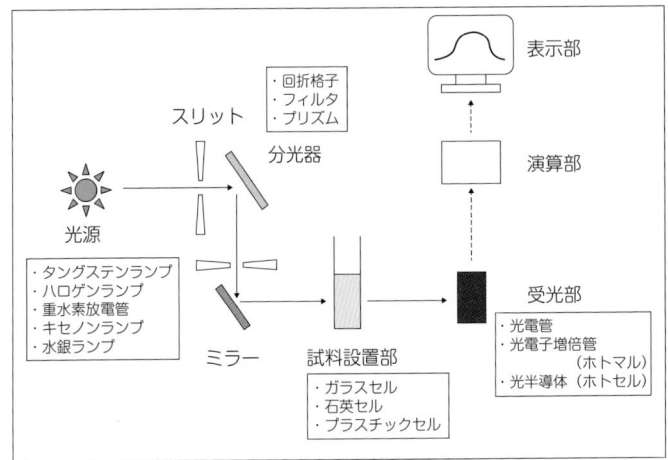

図 2-3　分光光度計の装置概要と測光原理

必要な光）の１つで，これを除外するために使用するフィルタの
こと．

④波長精度：波長ダイヤルと実際の波長とのくい違いの程度を示す
もので，波長の正確度に相当する．重水素放電管を装備する分光
光度計では，重水素放電管が放出する安定な輝線スペクトル
（486.0 nm，656.1 nm）やホルミウムフィルタを用いて検定す
る．

⑤測定正確度：吸光度目盛りの正確度は吸光度検定フィルタや重ク
ロム酸カリウム溶液などで検定する．

(2) 試料設置部（セル）

①角型，試験管型，フローセル型などがある．

②材質はガラス，石英，プラスチックがある．

③紫外部には石英セルを用い，可視部にはガラスセル（320 nm ま
で），プラスチックセル（340 nm まで）が用いられる．

(3) 受光部（検出器）

分光光度計には，光電管，光電子増倍管，光半導体が用いられる．

2．2 波長測定（図 2-4）

①光源から出た光が回折格子によって任意の異なる波長（λ1，λ2）

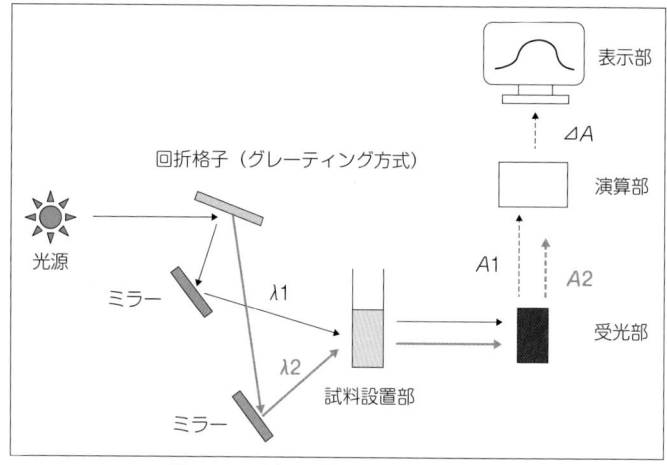

図 2-4　2 波長測定における測光原理

に分光される．この 2 つの波長（λ1, λ2）を用いて吸光度（A1, A2）を測定し，その差 ΔA（A1−A2）から溶質の濃度を求める方法である：主波長（λ1：測定波長）で吸光度を測定する際に生じる可能性のあるなんらかの不確定の障害を，もう 1 つの波長（λ2：副波長（基準波長））で吸光度を測定することによって補償する．

②λ1：主波長（通常は極大吸収波長を選択）

③λ2：副波長（λ1 より長波長側で吸光度差が十分とれる近接した波長）

〔特徴〕

①光量補正効果：1 波長測定では光量のズレが直接的に目的成分定量値に誤差を与えるのに対して，2 波長測定ではそのズレが相殺されることで測定精度が向上する．

②測定試料の濁り（乳びを含む），溶血，ビリルビン，服用薬物などによる非特異的吸収や，セルの傷などの影響を軽減するのに有利である．

3．検量線

使用する成分濃度が正確にわかっている標準物質を用いて，その標準物質濃度と吸光度との関係をグラフとして表し，未知試料の目的成分濃度を求める際に使用する．

4．定量分析の分類
（1）終点分析法（end point assay）
　目的成分と試薬を一定時間反応させて，その目的成分をすべて生成物へと変化させたときの吸光度変化量から目的成分を定量する．
（2）初速度分析法（kinetic assay または rate assay）
　目的成分と試薬を反応させて，その反応速度を単位時間当たりの吸光度変化量として目的成分を定量する．
（3）定時分析法（fixed time assay）
　目的成分と試薬を反応させて，ある一定時間の経過後に反応停止液を加えて反応を止めた後，吸光度の変化した量を測定して目的成分を定量する．
　　※測光する時間（ポイント）を 1 カ所のみで行う場合は 1 ポイント法，2 カ所の場合は 2 ポイント法とよぶ．前者は主に用手法で行う時に用いられる．後者は検体盲検（試料中のビリルビン，ヘモグロビン，濁りなどの成分による吸光度）を差し引くことが可能であるため試料に由来する色調の影響を受けにくく（終点分析法において），自動分析法に使用されている（図 2-5）．
5．共存物質の影響
　分光光度法における試料中に含まれる共存物質の影響には，大きく分けて以下の 2 つがある．
　　①試料中（血清など）に含まれる有色物質（ビリルビン，ヘモグロビン，濁りなど）による色の影響（図 2-6）．
　　②試薬中に含まれる成分や反応生成物が試料中の成分と反応することにより測定反応系そのものに影響を与える場合：代表的な成分にアスコルビン酸がある．過酸化水素・ペルオキシダーゼ系呈色反応（後述：p.54 参照）では酸化縮合反応を用いているため還元性物質であるアスコルビン酸が測定値に負誤差を与える．この影響を回避するため，あらかじめアスコルビン酸オキシダーゼを試薬に添加して対応している．

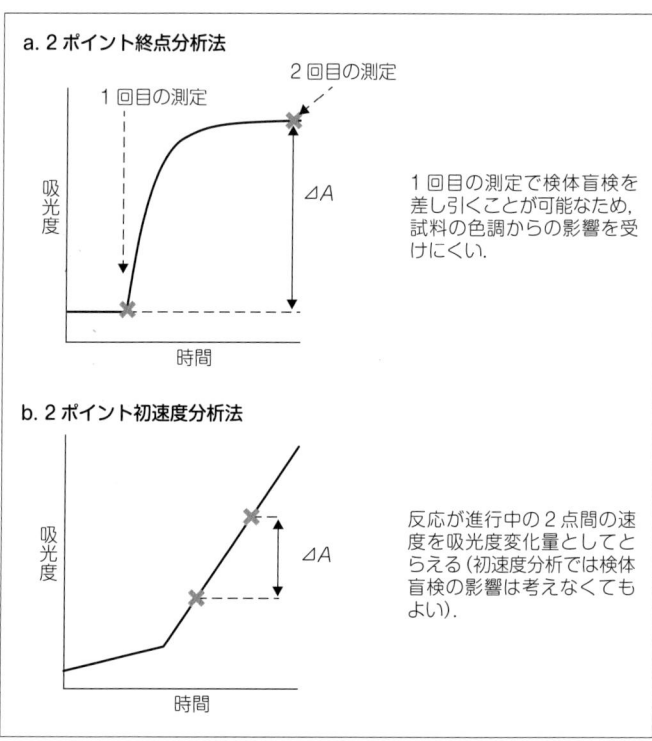

図 2-5 2 ポイント法における特徴

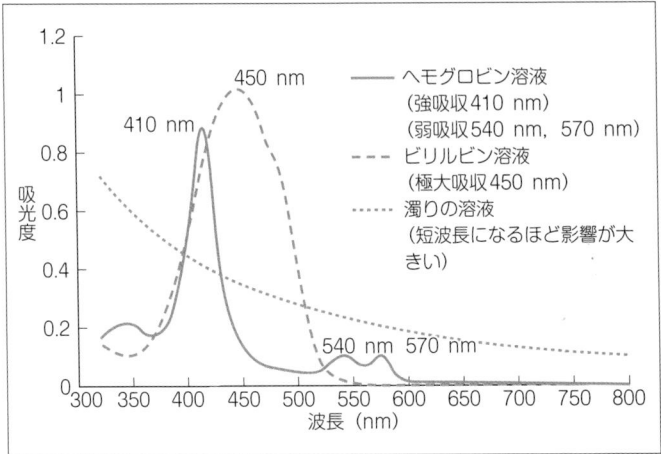

図 2-6　ヘモグロビン，ビリルビンおよび濁りによる吸収スペクトル

(松下　誠：最新臨床検査学講座　臨床化学検査学. 浦山　修・他（編），医歯薬出版，
2017. p.54 を一部改変)

 原子吸光計の原理と構成

1．原理

①原子を発光しない程度の温度の炎のなかに噴霧し，この炎のなか
　にその原子の輝線スペクトルに相当する光を照射すると吸光が生
　ずる．これを原子吸光という．光源には，測定する原子専用の中
　空陰極ランプ（ホロカソードランプ）を用いる．

②一定条件下では原子吸光度と濃度の関係は，吸光光度法と同じ
　く，Lambert-Beer の法則が成り立つ．

2．原子吸光分析の応用

①Ca, Ag, Sb, Cd, Bi, Pb, Mg, Mn, Ni, Zn などの定量．

②Ca の実用基準法とされている．

B　蛍光分析法

蛍光分析の原理と実際

1．原理

①ある分子に一定波長（励起波長）の光（1次光，励起光）を照射するとその分子は励起され，次いで基底状態に戻るとき1次光と異なる波長（蛍光波長）の光（2次光，蛍光）を発することがある．この現象を起こす物質を蛍光物質という．

②一般に希薄溶液では，蛍光の強さは濃度に比例する．

2．蛍光測定

①光源：水銀ランプ（輝線スペクトル）またはキセノンランプ（連続スペクトル）.

②分光器：1次，2次とも干渉フィルタまたは回折格子が多い.

③セル：紫外部（350 nm以下）の場合は石英セルを用いる.

④受光部：光電子増倍管.

3．主な応用

カテコールアミン，ビタミン（A，B_1，B_2 など），セロトニン，エストロゲン，過酸化脂質，NADHの定量.

C　発光分析法

 発光の原理と実際

1．原理

①発光分析とは，金属試料に電気的エネルギーを与える（試料と電極の間で放電を発生）ことにより，蒸発・気化した原子が励起される．励起された原子が放電のプラズマのなかで元素固有の輝線スペクトルを発するので，この光を回折格子で分光することで目的元素の輝線スペクトルを取り出すことができ，さらにその強さを検出器で測定することにより定量分析ができる．

②単に発光分析という場合は，励起放電としてスパーク放電，直流アーク放電，グロー放電を用いる発光分析をさすが，励起放電として誘導結合プラズマ（inductively coupled plasma；ICP）を用いる ICP 発光分光分析は広い意味で含まれる．

2．主な応用

生体試料中の微量元素の多元素同時測定が可能.

 発光光度計

1．原理

①炎のなかで原子を加熱した際に，その原子特有の輝線スペクトルまたは帯スペクトルを発するとき，これを炎光という．一定条件下では，炎光の強さはその炎光を発する原子の濃度に比例する．

②内部標準物質として Li（671 nm）を用いて，Na は 589 nm，K は 767 nm で測定される．

2．主な応用

現在，検査室ではまったく使われなくなった方法であるが，Na，K の実用標準物質の値付けに利用される．

D クロマトグラフィ

> **学習の目標**
>
> ★種々のクロマトグラフィの原理と目的を整理して覚えよう.
> - ☐ イオン交換クロマトグラフィ
> - ☐ ゲル濾過クロマトグラフィ
> - ☐ アフィニティクロマトグラフィ
> - ☐ 吸着クロマトグラフィ
> - ☐ 分配クロマトグラフィ
> - ☐ 高速液体クロマトグラフィ（HPLC）
> - ☐ ガスクロマトグラフィ

①クロマトグラフィとは，混合物から特定の物質を抽出する分離分析法の技法の総称.

②固定相と移動相の間の分配率や，吸着力の差を利用して物質を分離する.

③一般に，移動相が気体の場合をガスクロマトグラフィ，液体の場合を液体クロマトグラフィという.

1 イオン交換クロマトグラフィ

①イオン交換体に対するイオン交換能の差により分離する方法.

②固定相には正または負に荷電する交換体を用いる. 陰イオンを捕捉したいときは正に荷電する陰イオン交換体を，陽イオンを捕捉したいときは負に荷電する陽イオン交換体を用いる.

2 ゲル濾過クロマトグラフィ

①多孔性ゲル粒子のもつ分子篩効果により分離する方法. 分子サイズの大きいものが先に溶出され，分子サイズの小さいものが遅れて溶出される. これを分子篩効果という.

②ゲル濾過クロマトグラフィは，移動相に水溶性の緩衝液を用いる（移動相に有機溶媒を用いるのはゲル浸透クロマトグラフィとよばれる）.

③担体には，Sephadex（素材：デキストラン），Superose（アガロース），Sephacryl（複合ゲル），Superdex（アガロース，デキ

ストラン）などが用いられる．

3　アフィニティクロマトグラフィ

①生物学的親和性（アフィニティ）による分離方法．
②固定相にはリガンドとよばれる目的とする成分に，特異的に結合する物質を固定化して用いる．
③リガンドに捕捉された成分は，その後イオン強度やpHの異なる緩衝液を用いることで溶出させる．

4　吸着・分配クロマトグラフィ

1．吸着クロマトグラフィ

①固定相への吸着力の差により目的成分を分離する方法．
②固定相にはアルミナやシリカゲルが用いられる．
③移動相には気体や液体を用いる．

2．分配クロマトグラフィ

①固定相と移動相の分配係数の差によって目的成分を分離する方法．固定相への分配係数の高い成分ほど移動速度は遅くなる．
②移動相には気体や液体を用いる．
③固定相に低極性の成分を用いて移動相にメタノールやアセトニトリルなどの極性溶媒を用いる逆相クロマトグラフィは，蛋白質やペプチドなど生体試料の分析に広く用いられる．

5　高速液体クロマトグラフィ（high performance liquid chromatography；HPLC）（図2-7）

①液体クロマトグラフィにおける移動相を加圧することにより迅速化したもので，短時間かつ高分解能で目的成分を分離，検出する方法．
②シリカゲル担体にオクタデシルシリル（ODS）基を用いた逆相クロマトグラフィが扱いやすさから多用される．
③臨床検査においても，陽イオン交換クロマトグラフィを用いたHbA1c，逆相クロマトグラフィを用いたカテコールアミン分画や血中薬物濃度の分析に利用されている．また，尿酸，クレアチニ

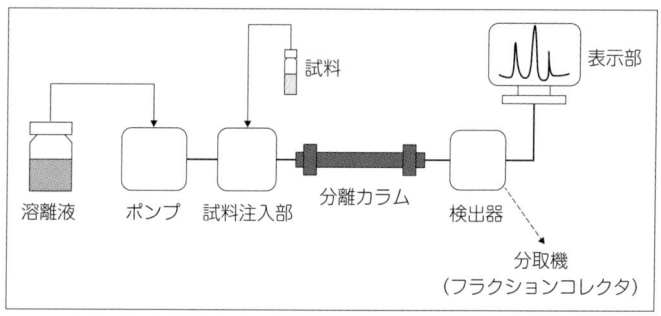

図 2-7　高速液体クロマトグラフィ（HPLC）の基本構成

ン測定の実用基準法として採用されている.

④最近は HPLC よりもさらに高い圧力をかけて分離を行う超高速液体クロマトグラフィ（ultra HPLC；UHPLC）などもある.

 ## ガスクロマトグラフィ（gas chromatography；GC）

①移動相に気体（ヘリウムや窒素など）を用いるクロマトグラフィである.

②分析対象は揮発性の低分子（分子量 500 以下）であり, 蛋白質などの高分子成分は分析できない.

③加熱気化や溶媒抽出により移動相に注入可能な成分であれば分析できる.

E　電気泳動法

学習の目標

★各種の電気泳動の原理と特徴を覚えよう.

- □ 電気泳動
- □ 電気浸透
- □ 移動度
- □ 緩衝液のイオン強度
- □ 電気泳動法の種類
- □ セルロースアセテート膜
  電気泳動法
- □ アガロースゲル電気泳動法
- □ ポリアクリルアミドゲル
  電気泳動法
- □ SDS－ポリアクリルアミ
  ドゲル電気泳動法
- □ 等電点電気泳動法
- □ 2 次元電気泳動法
- □ キャピラリー電気泳動
- □ イムノブロッティング法
- □ ウエスタンブロット法
- □ 蛋白質染色剤

1　原理

①電気泳動：電界内を荷電粒子が移動する現象をいう.

②電気浸透：固体と液体（水）が接すると固体の表面は負に，液体（水）は正に帯電する．これに直流電圧を加えると，固体が固定されている場合に液体（水）が陰極側に移動する現象をいう.

③電気泳動法による物質の分離能は，電気泳動と電気浸透のバランスによって決定される.

④移動度（u）：溶液に電圧をかけ，1 cm につき 1 V の電位勾配があるとき，溶液中の荷電粒子が 1 秒間に移動する距離（cm）をいう.

$$移動度（u）=\frac{C \cdot Q}{\eta}$$

Q：電荷

η：溶液の粘度係数

C：定数で，分子の形，緩衝液の pH，イオン強度，種類により定められる値（C は分子量が大きいほど小さく，球形で大きく，細長いと小さくなる）.

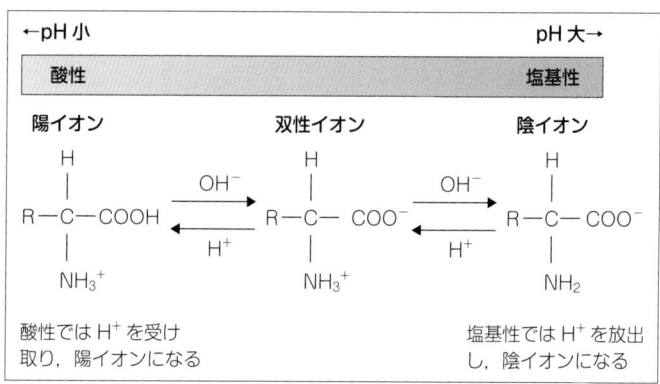

図 2-8　アミノ酸の解離基

⑤緩衝液のイオン強度（μ）

$$\mu = \frac{1}{2}\sum\left[(各イオンのモル濃度)\times(各イオンの原子価)^2\right]$$

⑥等電点（isoelectric point；pI）：アミノ酸は，カルボキシル基と
アミノ基の2つのイオン化する基をもつ両性電解質である（図 2-
8）．水溶液中では陽イオン，双性イオン，陰イオンが共存し平衡
状態を保っている．アミノ酸には分子内の陽イオン数と陰イオン
数が等しくなる pH が存在し，この pH で直流電場に入れると陽
極，陰極のどちらにも引っ張られずに静止したままでいる．この
時の pH を等電点という．等電点では，大部分のアミノ酸が双性
イオンとして存在し，残りの陽イオンと陰イオンは等量存在して
いる．

2 支持体

臨床検査において利用される電気泳動法ではセルロースアセテート
膜，寒天（アガロース）ゲル，ポリアクリルアミドゲル（PAG）など
が支持体として用いられる．

① 支持体

（1）セルロースアセテート膜（セ・ア膜）電気泳動法—標準操作法

①泳動箱：泳動箱の空間 1,000 cm³ につき緩衝液面の総表面積が膜面および濾紙面を含めて 200 cm² 以上の密閉箱を用いる.

②膜面の長さ：5〜6 cm を標準とする．膜幅は特に規定しないが，血清塗布バンドの長さは 0.8〜1.0 cm.

③緩衝液：バルビタール緩衝液（pH 8.6, 0.06〜0.07 mol）を用いる.

④血清：膜幅 1 cm につき 0.8 μL.

⑤通電：膜幅 1 cm につき，0.4〜0.8 mA の一定電流で塗布位置からアルブミン分画の先端までが 3 cm の長さに展開するまで通電する.

⑥染色：0.8% ポンソー3R-6% のトリクロロ酢酸液で 2 分染色する.

⑦脱色：1〜3% 酢酸水溶液で 1〜2 分ずつ 4〜5 回，洗液が着色しなくなるまで行う.

⑧デンシトメトリ：セ・ア膜を風乾した後，デカリンで透明化し泳動標本につき 508 nm の波長で，幅 1 cm 以下のスリットを用いて着色バンドの中央部で測定する.

（2）アガロースゲル電気泳動法

①寒天（agar）とは，ある種の紅藻から抽出したもので，アガロース（agarose）とアガロペクチン（agaropectin）の少なくとも 2 つの多糖類を含む混合物である.

②アガロースとは，寒天中にある硫酸含有量（電気浸透現象の原因）の高いアガロペクチンの大部分を除いて精製したものである.

③電気泳動の支持体にはアガロースが用いられており，免疫電気泳動法の支持体のほか，酵素のアイソザイム分析，リポ蛋白分画，DNA などの分析に使われている.

（3）ポリアクリルアミドゲル電気泳動法（PAGE）

①アクリルアミドを架橋剤で重合させたゲルで網状構造をもつ.

②電気浸透現象がなく，分子量が大きいほど移動度が小さい性質があり，無色透明でデンシトメトリが可能であるなどの利点をもつ.

（4）SDS-ポリアクリルアミドゲル電気泳動法（SDS-PAGE）

陰イオン性界面活性剤である SDS（sodium dodecyl sulfate）によって解離した蛋白質サブユニットのポリペプチド鎖が SDS と複合体を

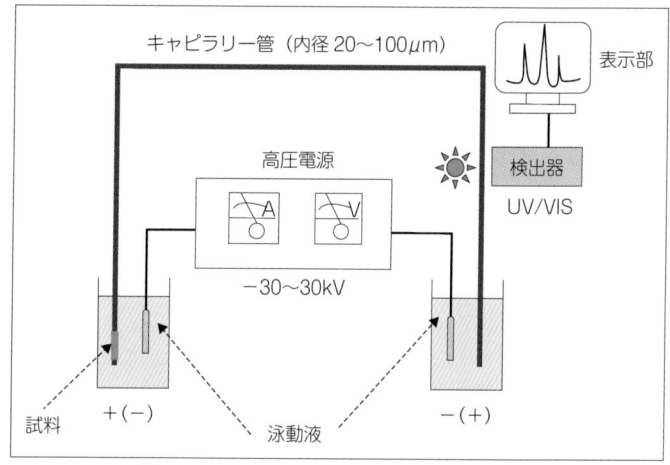

図2-9 キャピラリー電気泳動装置の概略図

つくると，蛋白質は本来の荷電を失い，SDSのもつ負の荷電によって負の一様な荷電を帯びる．このときSDSは多くの蛋白質を荷電密度，形状などが一定の蛋白質複合体にくるみこんでしまう．分子篩作用のあるポリアクリルアミドゲル（PAG）を支持体として泳動すると，蛋白質の移動度はポリペプチドの体積（半径）だけに比例することになり，体積と分子量の間には比例関係があることから，ある範囲内の分子量と移動度の間には直線関係が見出されることになる．すなわち，分子サイズの小さい蛋白質ほど速く移動することになる．

（5）等電点電気泳動法
①pH勾配を形成する両性電解質の混合物（carrier ampholyte）を用い，蛋白質をその等電点に集合させ，分画する方法である．
②プロテオミクス解析によく用いられる．

（6）2次元電気泳動法
①2次元電気泳動法は，1975年，O'Farrellが開発した方法である．
②1次元目では等電点の違い，2次元目では分子量の違いにより泳動分離される．原理の異なる2つの方法を組み合わせた方法である．

（7）キャピラリー電気泳動法（capillary electrophoresis；CE）（図2-9）
①内径20〜100μmの溶解シリカキャピラリー管内に電解質を含む

溶液を充塡し，電気泳動を行う分離方法.

②分子篩効果をもつポリマー溶液を用いてサイズセパレーションや，蛋白質分析への応用としてキャピラリー等電点電気泳動法も開発され，完全自動化され日常検査にも用いられている.

② 検出法（染色）

電気泳動後の蛋白質を染色する方法のほか，電気泳動後の酵素活性を染色する方法，イムノブロッティング法などがある.

1．蛋白質染色

（1）ポンソー 3R 染色

①セ・ア膜上での血清蛋白分画染色法である（蛋白濃度が 3 g/dL 以上ないと染色されない）.

②セ・ア膜上の蛋白色調は深赤色で 508 nm に吸収極大.

（2）アミドブラック 10B 染色

①寒天，アガロースを支持体とする場合の染色として使われていたが，脱色が悪く，感度もよくない.

②免疫電気泳動後の染色に用いられる.

③吸収極大は 620〜624 nm にある.

（3）クマシーブリリアントブルー R250 染色（CBB-R250）

①ポリアクリルアミドゲルを支持体としたときに用いる染色である.

②難点は脱色にかなりの時間を要するため，下記の CBB-G250 にとって代わられている.

③紫色のバンドに染まる.

（4）クマシーブリリアントブルー G250 染色（CBB-G250）

①ポリアクリルアミドゲルを支持体としたときに用いる染色である.

（5）ファットレッド 7B 染色

①アガロースを支持体とするリポ蛋白分画検査で用いられる染色である.

（6）銀染色

①最も高感度な染色で，CBB-G250 の 100 倍の感度を有する.

②銀染色法は支持体によって処方が異なり，その支持体に適したものを使わないとまったく染まらない.

③原理：1）蛋白質固定 ⟶ 2）銀イオンまたはそのジアミンイオン $[Ag(NH_3)_2]^+$ を蛋白質に結合 ⟶ 3）還元(ホルマリン，クエン酸) ⟶ 4）金属銀の析出（蛋白質バンドの黒化像が得られる）

2．酵素活性染色

①セ・ア膜またはアガロースを支持体とする LD などのアイソザイム検査で用いられる染色である.

②ニトロテトラゾリウムを酵素活性により還元型として発色させる.

③ イムノブロッティング法

1．原理

①電気泳動によって分離された蛋白質をただちに転写膜に転写し, その膜上で目的とする蛋白質を, その特異抗体と反応させることにより検出する方法である.

②その検出法として最もよく使用されているのは, 酵素抗体法 (enzyme labeled antibody method) である.

2．特徴

①電気泳動後, 支持体上で特異な蛋白質を検出する場合に有用な手段である. ポリアクリルアミドゲルを支持体とする方法で汎用されている.

②ブロッティング法は, 1975 年 Southern（サザン）によって DNA のブロッティング法（Southern 法）が報告されたのが始まりである. その後報告された RNA のブロッティング法を Northern（ノザン）法, 蛋白質のブロッティング法を Western（ウェスタン）法とよんでいる.

③　移動度とその影響因子

1．イオン強度

イオン強度が大きいほど分離能はよくなるが移動度は小さく, 逆にイオン強度が小さいほど分離能は低下するが移動度は大きい.

F 質量分析法 （マススペクトロメトリ，mass spectrometry；MS）

学習の目標

★国試問題にも出題されている原理をしっかり覚えよう．
- [ ] 質量分析法の原理
- [ ] MALDI-TOF-MS

　原子や分子をイオン化し，その質量や数を測定することで目的成分の同定や濃度測定を行う方法である．

1 質量分析法の原理

　質量分析法は試料注入部，イオン源，分析部，検出部，真空排気部，データ処理部から構成される（図2-10）．

1．試料注入部

　試料を直接注入する方法のほか，HPLC や GC などの分離分析を介した方式（LC-MS，GC-MS）に大別される．

2．イオン源

　導入した試料はイオン源でイオン化される．イオン化法にもいくつかの種類がある（表2-3）．質量分析において試料の状態に応じて最適なイオン化法を選択することが重要となる．最適な条件で，最適なイオン化を選択できなければイオンを測定することが困難になる．

（1）エレクトロスプレーイオン化法（electro spray ionization；ESI）
　①ESI 法は大気圧条件下で動作するイオン化法．
　②断片化が起こりにくく，分子量が数万〜数十万の蛋白質やペプチドなどの生体高分子化合物でも測定できる．

（2）マトリックス支援レーザー脱離イオン化法（matrix assisted laser desorption ionization；MALDI）
　①ESI と同様，断片化が起こりにくいので，分子量が数万〜数十万の蛋白質やペプチドなどの生体高分子化合物の測定ができる．
　②さらに，MALDI の場合は，試料が極微量でまた超純度でなくても測定できる．
　③MALDI の開発によって，田中耕一氏が 2002 年にノーベル化学賞を受賞した．

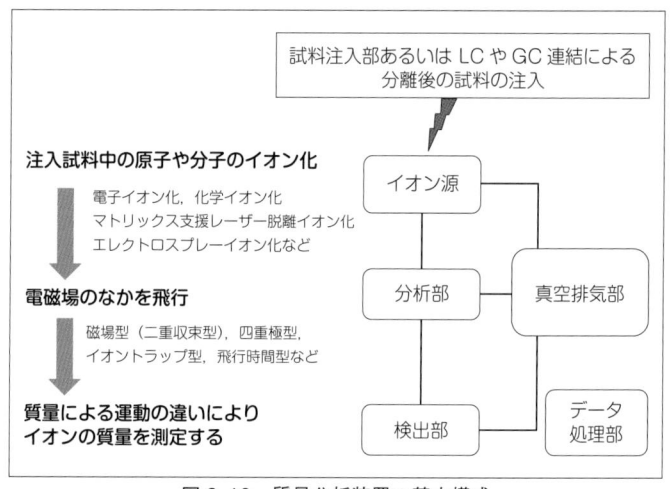

図 2-10　質量分析装置の基本構成

表 2-3　主なイオン化法の原理

イオン化法	略称	イオン化の原理
電子イオン化法（electron ionization）	EI	熱電子の衝突による
化学イオン化法（chemical ionization）	CI	イオン化した反応ガスとの電子交換反応による
大気圧光イオン化法 (atmospheric pressure photoionization)	APPI	光子エネルギーによる
大気圧化学イオン化法 (atmospheric pressure chemical ionization)	APCI	コロナ放電による
エレクトロスプレーイオン化法 (electrospray ionization)	ESI	エレクトロスプレーにともなうイオン蒸発による
マトリックス支援レーザ脱離イオン化法 (matrix-assisted laser desorption/ionization)	MALDI	マトリックスを介したレーザ照射による

（山内一由：最新臨床検査学講座　臨床化学検査学. 浦山　修・他（編）, 医歯薬出版, 2017, p.71）

3．分析部

　生じたイオンは質量分析部で質量/電荷比（m/z）に応じて分離されるが，分析部にも原理が異なるいくつかの種類がある（表 2-4）.

4．検出部

　電子増倍管やマイクロチャネルプレートが用いられる.

表 2-4　主な質量分析部の原理

質量分析部	略　称	原　理
四重極型 (quadrupole)	QP（Q）	直流と高周波交流を重ね合わせた電圧を4本の棒状電極にかけて形成された四重極電場により分離
二重収束型（磁場型） (double-focusing)	DF（EB， 　E：電場 　B：磁場）	磁場のローレンツ力による移動方向の収束と電場によるエネルギーの収束との組み合わせにより分離
イオントラップ型 (ion trap)	IT	四重極型の原理の応用．交流電圧をかけて安定振動のイオンを一旦捕獲した後，電圧を変化させて不安定な振動のイオンを排出することにより分離
飛行時間型 (time of flight)	TOF	加速電圧で引き出されたパルス状イオンビームの飛行時間により分離
イオンサイクロトロン共鳴型（ion cyclotron resonance）	ICR	強磁場中で回転するイオンのサイクロトロン周波数により分離

（山内一由：最新臨床検査学講座　臨床化学検査学．浦山　修・他（編），医歯薬出版，2017, p.73）

5．真空排気部（真空ポンプ）

　質量分析計の内部をイオンが障害なく移動するのに真空が必要である．その真空環境を整えるのが真空ポンプである．

6．データ処理部

　質量マススペクトルから作成され，その解析から試料分子の分子量，構造などの情報が得られる．

MALDI-TOF-MS

①マトリックス支援レーザー脱離イオン化（matrix-assisted laser desorption/ionization；MALDI）法によるイオン化と飛行時間（time of flight；TOF）による質量分離を組み合わせた方法で，非常に感度に優れた分析法 [amol レベルの測定が可能．a（アット）は 10^{-18}] である．

②臨床検査では病原微生物の同定検査法として，近年導入する検査室が増えつつある．

G 免疫学的分析法

抗原抗体反応

抗原抗体反応により抗原あるいは抗体を測定する方法の総称. 特に臨床化学分野では特異抗体を試薬に用いて目的抗原の定量に用いられる. 免疫反応の特異性と標識物質の信号の高感度性を利用した生体中の微量成分の測定が可能.

1. 非競合法（サンドイッチ法）（図 2-11）

①測定対象物質を 2 種類の標識抗体で挟むこと（サンドイッチ）により測定する方法.

②比較的大きな分子が対象で, 目的物質に対して 2 つの抗体が結合できる箇所があることが必要.

③競合法より感度は高い.

2. 競合法（図 2-11）

①抗原あるいは抗体との標識体と非標識体を共存させ, 抗原抗体反応の競合阻害により目的成分を検出・定量する方法.

②抗体結合部位が 1 カ所しかない場合や小さな分子を測定する際に用いられる.

免疫比濁法と免疫比ろう法

抗原抗体反応による混濁溶液を標準物質の吸光度および散乱光強度と比較して測定する方法である. 吸光度を測定する方法は免疫比濁法（turbidimetric immunoassay；TIA）, 散乱光強度を測定する方法を免疫比ろう法（nephelometric immunoassay；NIA）という.

免疫グロブリン測定に用いられる.

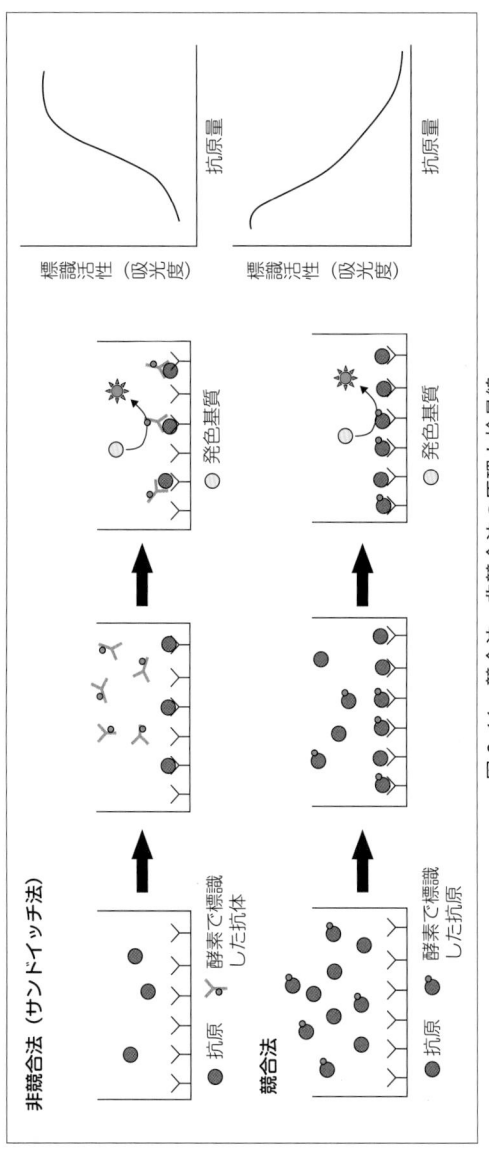

図2-11 競合法・非競合法の原理と検量線

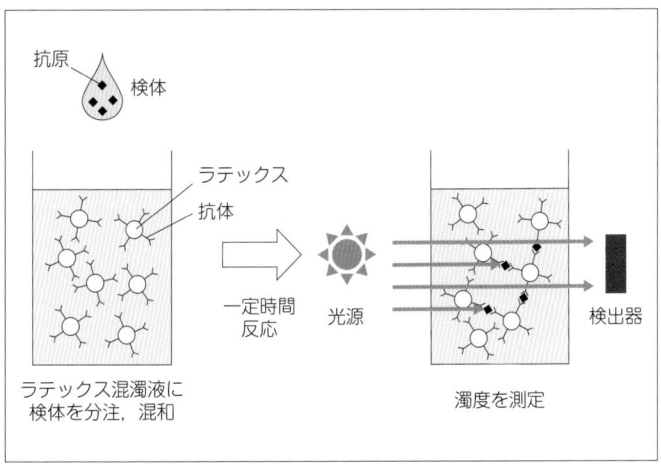

図 2-12 ラテックス凝集比濁法の原理

 ## ラテックス凝集反応

　液相中において，抗原物質に特異的な抗体をコーティングしたラテックス粒子を用い，抗原物質を検出する方法である．免疫複合体の形成によりラテックス粒子が凝集する性質を応用し，濁度の増加を目視判定による定性判定のほか，各種汎用の大型自動分析装置での測定ができる（図 2-12）．

放射免疫測定法（radio immunoassay；RIA）

①1959 年に Berson と Yallow により開発された方法である．
②標識法が簡単で標識による抗体活性への影響がほとんどないため，生理活性物質の測定に利用される．
③放射性物質を用いるため，取り扱い上の制限，装置や設備が高価，使用後の廃棄が困難などの問題がある．

5 酵素免疫測定法（enzyme immunoassay；EIA）

①標識物質に酵素を用いる免疫測定法で，放射性物質を用いないため，現在，広く利用されている．

②標識に用いられる酵素には，ペルオキシダーゼ，アルカリホスファターゼ，β-ガラクトシダーゼがある．

③原理的に次のように分類される．

・homogeneous EIA：標識抗原が抗体と結合すると酵素活性が阻害されることを利用．抗原抗体結合物（B）と遊離抗原（F）との分離が不要である方法．

・heterogeneous EIA：B/F分離が必要なEIA．B/F分離を行う方法としては固相法が一般的である．固相に固定した抗体に抗原を結合させ，これに標識抗体を結合させる，いわゆるサンドイッチ法が多用されている（enzyme-linked immunosorbent assay；ELISA）．

6 化学発光分析法

1．化学発光（chemiluminonescence）

化学発光とは，物質が化学反応により，外部エネルギーを吸収した励起状態から，特定の波長の光を放射（発光）して基底状態に戻るとき放出される光をさす（図2-13）．

2．化学発光分析の原理

代表的な発光系はルミノール系とジオキセタン系である．

（1）ルミノール系

①ルミノールとH_2O_2が反応するとルミノールの酸化が起こり，3-アミノフタル酸が生じる．3-アミノフタル酸が励起-重項状態から基底状態に戻るときに，その励起エネルギーの一部として青い蛍光を放出する（図2-14）．

②ルミノール反応は，犯罪科学捜査等で血痕の検出に用いられている．

③臨床検査では，ウエスタンブロッティングの検出に利用されている．

（2）ジオキセタン系

①化学発光基質（AMPPD：アダマンチルメトキシフェニルジオキ

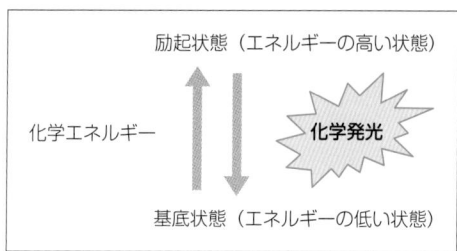

図 2-13 化学発光の原理

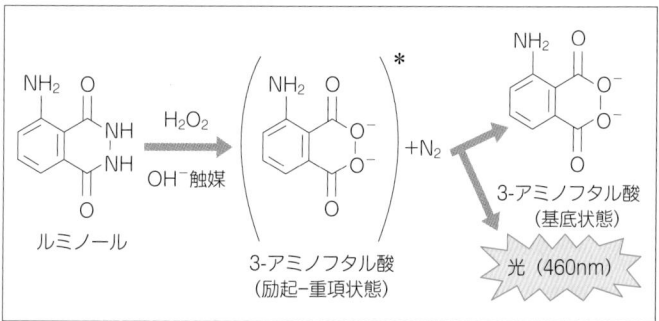

図 2-14 ルミノールによる化学発光反応

http://www.kenq.net/dic/128.html

　　セタン誘導体）が ALP と反応し，中間体を経てアダマンタノンと
　蛍光物質を生成する．この蛍光物質は化学的に励起されており，
　光（450 nm）を発しながら基底状態に戻る．
　②サザンブロッティングやウエスタンブロッティングの検出に利用さ
　れている．

化学発光免疫測定法（chemiluminescent immunoassay；CLIA）

　化学発光法を検出系に用いた方法．化学発光とは，酸化反応により
励起された分子が基底状態に戻る際に放出されるエネルギーが光エネ
ルギーとして発光する現象．

1．狭義の CLIA

　化学発光性化合物を標識した抗体を用いる方法である．化合物には

アクリジニウムエステル誘導体，アクリジニウムアミルスルホンアミ
ド誘導体，イソルミノール誘導体などがある．

2．化学発光酵素免疫測定法（chemiluminescent enzyme immu-noassay；CLEIA）

　酵素を標識した抗体と，その酵素活性を化学発光法で測定する．標
識したペルオキシダーゼの基質にルミノール誘導体を用いて化学発光
する系がよく用いられる．また，ALP の基質にはアダマンタン系ジオ
キセタン化合物である AMPPD（adamantyl-1,2- dioxetanearylpho-
spate）およびその誘導体が多用される．

3．電気化学発光免疫測定法（electro chemiluminescence immunoassay；ECLIA）

　抗体を結合したビーズを用いて抗原と反応させた後，ルテニウムピ
リジン錯体で標識した抗体を抗原に 2 次反応させ，電気化学反応によ
りルテニウムピリジン錯体の発光強度を測定する方法である．自動分
析機にも組み込まれており，高感度免疫測定法として，腫瘍マーカー
関連で CEA，AFP など，ホルモン関連で LH，FSH，T_3，T_4 などの測
定に用いられている．

生物発光酵素免疫測定法（bioluminescence enzyme immunoassay；BLEIA）

①標識酵素にホタルやホタルイカのもつ生物発光酵素であるルシ
　フェラーゼを用いて基質にルシフェリンリン酸を用いた方法．
②CLEIA より高感度化が期待される．

蛍光偏光免疫測定法

→p.266 参照.

H 電気化学分析法

> ### 学習の目標
>
> ★特にイオン選択電極，酵素電極は大事!!
>
> ☐ 電気化学分析法　　　　　　☐ pH 標準液
> ☐ イオン選択電極法　　　　　☐ 電量滴定法（クロライド
> ☐ ニュートラルキャリア電極　　　メータ）
> ☐ 酵素電極法　　　　　　　　☐ ガス分析法
> ☐ pH メータ

①電圧を測定する電位差測定法と，電流を測定するアンペロメトリ
　法がある．
②電位差測定法には，pH 測定やイオン選択電極による測定がある．
③アンペロメトリ法としては，酵素電極によるグルコース測定があ
　る．

イオン選択電極法

1．原理

　特定のイオンに選択的に感応する電極，すなわちイオン選択電極
（ion selective electrode；ISE）と比較電極を被検液中に入れ，両電極
間の電位差を測定する．電極電位差（E）とイオン活量（α）との間に
は，

$$E = E_0 + \frac{2.303RT}{zF} \times \log \alpha \text{（Nernst の式）}$$

（E_0：標準電位，R：気体定数，T：絶対温度，F：ファラデー定数，
z：イオンの荷電数）の関係があり，E を求めることにより α を算出で
きる．

2．種類

①ガラス膜電極：pH メータ．ナトリウム電極．
②固体膜電極：難溶性塩を感応膜とする電極．Cl^- 電極（銀-塩化銀
　電極）．
③液体膜電極：第 4 級アンモニウム塩をイオン交換体とした多孔性

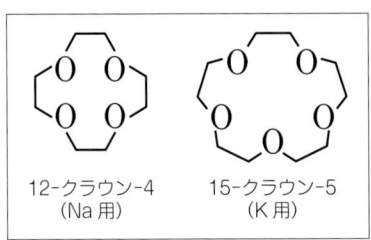

12-クラウン-4
（Na 用）

15-クラウン-5
（K 用）

図 2-15　クラウンエーテルの基本構造

膜．Cl⁻電極．

 ニュートラルキャリア膜電極法

1．種類

①ニュートラルキャリア膜電極：電気的に中性で，イオンを選択的
に通過させることができる構造をもっているもので，イオノフォ
ア（ionophore）あるいはイオン輸送担体とよばれている物質が
ある．このイオノフォアの細孔に合ったイオン半径のイオンと安
定な錯体を形成する．

〈参考事項〉

＊イオノフォアとは，特定のイオンを選択的に捕捉し，生体膜ある
いは人工脂質膜でのイオン輸送を促進する物質をいう（天然イオ
ノフォアとしてカルシウムイオノフォアがある．バリノマイシン
合成イオノフォアとしてクラウンエーテルなどがあげられる）．

②バリノマイシン電極：K⁺電極

③クラウンエーテル電極（環状ポリエーテル）（**図 2-15**）：形状が王
冠に似ていることから，クラウンエーテルとよばれている．目的
イオンに対する選択性が高く，また電極に対する応答も速いこと
から，Na⁺，K⁺電極の主流になっている．

 酵素電極

①酵素と電極の特徴を組み合わせることにより，目的成分を定量す

る分析法を酵素電極法とよぶ．酵素電極法が最も使われているのは，グルコース測定である．

$$\beta\text{-D-グルコース}+O_2\xrightarrow{\text{GOD}}\text{グルコン酸}+H_2O_2$$

（GOD：グルコースオキシダーゼ）

②溶液中の O_2 消費量を電位差として測定するのが酸素電極法であり，また生成する H_2O_2 増加量を電位差として測定するのが過酸化水素電極法である．それぞれの装置には，検出電極にグルコースオキシダーゼ（GOD）を固定化した膜と，O_2 あるいは H_2O_2 を選択的に通過させる膜などを組み合わせている．

③Na，K はじめ種々の電解質の測定，pH の測定など，固定化酵素をイオン電極の感応膜でおおった酵素電極を用い，グルコース，尿素などを測定することができる．

④白金電極は白金と銀の間の電解電流を測定するもので，酵素電極に利用されている．

4 pH メータ

①図 2-16 に示すように，水素イオンに感応する化学電池を形成する．ガラス組成を変えることにより，Na 選択電極ができる．

②内部電極には銀−塩化銀を用いる．

③JIS（日本工業規格）で定められている pH 標準液は 6 品種ある．

  1）シュウ酸塩 pH 標準液……pH 1.68
  2）フタル酸塩 pH 標準液……pH 4.01
  3）中性リン酸塩 pH 標準液……pH 6.86
  4）リン酸塩 pH 標準液……pH 7.41
  5）ホウ酸塩 pH 標準液……pH 9.18
  6）炭酸塩 pH 標準液……pH 10.01

（25℃における pH 値）

5 電量滴定法（クロライドメータ）

1．原理

①「1 g 当量を電解するのに必要な電気量は 1 ファラデー＝96,500クーロンである」というファラデーの法則に基づいた分析法．

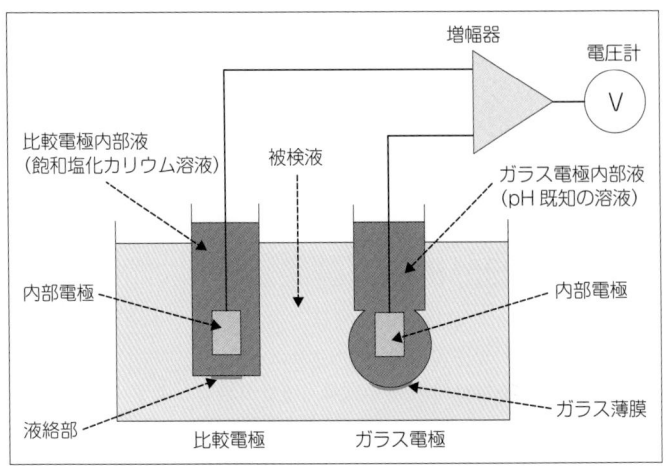

図 2-16 pH メータの構造

②被検物質を完全に電解するか，または滴定分析の試薬を等量点に
達するまで発生させ，このときの電気量から被検物質量を求める．

2．応用例

クロライドメータ．

3．クロライドメータの構造

定電流を流すことにより陽極の発生電極（Ag）から Ag^+ が遊離し，
これがただちに Cl^- と結合し沈殿する．Cl^- がすべて結合されると，指
示電極が遊離 Ag^+ を感知し，電位の急変によって通電が停止し，それ
までの通電時間から Cl^- を定量する．

 6 ガス分析法

1．呼吸とは

①細胞における代謝で消費される O_2 を取り入れ，エネルギー代謝
の結果生じる CO_2 を排出する働きを呼吸という．

②呼吸は肺におけるガス交換である外呼吸，細胞におけるガス交換
である内呼吸に分けられる．呼吸機能とは外呼吸を意味する．

2．血液ガス分析装置

①生体の電解質および酸塩基平衡を知る目的で血液中の pH，O_2量，CO_2量，O_2分圧，CO_2分圧，酸素飽和度を測定する装置．

②CO_2電極，O_2電極，pH 電極を用い，血液中に含まれるガス分圧を測定し，肺におけるガス交換の状態を知る．

I　酵素的分析法（酵素法）

学習の目標

★特に Michaelis-Menten の式はしっかり理解しよう．

- [ ] 酵素反応速度
- [ ] Michaelis-Menten の式
- [ ] ミカエリス定数（K_m）
- [ ] Lineweaver-Burk の式
- [ ] 零次反応
- [ ] 1 次反応
- [ ] 初速度
- [ ] 遅延時間
- [ ] 共役反応
- [ ] 初速度分析
- [ ] 固定化酵素
- [ ] 酵素法における共通検出反応

1　酵素と基質

①酵素法とは，酵素を試薬として用い，目的成分を定量する分析法をさす．これには酵素を用いた基質濃度（化学成分）の測定と，酵素活性を測定する方法があり，狭義には前者をさす．

②必要に応じて共役反応を用いる．最初に目的物質に作用する酵素を初発酵素または指示酵素という．共役酵素とは，数種類の酵素を組み合わせた場合の 2 段階目以降の酵素のことをいう．

③特徴としては，基質に対する高い特異性，温和な条件での反応があげられる．

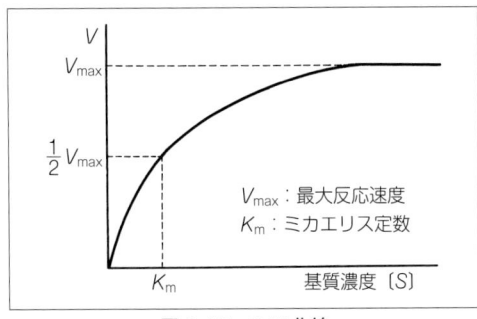

図 2-17　S-V 曲線

 ## 酵素反応速度

1．酵素反応の様式

$$E+S \underset{k_{-1}}{\overset{k_1}{\rightleftarrows}} ES \overset{k_2}{\longrightarrow} E+P$$

（E：酵素, S：基質, ES：酵素基質複合体, P：生成物, k_1, k_2, k_{-1}：速度定数）

2．反応速度（V）

$$V=-\frac{d[S]}{dt}=\frac{d[P]}{dt}$$

（$[S]$：基質濃度, $[P]$：生成物の濃度）

3．反応速度（V）と基質濃度〔S〕の関係

　図 2-17 は，基質濃度と反応速度の関係を表す．反応の初期速度を基質濃度を変えながら測定すると，反応速度（V）は〔S〕にあわせて上昇するが，〔S〕がさらに増えると酵素は基質で飽和されて反応速度は酵素の反応速度（V_{max}）に達する．

4．Michaelis–Menten の式

$$V=\frac{V_{max} \cdot [S]}{K_m + [S]}$$

5．ミカエリス定数（K_m）の意義

　①K_mは酵素の基質に対する親和性を表し，K_mが小さいほど基質との親和性が高い．

　②K_mは酵素基質複合体の解離定数であり，1/2 V_{max}のときの基質濃

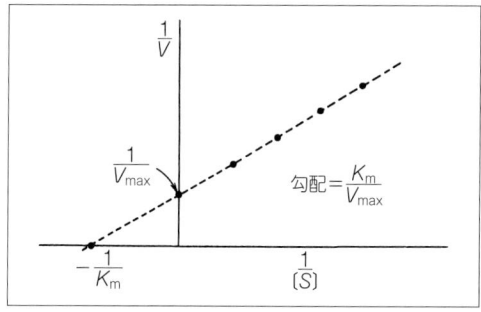

図 2-18 Lineweaver–Burk の式

度である.

6. Lineweaver–Burk の式

$$\frac{1}{V} = \frac{1}{V_{max}} + \frac{K_m}{V_{max}} \cdot \frac{1}{[S]}$$

この式を用いて実験的に K_m を求めることができる（図 2-18）.

7. 零次反応と 1 次反応

(1) 零次反応

基質濃度に関係なく反応速度が一定のとき零次反応という. $[S] \gg K_m$ のときである. 通常 K_m の 10 倍以上の濃度が望ましい.

(2) 1 次反応

反応速度が基質濃度に比例する場合. $[S] \ll K_m$ のとき Michaelis–Menten の式から下記のようになる.

$$V \fallingdotseq \frac{V_{max}}{K_m} \cdot [S]$$

3 測定条件

1. 初速度分析

酵素反応開始直後の反応速度で, 基質濃度が十分で生成物が少なく, 反応条件が変化していない時期の反応速度. 遅延時間があるときはこれを終えた直線部分の初期に測定する.

基質濃度が低いとき（$[S] \ll K_m$）, Michaelis–Menten の式から $V \fallingdotseq \frac{V_{max}}{K_m} \cdot [S]$ となり, 反応速度は基質濃度 $[S]$ に比例する（1 次反応,

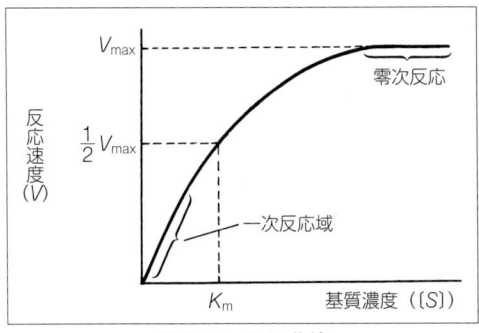

図 2-19　S-V 曲線

図 2-19）ため，この条件下で反応速度を連続計測法で求め，基質濃度を算出する．通常この方法が利用できるのは，基質濃度が K_m の 1/20 以下とされている．盲検は不要であるが，精度は終点分析法に比べて低い．

2．遅延時間（lag time）

反応初期に種々の理由で零次反応とならず，若干の時間をおいて零次反応に達することがある．これを遅延時間という．共役反応があるとき問題になりやすい．

3．基質阻害

一般に基質濃度が高くなるほど反応速度は増加するが，場合によっては基質濃度が高くなるとかえって反応速度は低下することがある．これを基質阻害という．

4．共役反応

酵素活性（E_1）を測定する際，生成物（P_1）が測定しにくいとき，これにさらに酵素（E_2）を働かせて P_2 を生成し，これを測定することがある．

$$S \xrightarrow{E_1} P_1 \xrightarrow{E_2} P_2$$

これを共役反応という．場合によっては数段階の共役反応を用いることがある．

5．終点分析法

十分に時間をかけて酵素を働かせ，完全に平衡に達した状態で生成物を測定すると，その量は元の基質濃度に比例する．酵素法の標準的方法で精度もよいが，盲検をとる必要がある．

6．定時分析

　1次反応と零次反応の混合型の反応様式による方法であるが，これは測定時間が自由に設定できる自動分析装置においてのみ使われる分析法で，K_m値が大きい場合や，十分量の酵素が用いられない場合に使われる．

7．固定化酵素の応用

　酵素は蛋白質性の触媒で反応の前後で変化しない．したがって，失活しないかぎり何回も利用できるが，通常，酵素法では1回かぎりで廃棄してしまう．固定相に酵素を失活させずに固定することにより，繰り返し酵素を利用することを目的として固定化酵素が開発された．

4　発色系（酵素法における共通検出反応）

　過酸化水素（H_2O_2）・ペルオキシダーゼ（POD）系呈色反応と，補酵素 NADH または NADPH の変化量を検出する反応がある．

1．H_2O_2・POD 系呈色反応

①主反応で H_2O_2 が発生し，これを検出してペルオキシダーゼやカタラーゼを共役させる検出系．酸化酵素（…オキシダーゼ）を作用させた後，生成した H_2O_2 を POD の存在下で4-アミノアンチピリンと水素供与体を酸化結合発色させる方法（トリンダー試薬，図 2-20）．

②水素供与体にはフェノール系誘導体とアニリン系誘導体(PS系，OS系）がある．一般的に後者のほうが感度および波長の面において優れている．図 2-21 に代表的なアニリン系誘導体を示す．

③過酸化水素・ペルオキシダーゼ（POD）系呈色反応の原理（図 2-20 上段）

$$2H_2O_2 + フェノール + 4\text{-アミノアンチピリン} \xrightarrow{\text{ペルオキシダーゼ}} 赤色キノン + 4H_2O$$

　本呈色反応の欠点は，アスコルビン酸やビリルビンなど還元性物質の共存により負の誤差を生じることである．そこで，アスコルビン酸はアスコルビン酸オキシダーゼ，ビリルビンはビリルビンオキシダーゼで分解した後，POD 発色反応を行う．

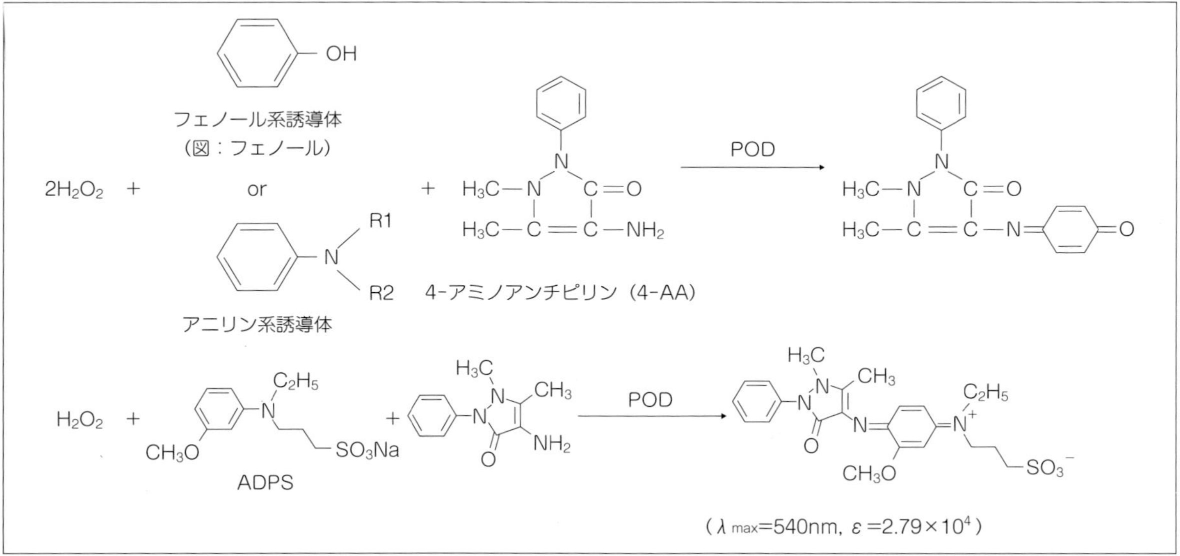

図 2-20 トリンダー試薬の発色様式（4-AA と ADPS の POD・H₂O₂発色）

ADPS：N-エチル-N-(3-スルホプロピル)-3-メトキシアニリン、1 水和物
POD ：ペルオキシダーゼ

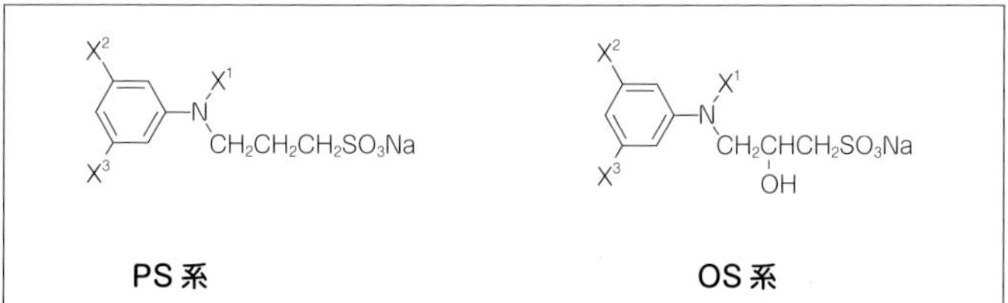

	略名	X¹	X²	X³	λmax (nm)	モル吸光係数 (×10⁴ L・mol⁻¹・cm⁻¹)
PS系						
N-エチル-N-(3-スルホプロピル)-3-メトキシアニリン	ADPS	C_2H_5	OCH_3	H	540	2.79
N-エチル-N-(3-スルホプロピル)-3-メチルアニリン	TOPS	C_2H_5	CH_3	H	542	3.74
N-エチル-N-(3-スルホプロピル)アニリン	ALPS	C_2H_5	H	H	561	4.13
OS系						
N-エチル-N-(2-ヒドロキシ-3-スルホプロピル)-3-メトキシアニリン	ADOS	C_2H_5	OCH_3	H	542	2.72
N-エチル-N-(2-ヒドロキシ-3-スルホプロピル)-3-メチルアニリン	TOOS	C_2H_5	CH_3	H	555	3.92
N-エチル-N-(2-ヒドロキシ-3-スルホプロピル)-3,5-ジメチルアニリン	MAOS	C_2H_5	CH_3	CH_3	630	2.25

図 2-21　代表的なアニリン系水素供与体の構造と特徴

注）λmax とモル吸光係数はいずれも POD 存在下 H_2O_2，4-AA と酸化縮合時
（同仁化学研究所：DOJINDO LABORATORIES　第 28 版．同仁化学研究所，2012，p.268 改変）

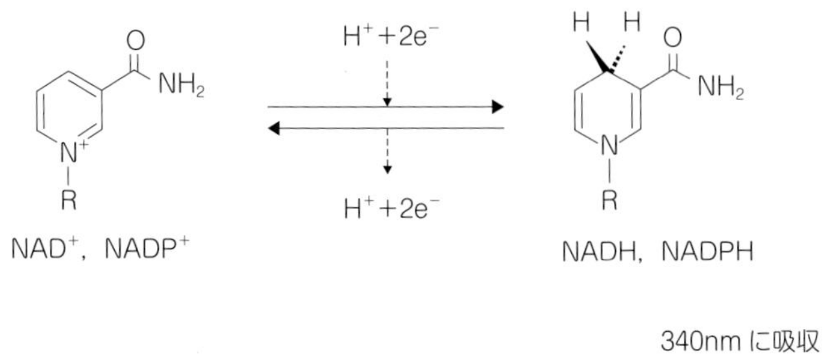

図 2-22　NAD$^+$ および NADP$^+$ の酸化還元様式

$$H_2O_2 \ + \ アスコルビン酸$$
$$\xrightarrow{アスコルビン酸オキシダーゼ} \ デヒドロアスコルビン酸＋2H_2O$$

$$H_2O_2 \ + \ ビリルビン$$
$$\xrightarrow{ビリルビンオキシダーゼ} \ ビリベルジン＋2H_2O$$

④過酸化水素・ペルオキシダーゼ系酵素法が用いられている代表的
　項目：表 2-5

2．補酵素 NAD(P)H の変化量を検出する方法（図 2-22）

①脱水素酵素（…デヒドロゲナーゼ）は NAD(P)H を補酵素とする
　場合が多い．

②NAD(P)H の 340 nm におけるモル吸光係数は 6.3×10^3 L・
　mol^{-1}・cm^{-1} であることから NAD(P)H の変化量から基質の変化
　量を計算でき，モル吸光係数を用いた酵素活性測定にも利用され
　ている．

③NAD(P)H 系酵素法が用いられている代表的項目：表 2-6

表 2-5　過酸化水素・ペルオキシダーゼ系酵素法が用いられている代表的
項目

検査項目	用いられている酵素
グルコース	ムタロターゼ・グルコースオキシダーゼ
総コレステロール	コレステロールエステラーゼ・コレステロールオキシダーゼ
トリグリセライド	リポプロテインリパーゼ・グリセロキナーゼ・グリセロール-3-リン酸オキシダーゼ
リン脂質	ホスホリパーゼ D・コリンオキシダーゼ
遊離脂肪酸	アシル CoA シンセターゼ・アシル CoA オキシダーゼ
尿酸	ウリカーゼ
クレアチニン	クレアチニナーゼ・クレアチナーゼ・サルコシンオキシダーゼ
クレアチン	クレアチナーゼ・サルコシンオキシダーゼ
無機リン	プリンヌクレオシドホスホリラーゼ・キサンチンオキシダーゼ

注 1）使用する酵素は目的成分に作用する順に記載し，また共通に使用しているペルオキ
シダーゼは省略した．
　　2）過酸化水素を生成するオキシダーゼ：アンダーラインで表示．
（松下　誠：臨床検査学講座　臨床化学．医歯薬出版，2004，p.75）

表 2-6　NAD(P)H 系酵素法が用いられている代表的項目

検査項目	検出系に利用される脱水素酵素	増加/減少	終点法/初速度法
LD（乳酸基質）	乳酸デヒドロゲナーゼ	増加	初速度法
LD（ピルビン酸基質）	乳酸デヒドロゲナーゼ	減少	初速度法
AST	リンゴ酸デヒドロゲナーゼ	減少	初速度法
ALT	乳酸デヒドロゲナーゼ	減少	初速度法
CK	グルコース-6-リン酸デヒドロゲナーゼ	増加	初速度法
尿素窒素	グルタミン酸デヒドロゲナーゼ	減少	初速度法
マグネシウム	グルコース-6-リン酸デヒドロゲナーゼ	増加	初速度法
グルコース	グルコース-6-リン酸デヒドロゲナーゼ	増加	終点法

（松下　誠：臨床検査学講座　臨床化学．医歯薬出版，2004，p.75）

J 自動分析法

学習の目標

★シングルマルチ型とドライケミストリ方式の違いをはっきり
覚えておこう.

☐ 自動分析法（個別方式）　　　☐ スーパーマルチ型
☐ シングルマルチ型　　　　　　☐ ドライケミストリ方式

　原理的には，検体を個別に分析する個別方式と，1本の流れのなか
で秤量・反応・測定を連続して行う連続流れ方式に大別される．現在
ではほぼ100％で個別方式（discrete system）を基本とする自動分析
装置が用いられている．

個別方式（ディスクリート方式：discrete system）

①バッジ方式：用手法の操作をそのまま自動化した方法．一般的な
　分析の流れは図2-23を参照．
②シングルマルチ型自動分析装置：反応管のラインは1つ．ランダ
　ムアクセス方式により試薬を効率よく，そして1本の試薬分注器
　で個々の反応管へピペッティング方式で任意の試薬が分注され
　る．試薬項目間におけるクロスコンタミネーションに気をつける．

シングルマルチ型とスーパーマルチ型（図2-24）

　ディスクリート方式の自動分析機にはシングルマルチ型とスーパー
マルチ型がある．

1．シングルマルチ型

①シングルマルチ型とは，1つの反応管で多項目を測定する自動分
　析装置で，現在使われているのはほとんどこのタイプである．
②反応管ラインが1つで，そしてランダムアクセス方式であること
　が特徴である．試薬分注にはピペッティング方式を採用している．
③1本の試薬分注器により多項目の試薬を分注するので，他項目と
　の試薬のクロスコンタミネーションに注意しなければならない．

試料の分注
第1試薬分注
吸光度測定
第2試薬分注
吸光度測定
洗浄
乾燥

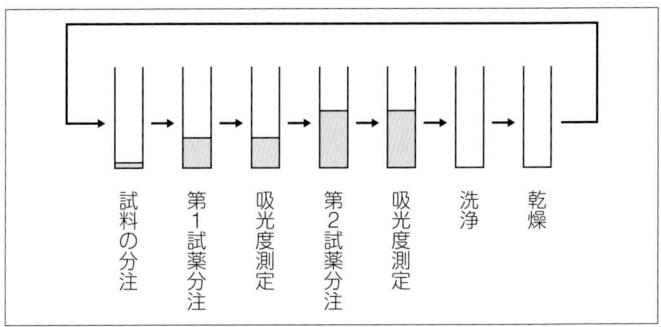

図 2-23　ディスクリート型自動分析機における一般的な分析の流れ

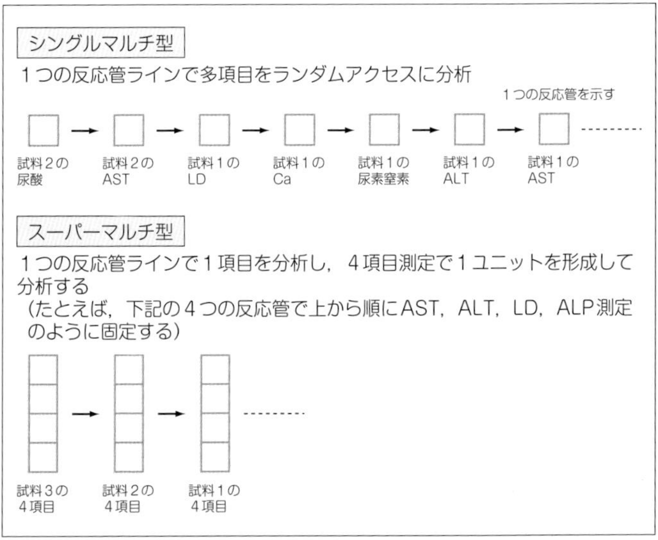

シングルマルチ型
1つの反応管ラインで多項目をランダムアクセスに分析
1つの反応管を示す
試料2の尿酸
試料2のAST
試料1のLD
試料1のCa
試料1の尿素窒素
試料1のALT
試料1のAST
スーパーマルチ型
1つの反応管ラインで1項目を分析し，4項目測定で1ユニットを形成して分析する
(たとえば，下記の4つの反応管で上から順にAST，ALT，LD，ALP測定のように固定する)
試料3の4項目
試料2の4項目
試料1の4項目

図 2-24　シングルマルチ型とスーパーマルチ型の相違

（松下　誠：最新臨床検査学講座　臨床化学検査学．浦山　修・他（編），医歯薬出版，2016，p.107）

2．スーパーマルチ型

①スーパーマルチ型とは，1つの反応管で1項目を測定する自動分析装置で，4つの反応管ラインで4項目を測定する装置である．

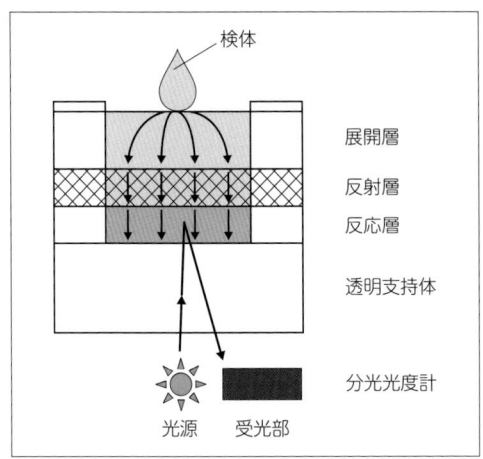

図 2-25　富士ドライケム（比色法スライド）の原理

②試薬分注はディスペンシング方式を採用している.

③現在ではほとんど使われていない.

3 ドライケミストリ（dry chemistry）方式

①乾燥状態または外観上乾燥した状態で保存された試薬が，測定時に液体試料とマトリックス中で化学反応を起こし，この化学反応によって成分分析を行う方法である.

②検体（血清）を滴下すると，展開層で検体を均一に拡散し，反応層で検体と試薬を反応させ目的成分を呈色させる多層フィルム方式が多く用いられている. 入射光と反射光の比率などから呈色強度を算出し，目的成分を定量する（よって本測定法は Lambert-Beer の法則は成立しない）（**図 2-25**）.

③このほか，Na，K などを測定するためにイオン選択膜を使用したポテンシオメトリック電極スライドがある.

④操作が簡便で，試薬調製の必要がないことから，緊急検査機器として広く普及している. ただし，液状試薬による自動分析法と比べ試薬コストが高く，測定精度がやや見劣りする.

K POCT（ポイント・オブ・ケア・テスティング）

 原理と意義

①POCT（ponit of care testing：臨床現場即時検査）とは，「被検者の傍らで医療従事者が行う検査であり，検査時間の短縮および被検者が検査を身近に感ずるという利点を活かし，迅速かつ適切な診療・看護・疾患の予防，健康増進等に寄与し，ひいては医療の質，被検者の QOL（quality of life）および満足度の向上に資する検査」である（日本臨床検査自動化学会：POCT ガイドライン第3版，2013）.

②POCT とは，小型分析器や迅速診断キットを用いて医療現場で行うリアルタイム検査であり，病院の検査室あるいは外注センター以外の場所で実施されるすべての臨床検査を含む.

③症状が急性のとき，POCT による迅速な検査データは医師の即時の判断，処置を可能にさせるため，治療方針指示の適正化が素早く行われる.

 小型簡易測定器

1．一般的な POCT 対応装置の特徴

①水などを使用せずに電気以外のインフラ（水道，ガスなど）がない場所でも使用可能.

②コンパクトで操作が簡便である.

③装置の立ち上げが容易.

④操作が簡便で，簡単なトレーニングで使用することが可能である.

⑤身近な POCT 装置は，自己検査用グルコース測定器，インフルエンザ診断システムである.

⑥対象となる主な疾患と検査項目：

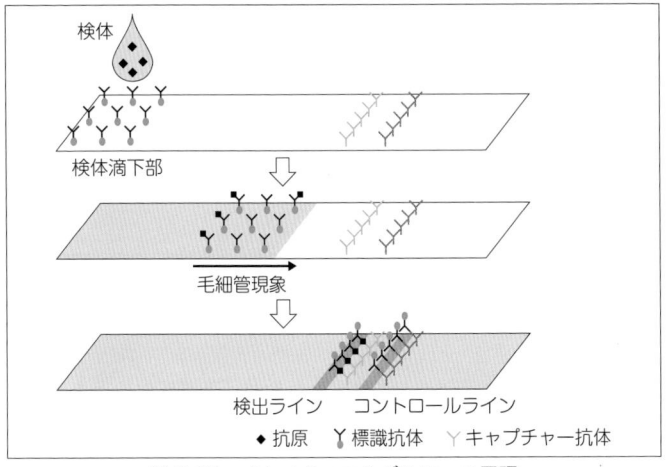

図 2-26　イムノクロマトグラフィの原理

・心臓疾患：CK-MB，トロポニン T，トロポニン I，BNP，CRP，
　血液ガス，プロトロンビン時間．
・糖尿病：血糖，血中ケトン体．
・感染症：インフルエンザウイルス，HIV，HBV，HCV．
・血中薬物モニタリング．
⑦現在では，採取した血液・尿中成分測定を行う「検体検査」が主
　流であるが，今後は心電図・超音波など人体を直接調べる「生理
　検査」の分野へのニーズが急速に高まっている．

 # イムノクロマトグラフィ

1．測定原理（図 2-26）

①抗原抗体反応を利用した免疫法による．
②検体中の抗原は，検体滴下部にある標識抗体（金属コロイドなど
　で標識）と免疫複合体を形成しながらセルロース膜上を毛細管現
　象により移動する．セルロース膜上の検出ラインの位置まで移動
　すると，抗原と標識抗体の免疫複合体はライン状に塗布された
　キャプチャー抗体に補足され呈色する．また，免疫複合体を形成
　していない標識抗体はさらに移動しコントロールラインの位置に

あるキャプチャー抗体に補足され呈色する．それらを目視により判定する．

③インフルエンザ，妊娠診断薬などで応用されている．

【長所】

①目視判定による定性判定が可能．

②装置を必要としない．

③簡便である．

【短所】

①目視による判定のため，個人による判定誤差がみられる．

②定量ができない．

③測定時間を厳守しないと，陰性・陽性の判定が異なることがある．

2．インフルエンザウイルス検出のための「迅速抗原検出キット」

①イムノクロマトグラフィ法で行う．

②判定部には，インフルエンザ A 型と B 型それぞれのウイルス核蛋白に対するマウスモノクローナル抗体がライン状に塗布されている．検体（鼻や咽頭の粘膜を綿棒で拭ったもの）に含まれるインフルエンザの抗原は検体滴下部の標識抗体と免疫複合体を形成し，判定部の抗体と結合すると，呈色する．

③発色させる方法には，酵素免疫測定法（抗体を酵素で標識し，基質と反応させて発色させるもの），金コロイド法（抗体に着色粒子として金コロイドを結合させたもの）がある（**図 2-27，28**）．

POCT の活用：救急車での低血糖処置

　平成 26 年 1 月 31 日，厚生労働省から「救急救命士法施行規則の一部を改正する省令」が公布され，平成 26 年 4 月 1 日から施行された．これにより救急救命士の行う救命処置の範囲が拡大したが，その一つに血糖測定と低血糖発作症例へのブドウ糖溶液の投与の実施がある．

　処置の内容は，意識状態が悪くなってしまっている傷病者に対して指先採血により血糖値の測定を行い，低血糖が確認された場合には，医師から電話などで指示を受け，ブドウ糖溶液を点滴投与することである．適応は血糖測定実施後，血糖値 50 mg/dL 未満で，15 歳以上（推定含む）の人である．血糖測定については特定行為に該当しないため，医師の具体的指示を必要としないが，実施後は医師に報告を行う必要はある．血糖値を把握することで，適切な搬送先医療機関の選定を行うことができ，また，低血糖状態の傷病者にブドウ糖を投与することで，低血糖状態をより早く改善できる可能性がある．

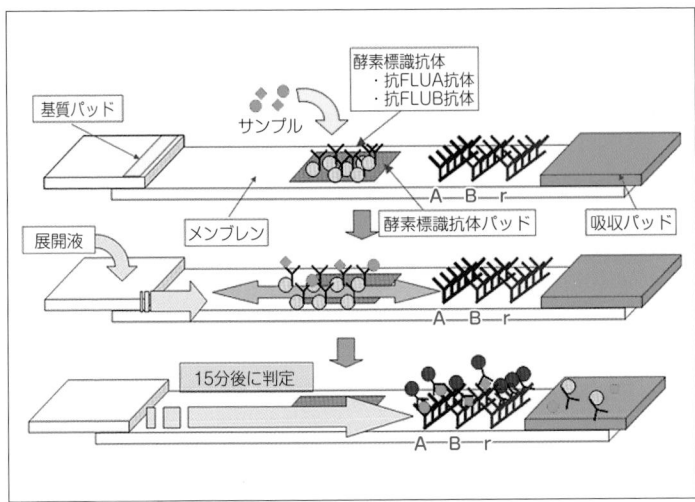

図 2-27　迅速検査の仕組み-1（酵素免疫測定法）

（日本臨床検査薬協会ホームページ：http://www.jacr.or.jp/topics/01influ/02.html　2018
年7月閲覧）

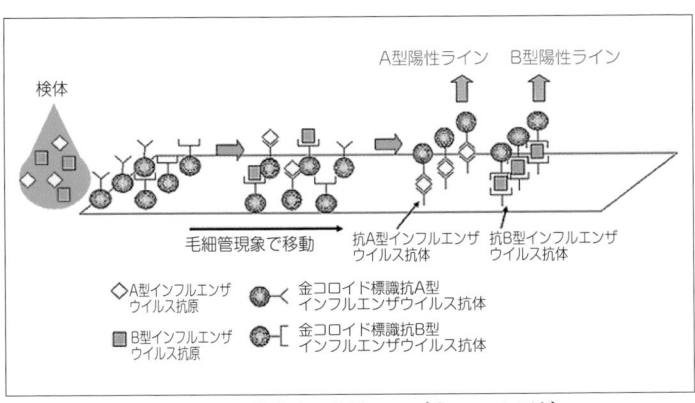

図 2-28　迅速検査の仕組み-2（金コロイド法）

（日本臨床検査薬協会ホームページ：http://www.jacr.or.jp/topics/01influ/02.html　2018
年7月閲覧）

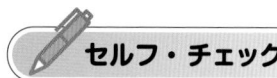

セルフ・チェック

A 次の文章で正しいものに○，誤っているものに×をつけよ．

	○	×
1. 可視光線の波長は 340 〜750 nm である．	□	□
2. 透過率（%T）と吸光度（A）には A＝2−log（%T）の関係にある．	□	□
3. 混濁液においても Lambert−Beer の法則が成立する．	□	□
4. 回折格子による分光器を用いるときはカットフィルタは不必要である．	□	□
5. 半値幅の広いフィルタを用いると吸光度は低くなる傾向がある．	□	□
6. 2 波長測定では溶液の濁りの影響をある程度消去できる．	□	□
7. モル吸光係数が小さい物質ほど，比色法で高感度測定ができる．	□	□
8. NADH の 340 nm におけるモル吸光係数は 6.3×10³ L・mol⁻¹・cm⁻¹である．	□	□
9. 蛋白質溶液の測定に 280 nm を利用するのは，すべてのアミノ酸が 280 nm に吸収をもつからである．	□	□
10. 分配クロマトグラフィは固定相と移動相の分配係数の差によって目的成分を分離する．	□	□
11. アフィニティクロマトグラフィには抗体が用いられることがある．	□	□

A 1−×（可視光線は 380〜750 nm でヒトが肉眼で色として見ることができる波長），2−○，3−×（混濁液の場合，溶液が蛍光を発する場合，溶質が入射光で変化する場合，吸光度が著しく高い場合は成立しない），4−×，5−○，6−○，7−×（大きいほど感度が高い），8−○，9−×（芳香族アミノ酸が吸収をもつ），10−○，11−○

12. 血清蛋白電気泳動の標準操作法の緩衝液の pH は 7.4 である. □ □

13. SDS-ポリアクリルアミドゲル電気泳動法（SDS-PAGE）では分子サイズの大きい蛋白質ほど速く移動する. □ □

14. TOF-MS とは飛行時間型質量分析法のことである. □ □

15. 免疫比ろう法では散乱光の強度を利用する. □ □

16. アクリジニウムエステルは化学発光免疫測定法に使用する. □ □

17. ELISA（enzyme-linked immunosorbent assay）は固相での反応である. □ □

18. pH メータの内部電極には銀-塩化銀を用いる. □ □

19. JIS（日本工業規格）で定められている pH 10.01 の標準液はホウ酸塩溶液である. □ □

20. イオン選択電極と固定化酵素の組合せで酵素電極ができる. □ □

21. 零次反応とは基質濃度に関係なく反応速度が一定な場合をいう. □ □

B

1. 自動分析装置を用いる二波長法で誤っているのはどれか.
【66A39】
   □ ① 光量補正が可能となる.
   □ ② 2 つの波長の吸光度差を測定する.
   □ ③ 試料の濁りの影響を軽減することができる.
   □ ④ 1 試薬系の検査試薬に適用することができる.
   □ ⑤ 主波長は極大吸収波長より短波長側に設定する.

12-×（pH 8.6 バルビタール緩衝液），13-×（分子サイズの小さい蛋白質ほど速く移動する），14-○，15-○，16-○，17-○，18-○，19-×（炭酸塩 pH 標準液は pH10.01，ホウ酸塩 pH 標準液は pH9.18），20-○，21-○

B 1-⑤

2. 過酸化水素・ペルオキシダーゼ系呈色反応で正しいのはどれか.【66A38】
   - □ ① 脱水素酵素を使用する.
   - □ ② 測定波長は 340 nm である.
   - □ ③ 吸光度の減少量を測定する.
   - □ ④ 共存物質の影響を受けにくい.
   - □ ⑤ 分析感度を変化させることができる.

3. 分子の大きさを分離分画の原理とするのはどれか.2 つ選べ.【66A100】
   - □ ① 逆相クロマトグラフィ
   - □ ② ゲル濾過クロマトグラフィ
   - □ ③ アフィニティクロマトグラフィ
   - □ ④ SDS-ポリアクリルアミド電気泳動
   - □ ⑤ セルロース・アセテート膜電気泳動

4. 飛行時間型質量分析〈TOF-MS〉法について誤っているのはどれか.【65A29】
   - □ ① イオンは超高真空中を飛行する.
   - □ ② イオンの電荷は飛行時間に影響する.
   - □ ③ イオンはレーザーの衝撃力により引き出される.
   - □ ④ イオンの飛行速度はエネルギー保存の法則から算出される.
   - □ ⑤ イオン化にはマトリックス支援レーザー脱離イオン化〈MALDI〉法が汎用される.

5. 分光光度法において共存物質の影響試験の対象となるのはどれか.2 つ選べ.【65P35】
   - □ ① 過酸化水素
   - □ ② ヘモグロビン
   - □ ③ アスコルビン酸
   - □ ④ アスパラギン酸
   - □ ⑤ ペルオキシダーゼ

2-⑤（②：測定波長は 540〜630 nm），3-②と④，4-③（③：加速電圧による），
5-②と③

6. 電気泳動法を用いる検査と健常成人の血清中に最も多く含まれる分画の組合せで正しいのはどれか.【64A30】
   - □ ① 蛋白分画――――――γ-グロブリン
   - □ ② リポ蛋白分画――――VLDL
   - □ ③ LD アイソザイム――LD$_3$
   - □ ④ CK アイソザイム――CK-MM
   - □ ⑤ ALP アイソザイム――ALP$_5$

7. 酵素法が**使用されない**検査項目はどれか.【64P30】
   - □ ① 総蛋白
   - □ ② カルシウム
   - □ ③ グルコース
   - □ ④ 総ビリルビン
   - □ ⑤ HDL-コレステロール

8. 分子ふるい効果を原理とするのはどれか.【62P29】
   - □ ① 薄層クロマトグラフィ
   - □ ② ろ紙クロマトグラフィ
   - □ ③ ゲルろ過クロマトグラフィ
   - □ ④ イオン交換クロマトグラフィ
   - □ ⑤ アフィニティクロマトグラフィ

9. 競合法を原理とする免疫測定法が適するのはどれか.2つ選べ.【62P30】
   - □ ① CEA
   - □ ② CA125
   - □ ③ ジゴキシン
   - □ ④ ミオグロビン
   - □ ⑤ アルドステロン

6-④(最も多く含まれる分画は①:アルブミン,②:LDL(β),③:LD$_2$,⑤:ALP$_2$(肝型)≒ALP$_3$(骨型)),7-①(①:ビウレット法が代表的な測定法),8-③,9-③と⑤(③:血中薬物の測定,⑤:低分子ホルモン)

3 無機質

A 水と電解質の調整および代謝

学習の目標

★酸塩基平衡異常をきたす代表的な病態はしっかり理解して覚えよう.

☐ 体液中の陽イオン   ☐ pH 調節機構
☐ 体液中の陰イオン   ☐ アニオンギャップ
☐ 酸塩基平衡（異常）

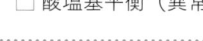 生体内分布と生理的意義

1. 体液の分布とその組成（図3-1）

2. 酸塩基平衡

①血液, 細胞外液の pH：pH 7.35〜7.45

②生理範囲外の pH 異常

- 酸性側：酸血症（アシデミア）. その過程をアシドーシス（acidosis）という.
- アルカリ性側：アルカリ血症（アルカレミア）. その過程をアルカローシス（alkalosis）という.

③酸塩基平衡が呼吸機能障害に起因：呼吸性という.

④腎あるいは細胞の機能異常など代謝機能障害に起因：代謝性という.

3. 酸塩基平衡異常をきたす代表的な病態（→p.98, 表 3-10）

 調節機構

血漿の pH は 7.35〜7.45 と, わずか0.1 の pH の変動しかない. 生存可能な pH は 6.8〜7.8 で, 1.0 以内の pH の変動しかない. これは, 正確な pH 調節機構による.

1. pH 調節機構（図3-2）

①緩衝系：重炭酸緩衝系, リン酸緩衝系, 蛋白質による緩衝系.

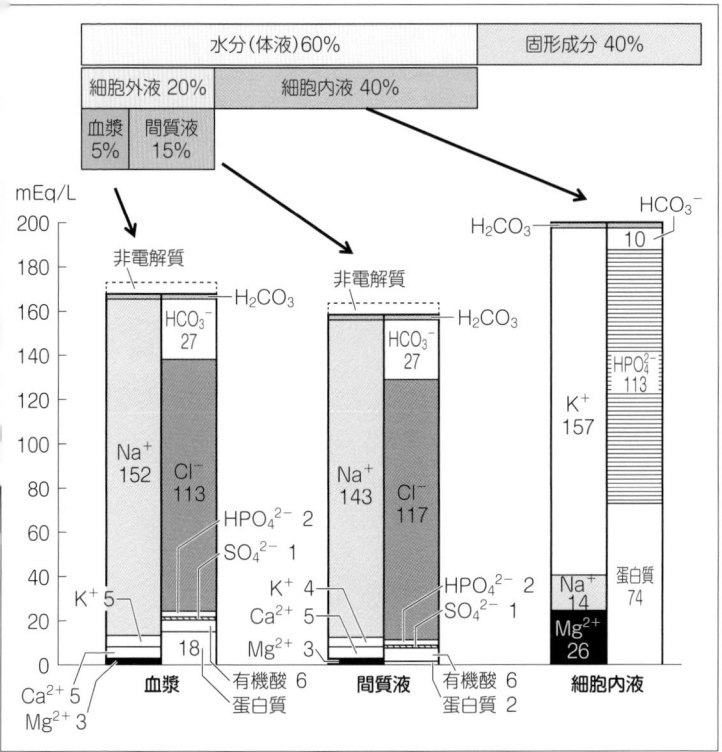

図 3-1　体液の分布とその組成

(White, et al.：Principles of Biochem を改変)

②肺による呼吸作用：CO_2の排出速度で pH を調節.
③腎による pH 調節：H^+や HCO_3^-の排出コントロール.

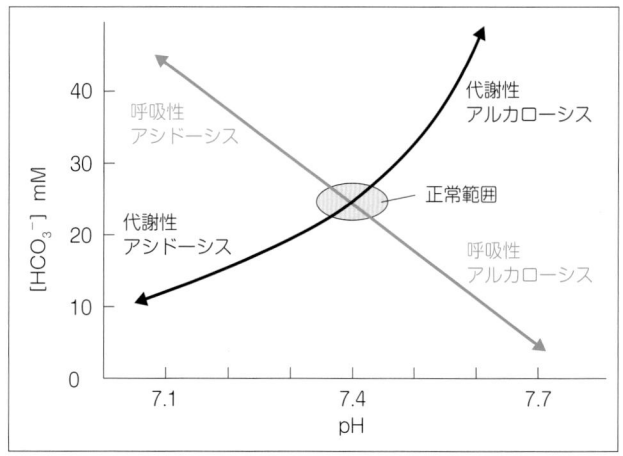

図 3-2　血液 pH と HCO₃⁻の関係
(吉岡耕一：臨床検査学講座　生化学　第 2 版. 医歯薬出版, 2006, p.157)

 アニオンギャップ

①アニオンギャップ（anion gap；AG）とは,

　　陽イオン（Na⁺）－陰イオン（Cl⁻＋HCO₃⁻）

　の式で表され, 測定されない陰イオン（有機酸）である乳酸, リ
　ン酸, ケト酸などの量を示す.

②基準値は 12 mEq/L（8～16 mEq/L）.

③代謝性酸塩基平衡異常の指標として用いる. 代謝性アシドーシス
　の原因鑑別に用いられる（**表 3-1**）: 乳酸アシドーシス, ケトアシ
　ドーシス（糖尿病性, アルコール性）, 末期腎不全, 薬物摂取［メ
　タノール, サリチル酸（アスピリン）, エタノール, シアン化合物
　など］.

④低アルブミン血症の場合, 以下の補正式が使われる.

　　補正アニオンギャップ＝[AG＋2.5×（4.4－アルブミン濃度）]

表 3-1　アニオンギャップ（AG）からみる代謝性アシドーシスの
　　　　鑑別

AG が上昇する場合	AG が正常な場合
乳酸アシドーシス ケトアシドーシス 糖尿病性アシドーシス アルコール性アシドーシス 腎不全 敗血症 薬物中毒	下痢 尿細管性アシドーシス 原発性副甲状腺機能亢進症 Fanconi 症候群

B　無機質の検査

学習の目標

★各無機質の生理的意義や臨床的意義はしっかり覚えよう.

□ ミリ当量（mEq）
□ ナトリウムの生理的意義, 測定法, 臨床的意義
□ カリウムの生理的意義, 測定法, 臨床的意義
□ 塩化物（クロール）の生理的意義, 測定法, 臨床的意義
□ カルシウムの生理的意義, 測定法, 臨床的意義
□ マグネシウムの生理的意義, 測定法, 臨床的意義
□ 無機リンの生理的意義, 測定法, 臨床的意義

□ 血清鉄の生理的意義, 測定法, 臨床的意義
□ 血清銅の生理的意義, 測定法, 臨床的意義
□ 亜鉛の生理的意義, 測定法, 臨床的意義
□ セレンの生理的意義, 測定法, 臨床的意義
□ 浸透圧の生理的意義, 測定法, 臨床的意義
□ 重炭酸イオン（HCO_3^-）の生理的意義, 測定法, 臨床的意義
□ 微量元素の臨床的意義

表 3-2　血清中の陽イオンと陰イオンの平衡関係

陽イオン		陰イオン	
Na$^+$	142 mEq/L	Cl$^-$	103 mEq/L
K$^+$	5 mEq/L	HCO$_3^-$	26 mEq/L
Ca^{2+}	5 mEq/L ⎫	蛋白質	16 mEq/L
Mg^{2+}	2 mEq/L ⎬7	有機酸	6 mEq/L ⎫
		HPO$_4^{2-}$	2 mEq/L ⎬25
		SO$_4^{2-}$	1 mEq/L ⎭
合　計	154	合　計	154
(陽イオン量 = Na$^+$+K$^+$+7)		(陰イオン量 = Cl$^-$+HCO$_3^-$+25)	

1．血清における陽イオンと陰イオンの平衡関係（表 3-2）

2．電解質の表現

　電解質の量を表示する単位として，多くの場合，ミリ当量（mEq/L）（ミリエクイバレント）を用いる．

$$\text{ミリ当量（mEq/L）} = \frac{\text{重量濃度（mg/dL）×イオン化数×10}}{\text{原子量（または分子量）}}$$

で表される．

　（例）　2 価の陽イオン Ca^{2+}（原子量：40）10 mg/dL をミリ当量に変換すると，

$$\frac{10 \times 2 \times 10}{40} = 5.0 \text{ mEq/L}$$

ナトリウム（Na）

1．生理的意義

　①ナトリウム（Na）は，95％が細胞外液中の主要な陽イオンとして存在している．生理作用としては水の分布，浸透圧の調節，酸塩基平衡の維持を司っている．

　②血清 Na の調節は主として腎で行われ，尿細管における Na と水の再吸収量で決定される．この調節にアルドステロンと抗利尿ホルモン（ADH）が関与する．

2．測定法

　炎光光度計法とイオン選択電極法に大別されるが，炎光光度計の装置は 2000 年より製造中止になっているため，現在の臨床化学自動分

表 3-3　血清ナトリウムが異常値を示す主な病態

高値 (150 mEq/L 以上)	低値 (135 mEq/L 以下)
浸透圧利尿（糖尿病による高血糖）	浮腫（うっ血性心不全，ネフローゼ症候群，肝硬変）
原発性アルドステロン症	心因性多飲
脱水（発熱，嘔吐，下痢）	抗利尿ホルモン不適合分泌症候群（SIADH）
尿崩症	利尿薬投与
不適切な輸液管理	

析装置では，イオン選択電極法での測定が用いられている．

　ただし，炎光光度測定法は，計量学的トレーサビリティにおいて Na，K の実用基準法として利用されている．

（1）イオン選択電極法（Na 電極）

　①ガラス電極：ガラス薄膜を選択膜とした電極で，pH 測定用のガラス電極と同じであるが，ガラス成分には珪酸アルミニウムが添加されている．

　②ニュートラルキャリア電極

　　クラウンエーテル電極：Na^+ に選択性が高いのは，12-クラウン-4 の基本構造をもつものである（→p.47，図 2-15）．

（2）酵素法

　Na^+ がガラクトシダーゼの活性化因子となることを利用した方法であるが，イオン選択電極法に比べて試薬が高価なため，ほとんど使われていない．

3．測定法の注意事項

　①溶血の影響：ほとんど無視できる範囲．

4．採血条件

　①早朝空腹時採血が望ましい．

　②血漿を試料とするとき，Na を含む凝固剤は使用不可．

5．基準範囲

　138〜145 mmol/L（138〜145 mEq/L）

　異常値：165 mmol/L 以上，120 mmol/L 以下

　性差，年齢差なし．

6．臨床的意義（表 3-3）

2 カリウム（K）

1．生理的意義

①カリウム（K）は，90％が細胞内液中の主要な陽イオンとして存在している．生理作用としては水の分布，浸透圧の調節，酸塩基平衡の維持を司っている．筋収縮，神経伝達に重要な役割を演じており，特に心筋の収縮力との関連が強い．

②Kの調節はNaと同様，アルドステロンによる腎での排泄調節機構によって行われる．

2．測定法

Naと同様，炎光光度計法とイオン選択電極法に大別されるが，炎光光度計の装置は2000年より製造中止になっているため，現在の臨床化学自動分析装置では，イオン選択電極法での測定が用いられている．

（1）イオン選択電極法（K電極）

①ニュートラルキャリア膜電極

バリノマイシン電極：バリノマイシンを極性の低い有機溶媒に溶かした液膜電極である（バリノマイシンがKと選択的に複合体をつくる性質を利用）．

②クラウンエーテル電極：K^+に選択性が高いのは，15-クラウン-5の基本構造をもつものである（→p.47，図2-15）．

（2）酵素法

K^+がピルビン酸キナーゼの活性化因子となることを利用した方法であるが，イオン選択電極法に比べて試薬が高価なため，ほとんど使われていない．

3．測定上の注意事項

①溶血の影響：血球成分が血清中に溶出するため，Kでは正の誤差となる．

4．採血条件

①早朝空腹時採血が望ましい．

②すみやかな血清分離が必要（Kは血球から血清中に移動してくるため高値となり，その傾向は4℃全血保存で著しい）．

③血漿を試料とするとき，Kを含む抗凝固剤は使用不可．

④血清値は血漿値より約6％高値となる（血小板，白血球の崩壊，赤血球の収縮によるため）．

⑤Kは採血時に手を強く握ったり開いたりする動作（クレンチング）

表 3-4　血清カリウムが異常値を示す主な病態

高値（5 mEq/L 以上）	低値（3.5 mEq/L 以下）
代謝性アシドーシス(腎不全，循環不全， 　重篤感染症病) 挫滅症候群（クラッシュ症候群） 薬物（K 保持性利尿薬，ACE 阻害薬） 消化管出血 不適切な採血または検体処理による溶血	下痢，嘔吐 原発性アルドステロン症 高レニン血症（腎性高血圧） Cushing 症候群 尿細管性アシドーシス

により高値となる.

5. 基準範囲

3.6～4.8 mmol/L（3.6～4.8 mEq/L）

異常値：6.0 mmol/L 以上，2.0 mmol/L 以下

性差，年齢差なし.

6. 臨床的意義（表 3-4）

3　塩化物（クロール）（Cl）

1. 生理的意義

①クロール（Cl）は重炭酸イオンとともに主要な陰イオンで，ほとんどが細胞外液に含まれている.水分代謝や浸透圧の調節，酸塩基平衡の維持を司っている.

②血清 Cl は主に尿細管における再吸収により調節される.血清 Na とほぼ並行して増減し，重炭酸の値によって変動し，常に陰イオン総量を一定に保っている.

2. 測定法

主に4級アンモニウム塩を選択電極としたイオン選択電極が用いられている.実用標準物質の値づけには，銀電極によるクロライドメータ法が使われている.

(1) イオン選択電極法

Cl 電極は銀−塩化銀からなる固定膜電極と，第 4 級アンモニウム塩からなる液膜型電極がある.現在，後者が広く使用されている.

(2) 酵素法

$$EDTA\text{-}Ca^{2+} + \alpha\text{-}アミラーゼ（不活性型）\xrightarrow{\ Cl^-\ }$$
$$EDTA + \alpha\text{-}アミラーゼ\text{-}Ca^{2+}（活性型）$$

表 3-5　血清クロール値が変動する主な疾患

高 Cl 血症
①AG 正常：代謝性アシドーシス，呼吸性アルカローシス
②高 Na 血症：Cushing 症候群
低 Cl 血症
①AG 正常：嘔吐，代謝性アルカローシス，呼吸性アシドーシス，Addison 病
②AG 増加：糖尿病性ケトアシドーシス，乳酸アシドーシス，腎不全

（村本良三：最新臨床検査学講座　臨床化学検査学．浦山　修・他（編），医歯薬出版，2016, p.122）

　Cl^- が存在しない状態でブタ膵 α-アミラーゼに EDTA および微量の Ca を共存させると，ブタ膵 α-アミラーゼは Ca^{2+} を放出し，非活性型になる．これを血清に加えると，検体中の Cl^- の濃度に比例して不活性型の α-アミラーゼは Ca^{2+} と再結合して活性化される．

$$G7\text{-}CNP \xrightarrow[\alpha \text{ および } \beta\text{-グリコシダーゼ}]{\alpha\text{-アミラーゼ-}Ca^{2+}\ (活性型)} $$
$$\alpha\text{-アミラーゼ-}Ca^{2+}\ (活性型) +2\text{-クロロ-4-フェノール}$$

（405 nm 比色定量）

（G7-CNP：2-クロロ-4-ニトロフェニル-β-D-マルトペンタシド）

3．測定上の注意事項

　てんかん薬や鎮痛剤で使用する臭素（Br）やヨウ素（I）を含有する製剤を多量投与時にイオン選択電極法で測定すると，偽高値を示す．

4．基準範囲

101～108 mmol/L（101～108 mEq/L）

5．臨床的意義

①Na 代謝異常を伴うものと，HCO_3^- を含む陰イオンの変動から酸塩基平衡障害を伴うものに大別される．そのため，Na^+，HCO_3^- などの値とあわせて考える．

②Na 代謝異常を伴う場合 Na/Cl 比はおよそ 1.4 付近である．それ以外の場合は酸塩基平衡のバランス異常と考え，アニオンギャップ（AG）を計算して総合的に評価する（表 3-1，3-5）．

カルシウム (Ca)

1．生理的意義

①成人で約 1 kg のカルシウム（Ca）があるが，そのうち約 99％が
骨や歯に集まっており，残りは蛋白質（主にアルブミン）と結合
あるいはイオンのかたちで体液中に存在する．イオン化 Ca
（Ca^{2+}）は神経筋作用，細胞膜機能，外分泌および内分泌作用な
どの生理的活性をもつ種々の生理機能を営んでいる．

②Ca^{2+} は，副甲状腺ホルモン（PTH），活性型ビタミン D，カルシ
トニンにより，腸管からの吸収，腎での排泄・吸収，そして骨吸
収・骨形成の 3 つの経路で代謝を調節されている．

(1) 生理的作用

①細胞の浸透圧調整．

②Na^+，K^+ との拮抗作用．

③筋肉や神経の興奮性の調節．

④神経の刺激伝達．

⑤血液凝固，酵素活性の賦活性因子としての働き．

(2) 血液中のカルシウムの分類

①透析性 Ca：イオン型（45％），リン酸，重炭酸，乳酸などの有機
酸と結合（15％）

②非透析性 Ca（40％）：蛋白質との結合型（特にアルブミン）

2．測定法

古くよりシュウ酸沈殿・過マンガン酸カリウム滴定法などが用いら
れてきたが，現在では o-CPC 法，アルセナゾⅢ法が主流である．ま
た，血漿中で生理作用を示すのは Ca^{2+} であることから，総 Ca のみで
はなく，Ca^{2+} の測定も行われている．常用基準法として原子吸光分析
法がある．

(1) キレート比色法

①o-クレゾールフタレインコンプレクソン（o-CPC）法：アルカリ
性の o-CPC と Ca が結合すると o-CPC-Ca^{2+} キレートをつくり，
深紅色を呈する(575 nm で比色)．共存する Mg は 8-ヒドロキシ
キノリンを試薬中に加え隠蔽する．

②メチルキシノールブルー（MXB）法：アルカリ性条件下でメチル
キシノールブルー（MXB）と Ca が結合すると，MXB・Ca^{2+} キ
レートをつくり，青色を呈する（610 nm）．共存する Mg を隠蔽

するため，8-ヒドロキシキノリンを試薬中に加えておく．o-CPC
法の欠点である検量線の湾曲がなく，呈色も安定であるが，試薬
性状がアルカリ性のため大気中の炭酸ガスの影響を受け，試薬が
酸性化することにより，測定値が経時的に低下するのが問題で
あった．

③アルセナゾⅢ法：中性条件下でアルセナゾⅢ（AZ-Ⅲ）と Ca が
結合すると，AZ-Ⅲ・Ca^{2+}キレートをつくり，青色を呈する（660
nm）．試薬性状が中性域であるため試薬の安定性に優れている．
ただし，色素構造内にヒ素を含有しているため，廃液処理に注意
を要する．

④クロロホスホナゾⅢ法：弱酸性条件下でクロロホスホナゾⅢ
（CPZ-Ⅲ）が Ca と結合すると，CPZ-Ⅲ・Ca^{2+}キレートをつく
り，青色を呈する（700 nm）．弱酸性であるためアルセナゾⅢ法
と同様に試薬安定性がよい．色素と蛋白質の結合回避にバナジン
酸イオンを試薬中に添加している．

(2) 酵素法

Ca^{2+}が酵素の活性化因子であることを利用した方法．α-アミラー
ゼ法とホスホリパーゼ D 法がある．

　①α-アミラーゼ法

$$Gal\ G2\text{-}CNP \xrightarrow[Ca^{2+}]{\alpha\text{-アミラーゼ}} Gal\ G2\ +CNP$$

（405 nm 比色定量）

（Gal-G2-CNP：α-クロロ-4-ニトロフェニル-ガラクトピラノシ
ルマルトサイド，Gal G2：ガラクトシルマルトース，CNP：2-ク
ロロ-4-ニトロフェノール）

　②ホスホリパーゼ D 法

$$B4NPP \xrightarrow[Ca^{2+}]{\text{ホスホリパーゼ D}} 4NPP+4NP$$

（405 nm 比色定量）

　[B4NPP：ビス（p-ニトロフェニル）リン酸，4NPP：4-ニトロ
フェニルリン酸，4NP：4-ニトロフェノール]

(3) 炎光法

　Ca の発光スペクトル（波長 422 nm）を直接測定．Na, K の妨害が
ある．

表3-6　血清カルシウムが異常値を示す主な疾患

	PTH 高値		PTH 低値	
Ca 増加 (11 mg/dL 以上)	原発性副甲状腺機能亢進症	血清P↓	悪性腫瘍	血清P↑
	異所性 PTH 産生腫瘍	↓	骨髄腫	↑
			転移性骨腫瘍	→
			ビタミン D 過剰産生	↑or→
			サルコイドーシス	↑
	PTH 正常または高値		PTH 低値	
Ca 減少 (8.5 mg/dL 以下)	慢性腎不全	血清P↑	特発性副甲状腺機能低下症	血清P↑
	ビタミン D 欠乏症	↑		
	ビタミン D 依存性くる病	↑		
	低アルブミン血症（ネフ ローゼ症候群）	→		

※ PTH（parathyroid hormone）：副甲状腺ホルモン

（4）原子吸光分析法

リン酸塩形成による負の誤差を除くため，試料を塩化ランタン，塩化ストロンチウム液で希釈．常用基準法とされている．

（5）イオン選択電極法

Ca^{2+} を測定する．ジデシルリン酸またはジデシルフェニルリン酸の Ca 塩を電極膜に含ませ，膜の外側に接した Ca 含有試料との電位差を標準液との電位差と比較することで算出する．

3．測定上の注意事項

①Ca^{2+}は，試料の pH により蛋白質との結合性が変化し，アルカリ側において結合が強く，酸性側で弱い（pH 0.1 の増減でイオン化 Ca は 0.12 mg/dL 増減する）．そのため，測定時には pH を同時に測定し補正が行われている．

②一般に血清アルブミン濃度の低下は総 Ca 濃度の低下となって反映されるので，アルブミンが 4 g/dL 以下の場合は補正する．

補正 Ca 値（mg/dL）

＝実測 Ca 値（mg/dL）＋〔4－アルブミン濃度（g/dL）〕

（アルブミン 1 g 当たり Ca は 0.8～1.0 mg/dL 結合）

4．採血条件

①食事による影響はないので，必ずしも空腹時に採血する必要はない．

②開栓したまま血清検体を放置すると，炭酸ガスの逃散により pH

が上昇するので，Ca^{2+} は低値となる．

③キレート比色法では，EDTA 加血漿で低値となる．

④血液ガス分析で抗凝固剤として使用されているヘパリンは Ca^{2+} を低下させる．Ca^{2+} の測定では，低濃度ヘパリンやバランスヘパリンの使用が推奨される．

5．基準範囲

［総 Ca］　8.8〜10.1 mg/dL（2.2〜2.53 mmol/L，4.4〜5.05 mEq/L）

［イオン化 Ca］　4.6〜5.2 mg/dL（2.30〜2.60 mEq/L，1.15〜1.30 mmol/L）

異常値：14.0 mg/dL（3.5 mmol/L，7.0 mEq/L）以上，6.0 mg/dL（1.5 mmol/L，3.0 mEq/L）以下

6．臨床的意義（表 3-6）

［増加］　原発性副甲状腺機能亢進症，悪性腫瘍，ビタミン D 過剰症，サルコイドーシス．

［減少］　低アルブミン血症，慢性腎不全，副甲状腺機能低下症．

〈参考事項〉

＊1　悪性腫瘍に伴う高 Ca 血症は MAHC（malignancy associated hypercalcemia）といい，原発性副甲状腺機能亢進症とともに最も多い．

＊2　アルカローシスではイオン化 Ca 濃度低下（蛋白質の陰荷電が大きくなり，イオン化 Ca と結合しやすくなる）．アシドーシスではイオン化 Ca 濃度上昇．

＊3　普通の成人で食事から 600 mg 摂れば所要量を満たし，骨代謝にも必要な量が摂れる（実際は必要量の 87％摂取）．リン：カルシウム＝1：1 に近い食物から効果的に吸収される．

5 マグネシウム（Mg）

1．生理的意義

①マグネシウム（Mg）は成人では生体内に 20〜30 g 存在する．53％はリン酸塩，炭酸塩として骨格に，残りの 46％は筋肉や他の軟部組織に分布している．血液中には 1％しか存在しない．

②Ca と拮抗的に働く．

③酵素の補因子および賦活化因子（アルカリホスファターゼ，ヘキ

ソキナーゼ，クレアチンキナーゼ，酸ホスファターゼなど）.

④血中 Mg：その 70％が透析性（イオン型 55％，リン酸やクエン酸との複合塩型 15％），残り（30％）は蛋白質（主としてアルブミン）と結合している.

2．測定法

原子吸光法が最も優れた方法とされているが，日常検査に用いられるのは酵素法である.

（1）比色法

キシリジルブルー（xylidyl blue）法：キシリジルブルー試薬は青色（610 nm）であるが，エタノール存在のもと，アルカリ条件下で Mg^{2+} とキレート剤が結合し，赤紫色（515 nm）の Mg 錯体化合物を生成する.この生成物の増加量を比色定量する.キシリジルブルー色素の吸収減少量を 610 nm で測定することもできるが，Ca^{2+} などの他の陽イオンの影響がある.

（2）原子吸光法

最も感度・特異度が高い.希釈剤に塩化ランタンまたは塩化ストロンチウムを用いると，他の元素の影響を受けない.

（3）酵素法

①ヘキソキナーゼ・グルコース-6-リン酸デヒドロゲナーゼ（HK・G-6-PD）法

$$ATP＋D-グルコース \xrightarrow[Mg^{2+}]{HK} ADP＋G-6-P$$

$$G-6-P＋NADP^+ \xrightarrow{G-6-PD} 6-ホスホグルコン酸＋NADPH＋H^+$$

（340 nm 比色定量）

②グルコキナーゼ・グルコース-6-リン酸デヒドロゲナーゼ（Glck・G-6-PD）法

$$ATP＋D-グルコース \xrightarrow[Mg^{2+}]{Glck} ADP＋G-6-P$$

$$G-6-P＋NADP^+ \xrightarrow{G-6-PD} 6-ホスホグルコン酸＋NADPH＋H^+$$

（340 nm 比色定量）

（HK：ヘキソキナーゼ，Glck：グルコキナーゼ，G-6-P：グルコース-6-リン酸，G-6-PD：グルコース-6-リン酸デヒドロゲナーゼ）

③イソクエン酸デヒドロゲナーゼ（ICDH）法

$$\text{イソクエン酸} + NADP^+ \xrightarrow[Mg^{2+}]{ICDH} \alpha\text{-ケトグルタル酸} + NADPH + CO_2$$

（340 nm 比色定量）

④グリセロールキナーゼ（GK）-グリセロリン酸オキシダーゼ（Gly-POD）法

GK, Gly の酵素反応によって生じた H_2O_2 を測定する（500 nm 比色定量）.

3．採血条件

①ヘパリン以外の血漿は使用できない.

②全血のまま放置すると血球中（血清の約 3 倍含む）の Mg が血清中に拡散するため高値となるので，採血後はできるだけ早い分離が必要.

4．基準範囲

1.9～2.5 mg/dL（0.78～1.03 mEq/L）

酸化マグネシウム製剤による高 Mg 血症

わが国で便秘の訴えは，約 450 万人にみられており，高齢者ほど頻度が高い疾患である.

酸化マグネシウムは便秘の薬である.「浸透圧性下剤」という分類の下剤で，浸透圧維持のため腸壁から水分を奪い，便を軟化することにより排便を容易にする.

酸化マグネシウム製剤の副作用の一つに高 Mg 血症があげられている. 独立行政法人医薬品医療機器総合機構（PMDA）が，酸化マグネシウム製剤の副作用についての使用上の注意改訂指示を 2015 年 10 月 20 日付で発表し，これを受けて，酸化マグネシウムの添付文書には重要な基本的注意として「本剤の投与により，高 Mg 血症が現れることがあるので，長期投与する場合には定期的に血清 Mg 濃度を測定するなど，特に注意すること」と記載されている.

高 Mg 血症の初期症状として吐き気，嘔吐，立ちくらみ，めまい，徐脈，皮膚が赤くなる，力が入りにくくなる，体がだるい，傾眠がある. このような症状がみられたら，「高 Mg 血症」の可能性があるので，薬の服用をやめて，すぐに医療機関を受診するように勧告している.

5．臨床的意義

［増加］　急性・慢性腎不全（腎臓からの排泄低下），本態性高血圧症，甲状腺機能低下症，糖尿病性ケトアシドーシス．

［減少］　消化管障害（潰瘍性大腸炎，吸収障害（低栄養），慢性アルコール中毒），甲状腺機能亢進症，高 Ca 血症，うっ血性心不全，妊娠後期，くる病，利尿剤投与時．

 6 無機リン（P）

1．生理的意義

①健常成人の体内全リン（P）量は 500〜800 g で，その約 85％は骨および歯にヒドロキシアパタイトのかたちで存在する．残りの 20％は高エネルギーリン酸化合物（ATP，クレアチンリン酸）やリン脂質などの主要成分を構成し，エネルギーの蓄積，伝達に関与し，リン酸緩衝液として体液の水素イオン濃度の維持に重要な働きをしている．

②血清無機リンの代謝には腸管からの吸収，骨からの放出，腎からの排泄が関与する．Ca代謝と密接な関係をもち，副甲状腺ホルモンやビタミン D により調節を受けている．

③血液中のリン酸イオンは HPO_4^{2-}（第 2 イオン）（43％），$H_2PO_4^-$（10％），蛋白結合リン酸（12％），Na_2HPO_4（29％），$CaHPO_4$（3％），$MgHPO_4$（3％）のかたちで存在する．このうち HPO_4^{2-} と $H_2PO_4^-$ の濃度比（$[HPO_4^{2-}]/[H_2PO_4^-]$）は，体液中の水素イオン濃度維持に関与して血液の pH 調節の役割を担う．リン酸イオンの存在比と pH の関係は

$$pH = 6.8 + \log\frac{[HPO_4^{2-}]}{[H_2PO_4^-]}$$

である．

2．測定法

リンモリブデン酸還元法と酵素法がある．日常検査に用いられているのは酵素法である．

（1）モリブデンブルー法（フィスケ・サバロウ法）

酸性条件下でモリブデン酸と反応させて，リンモリブデン酸（黄色）とする．これに還元剤 1,2,4-アミノナフトールスルホン酸を加えると，リンモリブデン酸がモリブデンブルーとなって青色を呈するの

で，660 nm で比色する．還元剤を加えずにリンモリブデン酸の生成
そのものを紫外部（340 nm）にて比色する方法もある．

（2）酵素法

①PNP（プリンヌクレオシドホスホリラーゼ）−XDH（キサンチン
　　デヒドロゲナーゼ）法

$$無機リン＋イノシン \xrightarrow{PNP}$$
$$ヒポキサンチン＋リボース-1-リン酸$$

$$ヒポキサンチン＋NAD^+ \xrightarrow{XDH} キサンチン＋NADH＋H^+$$

$$キサンチン＋NAD^+＋H_2O \xrightarrow{XDH} 尿酸＋NADH＋H^+$$

（340 nm 比色定量）

　無機リンに PNP を作用させ生成したヒポキサンチンを XOD（キサ
ンチンオキシダーゼ）で酸化し，生成した過酸化水素をペルオキシ
ダーゼの存在下で 4−アミノアンチピリン（4-AA）とトリンダー試薬
で酸化縮合発色させる方法もある（→p.54）．

②マルトースホスホリラーゼ（MPL）法

$$無機リン＋マルトース \xrightarrow{MPL} グルコース＋\beta-G-1-P$$

$$\beta-G-1-P \xrightarrow[グルコース-1,6-2 リン酸]{\beta-PGM} G-6-P$$

$$G-6-P＋NADP^+ \xrightarrow{G-6-PD} 6-ホスホグルコン酸＋NADPH$$

（340 nm 比色定量）

（β-G-1-P：β-グルコース-1-リン酸，β-PGM：β ホスホグルコ
ムターゼ，G-6-P：グルコース-6-リン酸，G-6-PD：グルコース-
6-リン酸デヒドロゲナーゼ）

3．測定上の注意事項

溶血検体では室温放置時間とともに高値化する．

4．採血条件

①食事などにより影響されるので早朝空腹時がよい（食後低下傾向，
　午前中低く，午後高い傾向）．
②採血後，全血のまま放置すると血球中に多く含まれる酸可溶性有
　機リン化合物が血清中に移行し，さらに加水分解されて無機リン

表 3-7　血清リンが異常値を示す疾患および病態

高値	低値
排泄障害 　腎不全 　甲状腺機能亢進症 　副甲状腺機能低下症 細胞内からの逸脱 　横紋筋融解症 摂取過剰 　ビタミンD中毒	排泄亢進 　副甲状腺機能亢進症 　骨軟化症 細胞内への移行 　呼吸性アルカローシス 高カロリー輸血

　となるため高値となるので，できるだけ早く遠心分離をすること．

5．基準範囲

2.7〜4.6 mg/dL（0.87〜1.48 mmol/L）

異常値：6.0 mg/dL（1.94 mmol/L）以上，1.0 mg/dL（0.32 mmol/L）以下

［変動要因］

①年齢によって著明に変化する．小児期，とくに新生児期は成人と比べ高値．

②男性は高齢期まで漸減し，女性では閉経後上昇する．

6．臨床的意義

　血清リン濃度を調節する機序として，①小腸からの吸収，②細胞内外への移行，③骨からの動員，④腎からの排出がある．

　重要な役割を果たしているのは④である（表3-7）．

〈参考事項〉

＊1　高リン血症になる頻度が最も高いのは腎不全である．これは腎機能低下に伴い，リン酸塩の排泄が低下するためで，この場合Caは，高リン血症，ビタミンDの活性化障害などから低値となる［「カルシウム」の項（表3-6）参照］．

＊2　血清のリンとCaの変動は拮抗関係にあるので，血清リン濃度×Ca濃度はほぼ一定である．

7 血清鉄 (Fe)

1．生理的意義

①人体には 3～4 g の鉄 (Fe) が存在し，その 75% はポルフィリンに入ってヘムとなり，ヘモグロビン，ミオグロビン，ヘム酵素として存在する．

②血漿中に含まれる鉄総量は 3～4 mg であり，主にトランスフェリンと結合している．約 70% は酸素運搬や酸化作用のような触媒機能をもつ．

③機能鉄：その主体は総鉄量の 60～70% が赤血球に存在するヘモグロビンに，3～5% が筋肉の酸素運搬体であるミオグロビンに，0.5% が細胞内含鉄酵素，残りの 20～30% は貯蔵鉄（フェリチン，ヘモジデリン）として肝臓，脾臓，骨髄に存在する．

2．代謝

①食事由来の Fe^{3+} はそのままでは吸収されず，いったん還元されて Fe^{2+} となり，小腸上皮細胞膜から吸収される．吸収された後，再び酸化されて Fe^{3+} となりアポフェリチンと可逆的に結合しフェリチンとなる．

②この Fe^{3+} はトランスフェリンと結合することで全身に運ばれる．

(1) 血清フェリチン

①鉄および貯蔵鉄である．

②血清フェリチン値は男性で高く，女性で低い．

(2) トランスフェリン

①β−グロブリン分画に位置する蛋白質で，鉄と特異的に結合する能力をもつ．

②正常ではトランスフェリンの 1/3 が Fe^{3+} と結合して，残り 2/3 は遊離トランスフェリンとして存在．トランスフェリン 100 mg は約 130 μg の鉄と結合しうる．

③日内変動はみられない．

(3) 総鉄結合能（TIBC）

①トランスフェリンが Fe^{3+} と結合できる総量（μg/dL）をいう．

②Fe と結合していない遊離トランスフェリンは不飽和鉄結合能（UIBC）という．

③〔TIBC＝UIBC＋血清鉄〕の関係式が成り立つ（図 3-3）．

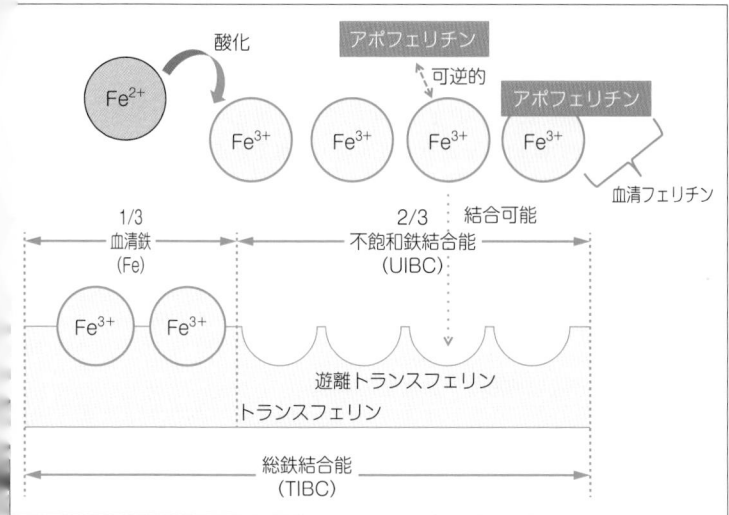

図 3-3　総鉄結合能（TIBC）と不飽和鉄結合能（UIBC）
（村本良三：最新臨床検査学講座　臨床化学検査学．浦山　修・他（編），医歯薬出版，2016．p.137
を改変）

3．測定法

　キレート比色法が日常的に使用される．古くは除蛋白操作が必要で
あったが，現在は除蛋白操作を省略した直接法が用いられている．

(1) 比色法

①バソフェナンスロリン法（松原法・国際標準法）：血清に HCl を
　加え，80〜90℃，5 分加熱して血清鉄を遊離後，トリクロロ酢酸
　で除蛋白し遠沈して，その上清中の Fe^{3+} をアスコルビン酸で還
　元し Fe^{2+} とする．酸を酢酸ナトリウムで中和してからバソフェ
　ナンスロリンと Fe^{2+} を結合させて，その赤橙色を 545 nm で比色
　する．血清中の銅の影響を受けやすい．国際標準法は松原法に準
　拠している．異なる点は還元剤にチオグリコール酸を用いている
　ことである．また，血清に HCl-TCA-チオグリコール酸混液を加
　えることによって，Fe の分離，抽出，還元および除蛋白を同時に
　行えるよう簡便になっている．

②Nitroso-PSAP 法：キレート発色剤に 2-ニトロソ-5-[*N*-n-プロピ
　ル-*N*-(3-スルホプロピル) アミノ] フェノール（Nitroso-PSAP）

を用いた方法は除蛋白操作が不要で高感度に測定が可能である．
酸性条件下でトランスフェリンと結合している Fe^{3+} を遊離させ，
還元剤により Fe^{2+} に還元した後，Nitroso-PSAP と結合・発色さ
せる．Nitroso-PSAP は生体中の他の金属とも結合するが，750
nm 付近では Fe^{2+} を選択的に発色・定量できる．

(2) 原子吸光法
　ヘモグロビンの鉄も測定されるので，溶血で正の誤差となる．

(3) イオン電極法
　電気化学分析法（クーロメトリ）の原理を利用．Fe^{3+}，Fe^{2+} に分離
された鉄は塩化物として遊離され，電極に対して電子を放出したり
$[Fe^{2+}-(e^-)\rightarrow Fe^{3+}]$，受入したり $[Fe^{3+}+(e^-)\rightarrow Fe^{2+}]$ する．この
移動する電子を積算して，鉄濃度とする．

〈参考事項〉不飽和鉄結合能（UIBC）の測定法
　血清に含まれるトランスフェリンに対して大過剰の Fe^{3+}（既知過剰
量）を加え遊離トランスフェリンを飽和状態とする．トランスフェリ
ンと結合せずに残存する鉄量をキレート比色法で測定し，添加量から
差し引くことで UIBC を測定．

4．測定上の注意事項
　①鉄の汚染：使う器具類はすべて除鉄洗浄したものを用いていた
　　が，現在ではディスポーザブルの注射器，試験管を用いている．
　②溶血の影響：ヘモグロビン由来の鉄により正誤差となる．

5．採血条件
　①血清鉄は日内変動が大きく，朝高く夜間低い．その変動は個人に
　　よっては最高値の半分以下に及ぶことがあるといわれていること
　　から，採血は早朝空腹時が望ましい．TIBC は変わらない．
　②鉄キレート剤投与患者では鉄および UIBC 測定に影響を与える．

6．基準範囲
(1) 血清鉄
　男性　50〜200 µg/dL
　女性　40〜180 µg/dL
　女性がやや低値，ただし閉経後は男性と同じレベルになる．
　（JCCLS 共用基準範囲では男女ともに 40〜188 µg/dL）

表 3-8　鉄の臨床的意義

	血清鉄	UIBC	TIBC	状態
鉄欠乏性貧血	↓↓	↑↑	↑↑	鉄欠乏により血清鉄は低下する．鉄が不足するとアポトランスフェリンの合成能が増加するのでUIBCは増加する．
真性多血症	↓			ヘモグロビン合成の鉄利用が増加する．
慢性炎症・感染症	↓		↓	ヘプシジンが分泌され，鉄の吸収が抑制される．また，肝細胞でのトランスフェリン合成が低下する．
再生不良性貧血	↑↑	↓		造血利用の低下により鉄が使用されないので血清鉄が高値となる．
溶血性貧血	↑	不定	不定	赤血球の破壊が亢進する．
急性肝炎	↑			肝細胞の破壊により，肝内の鉄が血清中に遊出する．
特発性ヘモクロマトーシス	↑	↓		鉄が組織に沈着し，血清鉄は増加する．

（村本良三：最新臨床検査学講座　臨床化学検査学．浦山　修・他（編），医歯薬出版，2016，p.138）

（2）総鉄結合能（TIBC）

男性　270〜425 µg/dL
女性　270〜440 µg/dL
女性がやや高い．

（3）不飽和鉄結合能（UIBC）

男性　140〜330 µg/dL
女性　150〜385 µg/dL

7．臨床的意義（表3-8）

〈参考事項〉

*1　貧血とは「体の中の血液中に含まれる赤血球と血色素（ヘモグロビン）が減少した状態」のことである．ヘモグロビンをつくるための鉄分の不足より生じた鉄欠乏性貧血は，日本では貧血患者の9割を占めるといわれている．

*2　鉄キレート剤：再生不良性貧血や骨髄異形成症候群などの難治性貧血のために赤血球の頻回輸血が行われることがあるが，それに伴い体内に蓄積される慢性の鉄過剰症による臓器障害を予防する目的で投与される治療薬である．

8 銅（Cu）

1．生理的意義

①成人の体内銅（Cu）含有量は平均 50～120 mg．筋肉に最も多く，次いで骨に多く存在し，全銅の 50～70％を占めている．臓器としては肝臓，脳，心臓，腎臓に多い．

②銅は小腸から吸収されアルブミンや銅輸送蛋白により肝臓に運ばれ，セルロプラスミンと結合し細胞内へ取り込まれる．排泄は主に胆汁中（98％）であり，その他，尿や汗としてもわずかながら排泄される（約 2％）．

③生理機能としては，鉄代謝に関連（鉄の腸管吸収，トランスフェリンと鉄の結合，ヘモグロビン生合成における触媒作用），スーパーオキシドジスムターゼ，シトクローム C オキシダーゼ，モノアミンオキシダーゼなどの銅含有酵素として存在するのが重要．

（1）血清銅

2 つの蛋白分画に存在．5％はアルブミンと結合，95％はセルロプラスミンと結合．鉄と異なり不飽和型は存在しないので，血清銅とセルロプラスミン濃度は強い相関を示す．

（2）セルロプラスミン

α_2-グロブリン分画に存在する青色の銅蛋白で，1 分子中銅を 6 原子結合している．鉄の酸化活性を有しており，鉄代謝に重要．

2．測定法

キレート比色法や原子吸光分析法がある．

（1）比色法

従来は，除蛋白操作後に Cu^{2+} を還元剤により Cu^+ とした後，キレート剤を用いて定量する方法だったが，現在では除蛋白操作が不要な方法が用いられている．

①バソクプロインスルホン酸法（BCP 法）：血清に還元剤（アスコルビン酸）を含む希塩酸を加えて加熱し，さらにトリクロロ酢酸で除蛋白すると，Cu^{2+} が Cu^+ に還元され，遊離する．これにバソクプロインを結合させ，生成したキレート化合物の黄橙色を 480 nm で比色定量する．

②3,5-DiBr-PAESA 法：セルロプラスミンと結合する銅を酸性条件下で遊離させ，アスコルビン酸で還元し Cu^+ とした後，キレート剤である［4-(3,5-ジブロモ-2-ピリジルアゾ)-N-エチル-N-(3-

表 3-9　血清銅が異常値を示す主な疾患

高値となる場合	低値となる場合
各種感染症および炎症	Wilson 病（肝レンズ核変性症，セルロプラ
リウマチ熱およびリウマチ様関節炎	スミンの先天性欠損症）
エリテマトーデス	小児異常蛋白血症
アテローム性動脈硬化症	スプルー
乾　癬	食欲不振症
甲状腺剤中毒症	下痢および吸収不良症候群
急性白血病	ネフローゼ症候群
悪性腫瘍	貧　血
肝胆道系疾患	骨粗鬆症および病的骨折
再生不良性貧血	肝硬変

　　スルホプロピル）アニリンナトリウム；3,5-DiBr-PAESA］と結
　　合させ生成したキレート化合物の青色を 600 nm で比色定量する．
（2）原子吸光法
　　感度があまりよくないといわれている．
3．測定上の注意事項
　　銅の汚染：使う器具類は銅を除いたものを用いる．
4．基準範囲
　　70～132 μg/dL
　　［変動要因］
　　①新生児は 12～67 μg/dL で，成人の 1/3．思春期年齢で成人値．
　　②妊婦では妊娠 2 カ月より著明な上昇，10 カ月目には非妊娠時の約
　　　3 倍となる．
5．臨床的意義（表 3-9）

〈参考事項〉
＊感染症では，血清銅値と CRP の陽性度は相関する．

9 亜鉛 (Zn)

1．生理的意義

①亜鉛 (Zn) は体内に 2〜3 g 存在し，主に筋肉 (60％) や骨 (30％) に分布している．その他 10％は皮膚，肝臓，前立腺や眼球，髪の毛など，さまざまな臓器・組織に分布している．

②他の 2 価イオン (銅や鉄) と競合して小腸，特に空腸より吸収され，そのほとんどは糞便中に排泄され，残りは尿や汗として排泄される．

③血中ではアルブミンや α_2-マクログロブリンと結合して運搬される．

④亜鉛の主な役目は，生体中に存在する多くの酸化還元酵素，転移酵素，加水分解酵素などの活性化である．各臓器で合成される亜鉛含有酵素はアルカリホスファターゼ，炭酸脱水酵素，DNA ポリメラーゼ，RNA ポリメラーゼ，Cu/Zn-スーパーオキシドジスムターゼなどがある．

2．測定法

原子吸光法が一般的であったが，日常検査ではキレート比色法が用いられている．

(1) 比色法

2-(5-ブロモ-2-ピリジルアゾ)-5-[N-n-プロピル-N-(3-スルホプロピル) アミノ] フェノール法 (5-Br-PAPS 法)

蛋白質変性剤により遊離させた Zn^{2+} と 5-Br-PAPS が結合してできた赤色錯体を比色定量する．試薬中には Fe^{3+} や Cu^{2+} の測定への影響を避ける目的で隠蔽剤が添加されている．

亜鉛欠乏症

亜鉛欠乏症の診断基準では，血清亜鉛値が 60 μg/dL 未満を亜鉛欠乏症，60〜80 μg/dL 未満を潜在性亜鉛欠乏という．

亜鉛は，代謝調整作用を有する亜鉛含有酵素 (アルコール脱水素酵素，アルカリホスファターゼなど) などの構造成分として，種々の生理機能に重要な役割を果たしている．欠乏症の主な症状としては，皮膚炎と味覚障害がよく知られている．亜鉛と錯体を形成する薬剤の服用 (抗がん剤など) によって，体内の亜鉛の利用が阻害され，結果として味覚障害を起こすことも多い．味覚障害の患者が増え，近年では 24 万人を超すといわれている．

3．測定上の注意事項

①ゴム栓式の採血容器では，ゴム栓に亜鉛が含まれている場合があるため，採血管の選択に注意する（ゴム手袋も注意が必要．汚染されている場合に高値となる）．

②比色法において EDTA 血漿での測定は負誤差．

③ヘパリン加血漿では血清と比較して低値．

④溶血検体で正誤差（赤血球内含有量が多いため）．

4．基準範囲

64〜111 μg/dL

［変動要因］

①性差はないが，加齢とともに低下．

②朝方高値を示しその後低下，夜間に最も低値を示す．

③空腹時やストレスで増加，食後に低下．

5．臨床的意義

［増加］ 溶血性貧血，甲状腺機能亢進症，Addison 病，赤血球増多症など．

［減少］ 低栄養状態，吸収障害，肝胆道疾患，白血病，悪性腫瘍，妊婦（需要増大），透析患者など．また，欠乏すると味覚低下の原因となる．

 # セレン（Se）

1．生理的意義

①セレンは体内で合成できないため，外部から摂取しなければならない必須微量元素の一つである．

②人体には必須であるが，セレンは必要量と中毒域の幅が比較的狭いので，セレン欠乏症や中毒症を引き起こしやすい．

③代表的なセレンを含むセレノプロテインは，グルタチオンペルオキシダーゼ，チオレドキシン還元酵素，ヨードチロニン脱ヨウ素化酵素である．これらは，抗酸化作用や甲状腺ホルモンの代謝などに関与し，正常な生理機能を保つために重要な役割を果たしている．

④セレンは発癌の抑制に関与しているとの報告もなされたことから，血清セレン測定が注目され始めている．

⑤経口摂取した食物中のセレノ含有アミノ酸は消化管で 90％以上

が吸収され，セレン化物（HSe-）へ変換される．静脈または経腸投与された無機セレン化合物は，グルタチオンと反応し，HSe-へ還元される．生成した HSe-は，アルブミンと結合して肝臓へ移行し，セレノプロテインの生合成に利用される．

2. 測定法

原子吸光分光光度法．

3. 基準範囲

10.7〜17.1 μg/dL

4. 臨床的意義

［高値］　セレン中毒（呼吸困難，肝障害，消化器異常，疲労感，脱力感，倦怠感，知覚障害，脱毛，爪の異常など）

［低値］　静脈栄養剤・経腸栄養剤および特殊ミルクの使用，腎不全・透析，摂食障害患者，急性心筋梗塞，拡張型心筋症患者，C 型慢性肝炎，肝硬変

〈参考事項〉

セレン欠乏症：土壌中に含まれるセレン量が少ない地域で起りやすく，有名なのは中国の克山（クーシャン）病（Keshan disease）で，虚血性心疾患や心筋梗塞などを起こす．

 浸透圧

1. 生理的意義

①溶質は通さないが溶媒を通す性質をもつ半透膜を隔てて，濃度の異なる溶媒が接したとき，低濃度液の溶媒が高濃度液へと拡散する現象を浸透，その圧力を浸透圧といい，mOsm/kg/H$_2$O で表す．

②血漿の浸透圧を測定することにより，体液の濃縮や希釈の状態を知ることができる．

③血漿の浸透圧を規定する主なものは，Na などの電解質，グルコース，尿素である．

④osmol とは，溶質の解離を考慮した浸透圧に有効な濃度の単位．
　（例）1M の NaCl は Na$^+$ と Cl$^-$ に解離するので，2osmol となる．

⑤浸透圧の求め方

$$1.86 \times Na\,(mmol／L) + \frac{グルコース（mg/dL）}{18} + \frac{尿素窒素（mg/dL）}{2.8}$$

⑥体液の浸透圧機構は 2 つの独立した系で保持されている.

　視床下部下垂体後葉系：バソプレシンを介した尿量により調節.

　視床下部飲水中枢系：飲水の衝動や欲求.

2．測定法

氷点降下法で測定する.

3．基準範囲

［血漿浸透圧］280〜290 mOsm/L

［血清浸透圧］270〜295 mOsm/L

［尿浸透圧］581〜1,136 mOsm/L

4．臨床的意義

［高値］糖尿病，尿崩症，発汗，発熱など.

［低値］抗利尿ホルモン不適合分泌症候群（SIADH），嘔吐，下痢，
副腎皮質機能低下など.

12 重炭酸イオン（HCO₃⁻）

1．生理的意義

①重炭酸イオン（HCO_3^-）は酸塩基平衡のパラメーターで，体液中
の陰イオンとして Cl^- に次いで多い. 血液 pH を維持するのに，
腎による調節を含めて, 血中重炭酸イオンが重要な役割を演じて
いると考えられている.

②生体内に摂取された炭水化物，脂肪，蛋白質に含まれる炭素が酸
化されて CO_2 となり，水と化合して H_2CO_3 となり，さらに電離し
て HCO_3^- を生成する. これらの反応は主に赤血球内において炭
酸脱水素酵素（CA）により可逆的に行われている.

$$CO_2 + H_2O \xleftrightarrow{\quad CA \quad} H_2CO_3 \xleftrightarrow{\quad CA \quad} H^+ + HCO_3^-$$

③HCO_3^- は腎臓からそのほとんどが再吸収される. 主に生体の酸
塩基平衡には CO_2（二酸化炭素分圧：P_{CO_2}）と HCO_3^- が大きく
関与しており，これらにより血液 pH の調整が厳密に管理され生
理学的緩衝作用として重要である.

$$pH = 6.1 + \log \frac{[HCO_3^-]}{[H_2CO_3]} \qquad \text{(Henderson–Hasselbalch 式より)}$$

$$= 6.1 + \log \frac{[HCO_3^-]}{0.03 \times P_{CO_2}} \qquad (H_2CO_3 = 0.03 \times P_{CO_2}\,(mmHg))$$

表 3-10　HCO_3^- 濃度が変動する疾患

	アシドーシス	アルカローシス
代謝性	**[HCO_3^-] 減少** 重度糖尿病や飢餓（アセトン産生） 強度の肉体疲労（乳酸の蓄積） 腎不全や尿毒症（血中 H^+ 増加） 下痢（腸液の多量喪失） 　→　代償的に [$Paco_2$] 減少	**[HCO_3^-] 増大** 激しい嘔吐や胃液の吸引（胃液の多量喪失） 原発性アルドステロン症（腎臓における酸排泄過剰） Cushing 症候群 利尿剤投与 　→　代償的に [$Paco_2$] 増加
呼吸性	**[Pco_2] 増加** 換気障害（重症喘息，肺気腫など） 睡眠時無呼吸症候群 　→　代償的に [HCO_3^-] 増加	**[Pco_2] 減少** 過呼吸（過換気症候群など） 　→　代償的に [HCO_3^-] 減少

2．測定法

血液ガス分析装置を用いた測定と酵素法がある.

（1）血液ガス分析

動脈血 pH と Pco_2 を測定し Henderson–Hasselbalch 式より算出.

（2）酵素法

ホスホエノールピルビン酸カルボキシラーゼ（PEPC）を用いた測定法.

$$HCO_3^- + \text{ホスホエノールピルビン酸} \xrightarrow[Mg^{2+}]{PEPC} \text{オキサロ酢酸} + Pi$$

$$\text{オキサロ酢酸} + a\,NADH \xrightarrow{MDH} \text{マレイン酸} + a\,NAD^+$$

（340 nm 比色定量（減少法））

（MDH：リンゴ酸デヒドロゲナーゼ，a NADH：アセチルニコチンアミドアデニンヌクレオチド（還元型），a NAD^+：アセチルニコチンアミドアデニンヌクレオチド（酸化型））

3．基準範囲

22～26 mmol/L（22～26 mEq/L）

4．臨床的意義（表 3-10）

表 3-11　鉄・銅・亜鉛以外の微量必須元素の機能と欠乏症

微量元素	機能	欠乏症
マンガン	ピルビン酸カルボキシラーゼおよびスーパーオキシドジスムターゼ（SOD）の補因子である．糖・脂質・蛋白質の代謝に関与する．	骨発育不全，内耳発育不全，耐糖能異常
セレン	グルタチオンペルオキシダーゼ（抗酸化作用）および甲状腺ホルモンの代謝に必要とされる数種類の酵素の補因子である．所要量と中毒量の差が小さい．	克山病，心筋症，不整脈
モリブデン	キサンチンオキシダーゼ，アルデヒドオキシダーゼ，亜硫酸オキシダーゼの補因子である．	神経障害，精神遅滞，心拍数の増加，昏睡
コバルト	ビタミン B_{12} の構成成分である．赤血球・核酸の合成に必要とされる．	悪性貧血，メチルマロン酸尿
ヨウ素	ヨウ化物イオンとして甲状腺に取り込まれ，甲状腺ホルモンを構成する．	甲状腺機能低下症
クロム	インスリン作用を強めるクロモジュリンと結合し糖代謝に関与する．また，脂質および蛋白質の代謝にも関与する．	耐糖能異常，脂質・蛋白質の代謝障害

（村本良三：最新臨床検査学講座　臨床化学検査学．浦山　修・他（編），医歯薬出版，2016，p.141 を一部改変）

 その他の微量元素

1．生理的意義

①一般に体重の 0.01 ％以下しか生体に存在しない元素を超微量元素といい，セレン（Se），ヨウ素（I），モリブデン（Mo），クロム（Cr），コバルト（Co）がある．

②ほとんどの元素は原子吸光分析法で測定される．

2．臨床的意義（表 3-11）

100 ● 3 無機質

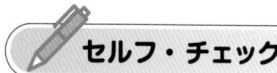

セルフ・チェック

A 次の文章で正しいものに○，誤っているものに×をつけよ．

	○	×
1. マグネシウムは血清中では4番目に多い陽イオンである．	□	□
2. ISEとはイオン選択電極のことである．	□	□
3. ナトリウムの基準範囲は101〜108 mEq/Lである．	□	□
4. イオン化カルシウムは種々の生理機能を営んでいる．	□	□
5. o-CPC法ではマグネシウムを隠蔽するため， 8-ヒドロキシキノリンが含まれている．	□	□
6. 原発性副甲状腺機能亢進症は低カルシウム血症を呈する．	□	□
7. 血清銅は妊婦では高値である．	□	□
8. 総鉄結合能（TIBC）とは，トランスフェリンが Fe^{3+}と結合できる総量のことである．	□	□
9. イオン選択電極によるクロール測定では，臭素は正誤差 の要因となる．	□	□
10. 無機リンにイノシンを加えPNP（プリンヌクレオシド ホスホリラーゼ）で酵素反応を行うとヒポキサンチン を生じる．	□	□
11. 無機リンは年齢差がまったくない．	□	□
12. アニオンギャップ（anion gap）とは， [陽イオン（Na^+）−陰イオン（$Cl^-+HCO_3^-$）]で表される．	□	□

A 1-○，2-○，3-×（138〜145 mEq/L），4-○，5-○，6-×（高カルシウム血症），7-○，8-○，9-○，10-○，11-×（年齢により著明に変化），12-○

B

1. クロールについて正しいのはどれか．2つ選べ．【66A35】
   - □ ① 約90%が細胞内に存在する．
   - □ ② 蛋白質との結合型が存在する．
   - □ ③ 嘔吐により血中濃度が低下する．
   - □ ④ α-アミラーゼの活性中心に含まれる．
   - □ ⑤ アニオンギャップ値の算出に必要である．

2. イオン選択電極法による測定で，血清 Na 140 mmol/L，血清 Cl 125 mmol/L であった．考えられるのはどれか．【65A31】
   - □ ① 嘔　吐
   - □ ② 尿崩症
   - □ ③ 臭素中毒
   - □ ④ Addison 病
   - □ ⑤ Cushing 症候群

3. 血清亜鉛が高値を示すのはどれか．【65A37】
   - □ ① 褥　瘡
   - □ ② 妊　娠
   - □ ③ 低栄養
   - □ ④ 味覚障害
   - □ ⑤ 溶血性貧血

4. アニオンギャップの計算に用いる陰イオンはどれか．【64P31】
   - □ ① 硫　酸
   - □ ② 重炭酸
   - □ ③ アルブミン
   - □ ④ カルボン酸
   - □ ⑤ スルホン酸

B　1-③と⑤，2-③（③：イオン選択電極法による Cl 測定では他のハロゲン属イオンの臭素およびヨウ素によって偽高値を示す．①：Cl 低値，②，⑤：Na・Cl 高値，④：Na・Cl 低値），3-⑤，4-②

5. 血中イオン化カルシウムが低下するのはどれか. **2つ選べ.**
【64A32（改）】
- □ ① クレンチング
- □ ② 全血室温放置
- □ ③ 長時間の駆血
- □ ④ 立位での採血
- □ ⑤ ヘパリンの混入

6. 血清鉄 $100\,\mu g/dL$, 不飽和鉄結合能 $150\,\mu g/dL$ におけるトランスフェリンの飽和度［%］はどれか.【63P33】
- □ ① 20
- □ ② 33
- □ ③ 40
- □ ④ 60
- □ ⑤ 67

7. 2価鉄〈Fe^{2+}〉を含有するのはどれか.【62A32】
- □ ① ヘ　ム
- □ ② フェリチン
- □ ③ ヘモジデリン
- □ ④ トランスフェリン
- □ ⑤ プロトポルフィリンIX

8. 検査項目と呈色試薬の組合せで**誤っている**のはどれか.
【62P32】
- □ ① カルシウム————アルセナゾ-III
- □ ② マグネシウム————o-クレゾールフタレインコンプレクソン
- □ ③ 無機リン————モリブデン酸
- □ ④ 鉄————バソフェナンスロリン
- □ ⑤ 銅————バソクプロイン

5-②と⑤, 6-③（トランスフェリン飽和度＝(Fe/TIBC)×100（%）＝[100/(100＋150)]×100＝40（%）), 7-①（②, ③, ④：Fe^{3+}, ⑤：鉄原子を含有しない）, 8-②（②：Mg はキシリジルブルー）

9. 血清無機リンが上昇する病態はどれか.【61P31】

☐ ① ビタミン D 欠乏

☐ ② 甲状腺機能低下症

☐ ③ 副甲状腺機能低下症

☐ ④ 呼吸性アルカローシス

☐ ⑤ 尿細管性アシドーシス

4　糖質

A　糖質の構造と機能

> **学習の目標**
>
> ★単糖類（三炭糖，五炭糖，六炭糖），二糖類，多糖類に含まれる糖の名前をしっかり覚えよう．
> □ 糖質の分類　　　　　　　　□ 腎のグルコース排泄閾値
> □ インスリン

 構造と分類

定義

①糖とはアルデヒド基やケトン基を有する多価アルコールをいう．
アルデヒド基をもつものをアルドース，ケト基をもつものをケトースという．

②$C_m(H_2O)_n$ で表されるものが多いので，炭水化物ともよばれている．

 分類

1．単糖類

炭素数によって分類される．生体内では三炭糖，五炭糖，六炭糖があるが，このうち五炭糖，六炭糖が主要である．

　①三炭糖（トリオース）
　　・アルドース……グリセルアルデヒド
　　・ケトース……ジヒドロキシアセトン

　②五炭糖（ペントース）
　　・アルドース……アラビノース，キシロース，リボース，デオキシリボース
　　・ケトース……キシルロース，リブロース

③六炭糖（ヘキソース）

- アルドース……グルコース，ガラクトース，マンノース
- ケトース……フルクトース

※グルコースとガラクトース，グルコースとマンノースはエピマー（C2〜C4 で生じる立体異性体）の関係である．

2．二糖類

単糖 2 つが結合したものを二糖類とよぶ．

①スクロース（蔗糖）……α-グルコース-β-フルクトース
②マルトース（麦芽糖）……α-グルコース-α-グルコース
③ラクトース（乳糖）……α-グルコース-β-ガラクトース

3．多糖類

①ホモ多糖：単一の単糖から構成されるもの．

- でんぷん，グリコーゲン，デキストリン……構成単糖がα-グルコース
- セルロース……構成単糖がβ-グルコース（β-1,4）
- イヌリン……構成単糖がフルクトース（β-1,2）
- アガロース……構成単糖がガラクトース（α-1,3），（β-1,4）

②ヘテロ多糖：2 種類以上の単糖から構成されるもの．

- ヒアルロン酸……グルクロン酸，N-アセチルグルコサミンから構成
- コンドロイチン硫酸 A……グルクロン酸，N-アセチルガラクトサミン-4 硫酸から構成
- コンドロイチン硫酸 B……イズロン酸，N-アセチルガラクトサミン-4 硫酸から構成
- コンドロイチン硫酸 C……グルクロン酸，N-アセチルガラクトサミン-6 硫酸から構成
- ヘパリン……ヒアルロン酸が硫酸化されたもの

3 生理的意義

①血中の糖質は，ほとんどがグルコースとして存在する．血中グルコース濃度は，糖質の摂取，生成，利用，排泄の平衡によって調節されている．

②グルコースは，主にエネルギー源として血液循環によって全細胞に供給される．不要なグルコースは，肝臓や筋肉で種々の酵素に

より，以下のような過程でグリコーゲンに合成され貯蔵される．グリコーゲンの95％が肝と筋にある．

グリコーゲンの合成：グルコース── グルコース-6-リン酸── グルコース-1-リン酸── UDP グルコース── グリコーゲン

③低血糖時にはグリコーゲンの分解または糖新生により，グルコースが生成される．体内でのグルコース生成の主な臓器は肝臓であり，腎臓でも若干生成される．

グリコーゲンの分解：

グリコーゲン $\xrightarrow{\text{ホスホリラーゼ}}$ グルコース-1-リン酸

── グルコース-6-リン酸── グルコース

④血糖は食事，ストレスで上昇するほか，グルカゴン，アドレナリン，コルチゾールの分泌で上昇する．血糖を低下させる唯一のホルモンとして，膵臓のランゲルハンス島 β 細胞から分泌されるインスリンがある．

⑤腎のグルコース排泄閾値：健常者では，大量のグルコースを摂取しないかぎり，尿中へのグルコースの排泄はない．これは糸球体で濾過されたグルコースが尿細管で再吸収されるからである．しかし，血糖が 170 mg/dL 以上になると再吸収能を超えるため尿中に排泄される．この濃度（170 mg/dL）を排泄閾値とよぶ．

B　糖質の代謝

学習の目標

★糖質の代謝の流れをしっかり覚えよう．
- □ 消化・吸収
- □ 解糖系・糖新生系
- □ 血糖の調節機能
- □ クエン酸回路
- □ グリコーゲンの代謝
- □ ペントースリン酸回路

1　消化・吸収

①食物中の多糖類（でんぷん）は唾液や膵液に含まれる α-アミラーゼ（プチアリン）により分解され，さらに二糖類分解酵素によっ

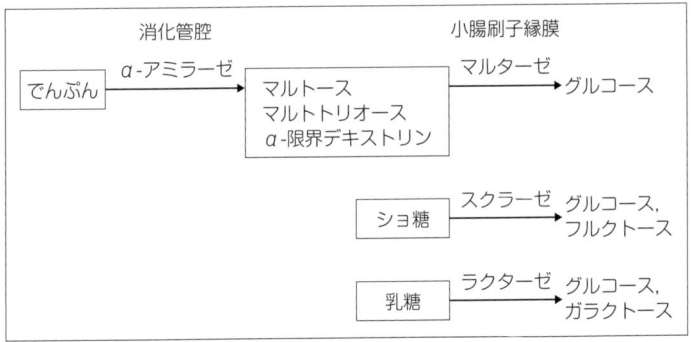

図 4-1　糖質の消化・吸収

　て単糖類まで分解され，小腸粘膜から吸収される（**図 4-1**）．吸収
　速度はグルコース 100 とすると，ガラクトースは 110 で最も速
　く，フルクトースは 43，マンノースは 19，キシロースは 15 と遅
　い．グルコースとガラクトースは能動輸送，フルクトースなどは
　受動輸送系（促進拡散系）で輸送される．
②食物由来の六炭糖のほとんどがグルコースで，解糖系，クエン酸
　回路，電子伝達系で代謝されエネルギーとして利用される．
③余分な糖は肝・筋でグリコーゲンとなり貯蔵される．

 ## 血糖の調節機能

1．代謝因子
①血中へのグルコースの供給→血糖値の上昇
　・腸管からの吸収．
　・肝でのグリコーゲン→グルコース（糖新生）．
②血中からのグルコースの消失→血糖値の低下
　・肝・筋でのグルコース→グリコーゲン合成．
　・各組織でのグルコースの利用（解糖）．
　・脂肪組織でのトリグリセライドの合成．
　・腎から尿中への排泄．

2．ホルモンの作用
①血糖値の上昇：コルチゾール，アドレナリン，グルカゴン
②血糖値の低下：インスリン

3．神経因子（ストレス）

①交感神経系の緊張：血糖値の上昇.

糖質の代謝は次の 2 段階に分けて考えられる.
①解糖過程：グルコース，グリコーゲン→ピルビン酸，乳酸
②クエン酸回路（TCA サイクル）：ピルビン酸→アセチル CoA→
CO_2, H_2O, NADH, $FADH_2$, GTP

 解糖系・糖新生系 （図 4-2）

1．解糖系

①解糖系とは生体の細胞質内でグルコースをピルビン酸，乳酸に分解する経路.

②解糖系では，フルクトース-1,6-二リン酸までに 2ATP を消費し，2 分子のグリセリン酸-1,3-二リン酸から 2 分子のピルビン酸までに 4ATP を生成する. 1 分子のグルコースを 2 分子のピルビン酸に解糖すると，2 分子の ATP と 2 分子の NADH（還元型ニコチンアミド・アデニン・ジヌクレオチド）が生成される.

〔好気的条件〕

  グルコース──→2 ピルビン酸，2ATP，2NADH

〔嫌気的条件〕

  グルコース──→2 乳酸，2ATP

2．糖新生系

①糖新生系とは食事から糖質が得られないときに，糖質以外のものをグルコースに変換する機構である. この場合，糖原性アミノ酸，乳酸，グリセロール，プロピオン酸が変換され，グルコースとなる.

②糖新生系ではピルビン酸は一度ミトコンドリアに入り，ピルビン酸カルボキシラーゼによってオキザロ酢酸，リンゴ酸になり，再度細胞質に出てホスホエノールカルボキシラーゼによってホスホエノールピルビン酸になってから解糖系の逆反応を進むが，不可逆的な 2 カ所は他の酵素が利用されている （表 4-1）.

③1 分子のグルコースを新生するために，2 分子の GTP と 4 分子の ATP を消費する.

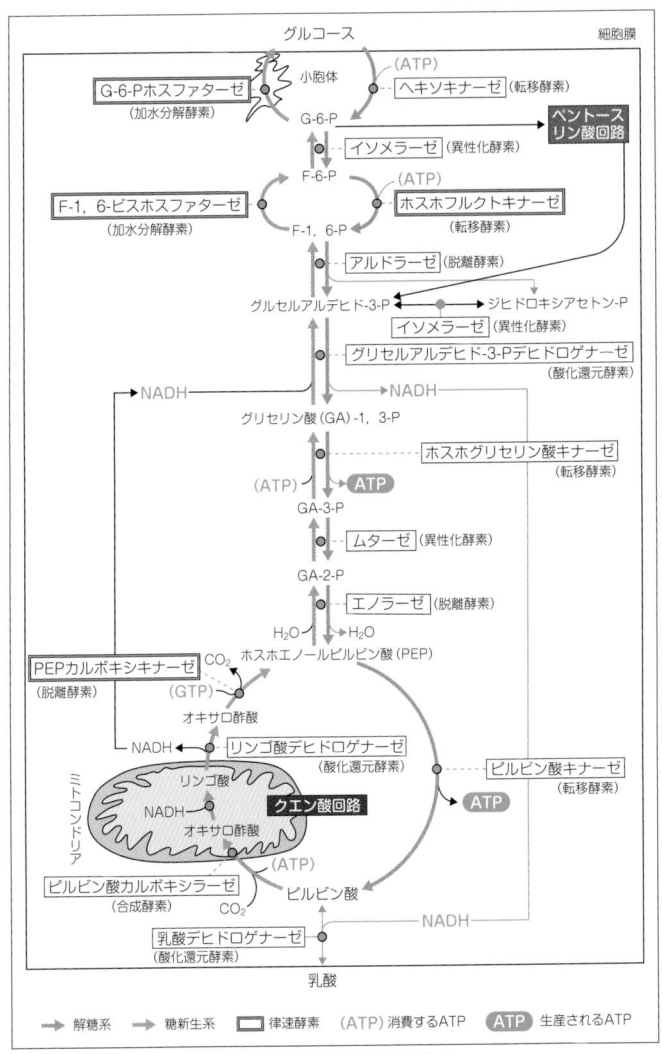

図 4-2 解糖系と糖新生系

(阿部喜代司：臨床検査学講座 生化学 第2版. 医歯薬出版, 2006, p.70 一部改変)

表 4-1　解糖系・糖新生系の不可逆酵素

解糖系	糖新生系
ヘキソキナーゼ ――――― グルコース-6-ホスファターゼ	
6ホスホフルクトキナーゼ ――――― フルクトース-1, 6-リン酸ホスファターゼ	

4 クエン酸回路 (TCA サイクル, Krebs 回路) (図 4-3)

①ミトコンドリアのマトリックスに存在する.

②解糖系の最終産物であるピルビン酸を脱炭酸と補酵素（CoA）との結合により，アセチル CoA に変換後，CO_2と NADH, $FADH_2$, GTPを生成する系である.

③ピルビン酸 1 分子からアセチル CoA になる過程で NADH 1 分子，クエン酸回路で NADH 3 分子と $FADH_2$ 1 分子と GTP 1 分子を生成し，電子伝達系へと運ばれ最終的に NADH から 3 分子，$FADH_2$ から 2 分子の ATP を産生，それに 1 分子の GTP（ATP）を加えると 15 分子の ATP を作り出す.

④1 分子のグルコースが完全に代謝されると 38 分子の ATP が産生される.

5 グリコーゲンの代謝 (図 4-4)

グリコーゲンは余剰糖質を貯蔵する形である.

1．グリコーゲンの合成

①グリコーゲンの合成は，肝や筋肉で行われる.

②1 分子のグルコースをグリコーゲンに変換させるためには ATP と UTP が必要である.

③グリコーゲンの合成はインスリンによって促進される.

2．グリコーゲンの分解

①グリコーゲンからグルコースへの変換は肝で行われる.

②肝グリコーゲンの機能は血糖の維持であり，筋グリコーゲンの機能は収縮のエネルギーとして筋肉のためだけに利用される.

③グリコーゲンを構成しているグルコース 1 分子がグルコースになる場合，ATP の消費はない.

④筋にはグルコース-6-リン酸をグルコースにする酵素（glucose-6-phosphatase）を欠くので，筋グリコーゲンはグルコースには

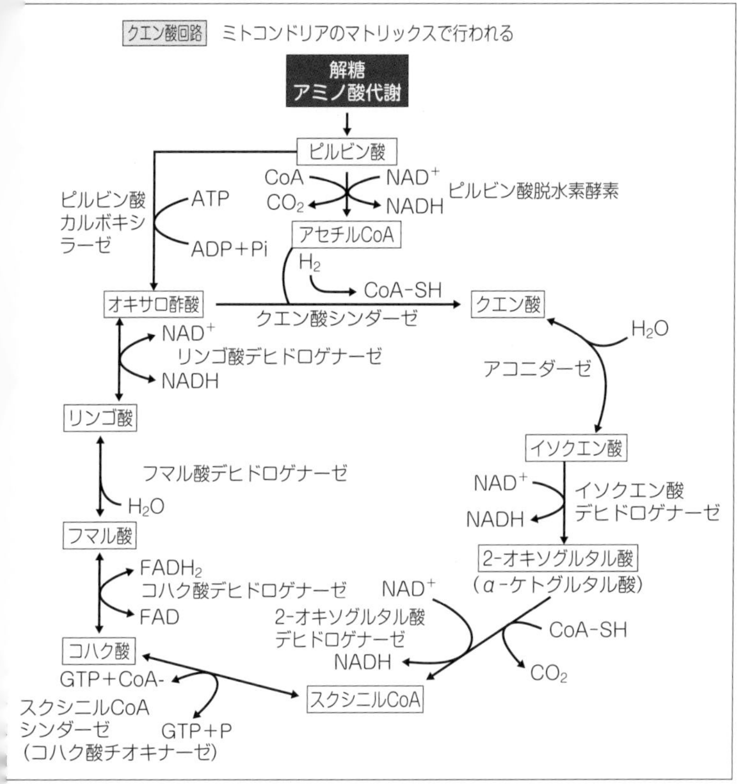

クエン酸回路 ミトコンドリアのマトリックスで行われる

解糖
アミノ酸代謝

ピルビン酸

ピルビン酸
カルボキシ
ラーゼ

ATP

ADP+Pi

CoA   NAD⁺

CO₂   NADH

ピルビン酸脱水素酵素

アセチルCoA

H₂

CoA-SH

オキサロ酢酸

クエン酸シンダーゼ

クエン酸

H₂O

アコニダーゼ

NAD⁺

リンゴ酸デヒドロゲナーゼ

NADH

リンゴ酸

イソクエン酸

フマル酸デヒドロゲナーゼ

H₂O

NAD⁺

NADH

イソクエン酸
デヒドロゲナーゼ

フマル酸

FADH₂

コハク酸デヒドロゲナーゼ

FAD

NAD⁺

2-オキソグルタル酸
（α-ケトグルタル酸）

2-オキソグルタル酸
デヒドロゲナーゼ

CoA-SH

NADH

CO₂

コハク酸

GTP+CoA-

スクシニルCoA
シンダーゼ
（コハク酸チオキナーゼ）

GTP+P

スクシニルCoA

図 4-3　クエン酸回路

ピルビン酸脱水素酵素は，ピルビン酸脱炭酸酵素（ビタミン B_1 をリン酸化したチアミンピロリン酸を補酵素とする），リポ酸トランスアセチラーゼ（リポ酸を補酵素とする），還元リポ酸脱水素酵素（ビタミン B よりできる FAD を補酵素とする）の 3 つの酵素が結合した複合酵素である.

ならない．したがって，血糖に影響しない．

⑤グルカゴンとアドレナリンは，グリコーゲンの分解を促進する．

6 ペントースリン酸回路（図 4-5）

①生体に必要な NADPH の生成を行う．

②核酸の合成に必要なリボース-5-リン酸を生成する．

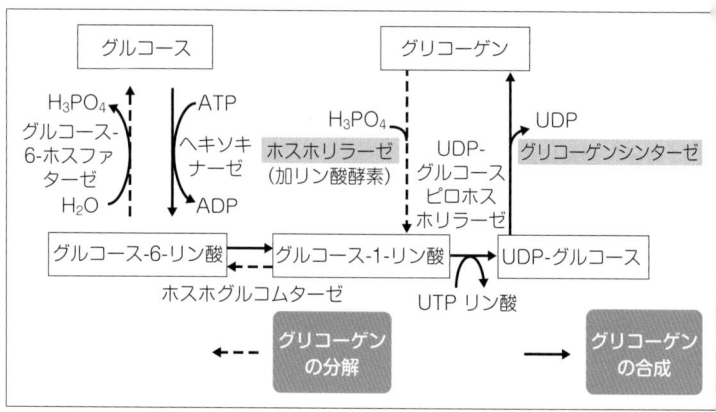

図 4-4　グリコーゲンの代謝

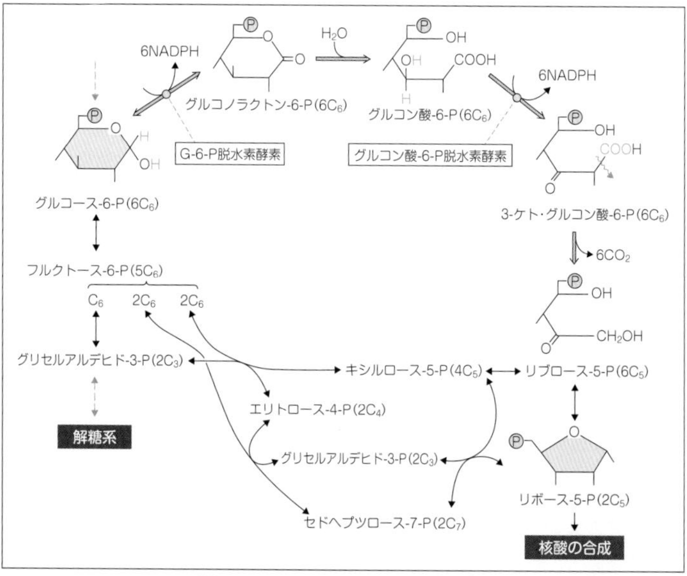

図 4-5　ペントースリン酸回路

—は—OH を示す.

（阿部喜代司：臨床検査学講座　生化学　第 2 版. 医歯薬出版, 2006, p.72 一部改変）

③この回路では ATP の生成はない.
④グルコース-6-リン酸,グリセルアルデヒド-3-リン酸の 2 箇所で
解糖系に戻る.

C 糖質の検査

学習の目標

★糖質の検査の特徴をしっかり覚えよう.
☐ 血糖
☐ 自己血糖測定(SMBG)
☐ 持続グルコースモニタリング(CGM)
☐ フラッシュグルコースモニタリング(FGM)
☐ 尿糖
☐ 75g 経口グルコース負荷試験
☐ HbA1c
☐ 糖尿病の臨床診断基準
☐ グリコアルブミン
☐ 1,5-アンヒドログルシトール
☐ 乳酸,ピルビン酸

 血糖

① 血漿グルコースの測定

1. 測定法

酵素法のヘキソキナーゼ法,グルコースオキシダーゼ法が広く普及
している.日本臨床化学会(JSCC)の勧告法は,ヘキソキナーゼ・
グルコース-6-リン酸デヒドロゲナーゼ法である.

**(1)ヘキソキナーゼ・グルコース-6-リン酸デヒドロゲナーゼ法(HK・
G6-PD 法:JSCC 勧告法)**

ヘキソキナーゼ(HK)で生成した G6-P を NADP$^+$の存在下で,グ
ルコース-6-リン酸デヒドロゲナーゼ(G6-PD)を作用させ,生じた
NADPH の 340 nm の吸光度増加を測定する方法.

$$グルコース+ATP \xrightarrow{\text{HK}} グルコース-6-リン酸+ADP$$

$$\text{グルコース-6-リン酸} + \text{NADP}^+ \xrightarrow{\text{G6-PD}}$$
$$\text{6-ホスホグルコン酸} + \text{NADPH} + \text{H}^+$$

（340 nm で比色定量）

（2）グルコースオキシダーゼ法

　グルコースオキシダーゼ（GOD）は酸素の存在下でβ-D-グルコースに作用し，グルコン酸と過酸化水素を生じる．これは GOD（グルコース酸化酵素）の補酵素 FAD（フラビン・アデニン・ジヌクレオチド）が水素を受け取り，溶存酸素（O_2）に渡して過酸化水素（H_2O_2）が生成される．H_2O_2の定量を行うことによってグルコース濃度を求める．

$$\beta\text{-グルコース} + O_2 + H_2O \xrightarrow{\text{GOD}} \text{グルコン酸} + H_2O_2$$

［検出法］
①酸素電極法：酵素反応により消費した O_2 を酸素電極によって測定（自己血糖測定器に採用されている）．
②ペルオキシダーゼ共役法：酵素反応により生成した H_2O_2 を，ペルオキシダーゼ（POD）と色原体により発色させる方法．

血糖トレンド，血糖スパイク

　「血糖トレンド」とはある時点での血糖値をみるだけでなく，血糖値の推移や変動を細かく把握して，高血糖や低血糖の頻度を減らそうという考え方であり，「血糖スパイク」とは食後の血糖値の急激な上昇のことをさす．血糖スパイクは活性酸素の発生を促し，血管に酸化ストレスを与え，動脈硬化を促進すると考えられている．
　細小血管障害の抑制には空腹時血糖値および HbA1c 値の改善が重要だが，大血管障害の抑制には，さらに食後高血糖も改善する必要があるとされる．過去 1〜2 カ月間の平均血糖値を表す HbA1c の値からは血糖の日内および日差変動を把握することができないので，HbA1c だけをみていると，血糖値スパイクや低血糖を見逃すことになる．その点フラッシュグルコースモニタリング「FreeStyle リブレ」（Abbott 社）を使えば血糖トレンドを自分でチェックし，24 時間の推移をグラフでみられるようになり，自己管理が容易となる．

表 4-2　血糖が異常値を示す疾患

高血糖（160 mg/dL 以上）	低血糖（60 mg/dL 以下）
糖尿病	インスリノーマ
胃切除	インスリン拮抗ホルモン欠乏症
副腎皮質ホルモン使用時など	反応性低血糖など

2．測定上の注意事項

①ヘキソキナーゼはグルコースに反応し，グルコース-6-リン酸を生成する．ヘキソキナーゼは基質特異性が低く，グルコースのほか，フルクトース，マンノースなども基質となるが，共役酵素のグルコース-6-リン酸デヒドロゲナーゼがグルコース-6-リン酸に対する基質特異性が高いため，グルコースを特異的に測定できる．グルコキナーゼはグルコースに特異的だが，親和性が低いため用いられない．

②グルコースオキシダーゼはβ-D-グルコースにのみ特異的である．グルコースは水溶液中でα型 36 %，β型 64 %で平衡を保っているため，グルコムタロターゼでα型をβ型に変換させる．その後グルコースオキシダーゼを反応させる．また，POD で発色させる系では，アスコルビン酸の影響を受け低値となる．

③グルコース標準液は 0.1 %安息香酸液で調製すれば，室温下で半年以上保存可能である．

3．採血条件

①食事の影響を受けるので，早朝空腹時採血が原則である．

②採血後全血のまま放置すると，解糖作用によりグルコース値が低下するので，解糖阻止剤［フッ化ナトリウム（NaF）］を添加する．NaF は解糖系のエノラーゼを阻害する．

4．基準範囲

73～109 mg/dL（空腹時）

60～140 mg/dL（随時血糖）

※早朝空腹時血糖値 110 mg/dL 未満（日本糖尿病学会）．

※空腹時血糖値は加齢とともに増加する．

5．臨床的意義（表 4-2）

〈参考事項〉

①600 mg/dL 以上の高血糖の場合は，糖尿病ケトアシドーシスや高

浸透圧性非ケトン性昏睡の可能性がある.

②胃切除後, 浸透圧の高い食事を食べると, 胃の内容物の急速な排出によって, 腸管からの炭水化物の吸収が増大し, 高血糖になる（早期ダンピング症候群）. そこでインスリンが過剰分泌され, 逆に食後 2〜3 時間経つと低血糖になる（後期ダンピング症候群）.

③50 mg/dL 以下の場合, 生命の危険があるため臨床医に知らせる（パニック値）.

② 自己血糖測定（SMBG）

①自己血糖測定（self-monitoring of blood glucose；SMBG）は, 指先を穿刺し, 採取した必要量の血液をセンサに吸い取ると数秒で結果が出る血糖測定器により測定する.

②簡易血糖測定器の測定原理は, グルコースオキシダーゼ電極法が多く使用されている.

③ センサによる測定

血液中と間質液中のグルコース濃度がほぼ同じであることを応用している. 細いセンサを皮下に留置し, 間質液中のグルコース濃度から血糖値をモニタリングする.

1. 持続グルコースモニタリング（continuous glucose monitoring；CGM）

（1）目的

①一定時間ごとに継続的な血糖測定を行うことで, 血糖値の変動（血糖トレンド）を把握し, 個々の患者の状態に適した治療方針を決定できる.

②さらに, 持続皮下インスリン注入法との組合せにより, 厳密な血糖コントロール法も検討されている.

（2）測定原理

①CGM は, 皮下に刺した細いセンサにより皮下の間質液中のグルコース濃度を持続的に測定することで 1 日の血糖値の変動をみることができる.

②測定原理は酵素電極法が用いられている.

（3）注意点

・CGM は, 患者自身が指を穿刺して血糖値を測定する血糖自己測定（SMBG）の血糖値で補正する必要がある.

（4）種類

　CGM はデータの取り扱い別に以下の 2 種がある

①プロフェッショナル CGM：測定センサーは 1 週間程度装着でき，データは医療機関で読みとる．

②パーソナル CGM（リアルタイム CGM）：測定値が常時表示され，患者本人が測定値を確認できる．

2．フラッシュグルコースモニタリング（flash glucose monitoring；FGM）

（1）目的

　CGM と同じ．

（2）測定原理

①CGM と同様に皮下の間質液中のグルコース値を持続的に 14 日間測定できるセンサを腕に留置し，センサにリーダーをかざすことでその値を確認できる．

②測定原理は酵素電極法が用いられている．

（3）注意点

・指先採血で測定した血糖自己測定（SMBG）の血糖値で補正する必要はない．

 ## 2　尿糖

1．生理的意義

　腎での糖排泄閾値（170 mg/dL）を超えると，糖の尿細管での再吸収能を超え尿に糖が排泄される．

2．測定法

●試験紙法

　最も一般的な方法で，試験紙には GOD，POD と色原体が含まれ，糖の濃度に応じて変色する．

3．基準範囲

　健常者の尿中にも 0.001％程度の糖があるといわれているが，試験紙法では検出されない．

4．臨床的意義

　尿糖陽性の場合：糖尿病，腎性糖尿病（尿細管の再吸収能が低下して起こる），甲状腺機能亢進症，妊娠糖尿など

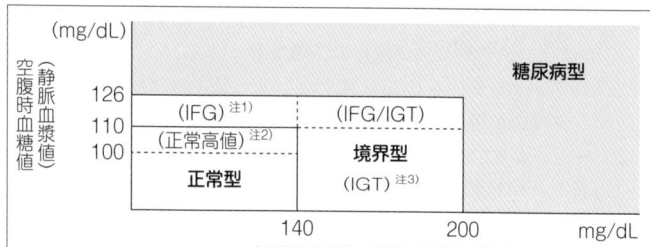

注1) IFGは空腹時血糖値110〜125mg/dLで，2時間値を測定した場合には140mg/dL未満の群を示す（WHO）．ただしADAでは空腹時血糖値100〜125mg/dLとして，空腹時血糖値のみで判定している．
注2) 空腹時血糖値が100〜109mg/dLは正常域ではあるが，「正常高値」とする．この集団は糖尿病への移行やOGTT時の耐糖能障害の程度からみて多様な集団であるため，OGTTを行うことが勧められる．
注3) IGTはWHOの糖尿病診断基準に取り入れられた分類で，空腹時血糖値は126mg/dL未満，75gOGTT2時間値140〜199mg/dLの群を示す．

図 4-6　経口ブドウ糖糖負荷試験（OGTT）の判定区分と判定基準
IFG：空腹時血糖異常，IGT：耐糖能異常，ADA：米国糖尿病協会
（日本糖尿病学会（編・著）：糖尿病診療ガイドライン 2016．南江堂，2016，p.7）

3　75 g 経口グルコース負荷試験（oral glucose tolerance test；OGTT）

1．測定法

①経口的にグルコース 75 g を投与し，経時的に血糖および尿糖を定量する．負荷後 2 時間の血糖値を糖尿病の診断に用いる．グルコースは飲みにくいので，グルコース 75 g に相当するデンプン部分加水分解物液である「トレーラン G75g」を用いる．

②小児の場合は，身長に対する標準体重 1 kg 当たり 1.75 g のグルコースを負荷し，最大負荷量 100 g までとする．

2．基準範囲

負荷後 2 時間値　140 mg/dL 未満

3．臨床的意義

空腹時血糖値，75g OGTT 2 時間値の組合せにより，正常型・境界型・糖尿病型のいずれかを判定する（図 4-6）．

①正常型：早朝空腹時血糖値 110mg/dL 未満かつ 75g OGTT 2 時間値 140mg/dL 未満を満たすもの．

②糖尿病型：空腹時血糖値 126mg/dL 以上または 75g OGTT 2 時間

値 200mg/dL 以上のいずれかを満たすもの．また，随時血糖値
200mg/dL 以上は糖尿病型とする．

③境界型：糖尿病型，正常型のいずれにも属さないもの．

4 HbA1c

1．生理的意義

①ヘモグロビン（Hb）は非酵素的に糖付加されグリコヘモグロビン
となる．HbA1c は，4 量体をとる Hb 分子のうち，2 つの β-サブ
ユニットの N 末端のバリンにグルコースが非酵素的にシッフ
（Schiff）結合したもので，アルジミン（シッフ塩基）を形成し，
次いでアマドリ転換してケトアミンを形成する．

②アルジミンは不安定型 HbA1c，ケトアミンは安定型 HbA1c とい
われ，HbA1c として測定されているのは安定型である．赤血球の
血中寿命は約 120 日であるため，HbA1c は 1～2 カ月間の血糖値
を反映することから，長期の血糖コントロールの指標となる．

2．測定法

日常検査法として用いられているのは HPLC 法が最も多く，次いで
免疫法，酵素法である．

（1）高速液体クロマトグラフィ法（HPLC）

陽イオン交換樹脂を用いる．陽性荷電の小さい A1a，A1b，F（胎児
性 Hb），A1c，A0 の順に溶出される．分離された Hb を 415 nm で検
出し，全 Hb に対する安定型 HbA1c のパーセントを求める．

（2）免疫法

β 鎖 N 末端の糖化された Hb に特異的な抗体を用いて HbA1c を測定
する．

（3）酵素法

プロテアーゼにより β 鎖 N 末端の糖化ペプチドを切断し，フルクト
シルペプチドオキシダーゼによって H_2O_2 を生成させ，POD 系呈色反
応で測定する．

3．測定上の注意事項

①著しい高血糖では不安定型 HbA1c が含まれるため，分離する必
要がある．

②HbA1c と平均的な血糖値が乖離する可能性のある疾患・状況
［HbA1c が高値］ 急速に改善した糖尿病，鉄欠乏性貧血，乳び血

症，高ビリルビン血症，大量のアスピリン服用，
大量のアスコルビン酸服用，異常ヘモグロビン
血症（陰性帯電ヘモグロビン）

［HbA1c が低値］　急性に発症・増悪した糖尿病，溶血性貧血，鉄欠
乏性貧血の回復期，溶血，肝硬変，透析，エリス
ロポエチンで治療中の腎性貧血，失血後，輸血
後，異常ヘモグロビン血症（陽性帯電ヘモグロビ
ン）

4．基準範囲

4.9〜6.0％

加齢とともに軽度上昇することが知られている．

5．臨床的意義

［高値］　糖尿病（6.5％以上を糖尿病型とする），腎不全，再生不良
性貧血など．

［低値］　溶血性貧血など（赤血球寿命が短くなるため）

6．糖尿病の診断基準

①血糖値と HbA1c がともに糖尿病型であれば，1 回の検査で糖尿病
と診断できる．

［糖尿病型］

・血糖値　空腹時血糖値≧126 mg/dL
　　　　　75 g OGTT 2 時間値≧200 mg/dL ｝のいずれか
　　　　　随時血糖値≧200 mg/dL

・HbA1c　≧6.5％

②血糖値のみ糖尿病型を示し，かつ下記のいずれかの条件が満たさ
れた場合には，1 回だけの検査でも糖尿病と診断できる．

　・糖尿病の典型的な症状（口渇，多飲，多尿，体重減少）の存在

　・確実な糖尿病網膜症の存在

③HbA1c の反復検査だけでは糖尿病と診断できない（血糖検査は必
須）．

グリコアルブミン

①グリコアルブミンとは，糖とアルブミン分子中のリジンが非酵素
的に結合したケトアミンをいう．

②アルブミンの血中半減期は約 14 日であるため，1〜2 週間の平均

血糖値を反映する．HbA1c よりも早く平均的血糖値の推移をとら
えることができる．

1．測定法

●酵素法

内在する糖化アミノ酸を消去した後にグリコアルブミンの測定を行
う．ブロムクレゾールパープル（BCP）法で測定したアルブミン濃度
に対するグリコアルブミン濃度の百分率（％）で表す．

グリコアルブミン　$\xrightarrow{\text{プロテアーゼ}}$　糖化アミノ酸

糖化アミノ酸＋H_2O＋O_2　$\xrightarrow{\text{ケトアミンオキシダーゼ}}$

アミノ酸＋グルコソン＋H_2O_2

生じた H_2O_2 を POD 系で発色させる．

$$\left(\begin{array}{l} \text{消去系} \\ \text{内在する糖化アミノ酸} \xrightarrow{\text{ケトアミンオキシダーゼ}} \text{アミノ酸＋グルコソン＋}H_2O_2 \end{array} \right)$$

2．基準範囲

12〜16％

3．臨床的意義

［高値］　糖尿病，肝硬変，甲状腺機能低下症

［低値］　ネフローゼ症候群，甲状腺機能亢進症（アルブミンの半減
期の短縮による）

 6 ## 1,5-アンヒドログルシトール（1,5-AG）

①1,5-アンヒドログルシトール（1,5-AG）は，グルコースと 1 位
の水酸基の有無だけが異なる環状ポリオールである．

②1,5-AG は通常尿細管で再吸収されるが，高血糖状態ではグル
コースの再吸収が優先され，1,5-AG の吸収が抑制されるため尿
中に排泄される．したがって，高血糖では血中 1,5-AG 濃度が低
下する．

③過去 1 週間以内の血糖コントロールの指標として用いられる．

1．測定法

●酵素法

1,5-AG は ADP 依存性 HK によりリン酸付加を受け，1,5-アンヒド

ログルシトール-6-リン酸（AG-6-P）に変化する．この AG-6-P と NADP$^+$に AG-6-デヒドロゲナーゼを作用させると NADPH を生成させ，ジアホラーゼによって水溶性ホルマザンを発色定量する．

$$1,5\text{-AG}+\text{ADP} \xrightarrow{\text{ADP-HK}} \text{AG-6-P}+\text{AMP}$$

$$\text{AG-6-P}+\text{NADP}^+ \xrightarrow{\text{AG-6-P-DH}} C_6H_{11}O_8P+\text{NADPH}+H^+$$

$$\text{NADPH}+H^+ + 酸化型テトラゾリウム \xrightarrow{\text{ジアホラーゼ}} \text{NADP}^+ + 還元型テトラゾリウム$$

2．基準範囲

14.0 μg/mL 以上（カットオフ値）

食事の影響を受けない．

3．臨床的意義

［低値］　尿糖を伴う糖尿病，腎性糖尿病，慢性腎不全，妊娠後期にも低下しやすい

7　ピルビン酸，乳酸

1．生理的意義

　①乳酸はグルコースの嫌気的解糖により生じる最終代謝産物であり，ピルビン酸はその中間代謝産物である．

　②組織中に酸素が十分あるときには，ミトコンドリアに取り込まれ，アセチル CoA を介し，クエン酸回路に入り H_2O と CO_2 に分解される．

　③ピルビン酸は ALT によりアミノ酸転移を受けてアラニンとなり，糖新生に利用されるほか，アセチル CoA を介し，脂肪酸の代謝やコレステロール合成に関与するなど，多くの代謝経路の接点をなす位置に存在し，生体の恒常性維持に重要な役割を果たしている．

2．測定法

●酵素法

　①乳酸，ピルビン酸：LD 法

$$ピルビン酸+\text{NADH}+H^+ \underset{\text{LD(pH9.5～10.0)}}{\overset{\text{LD(pH6.0～8.5)}}{\rightleftarrows}} 乳酸+\text{NAD}^+$$

乳酸は LD による NADH の 340 nm における吸光度の増加，ピルビン酸は NADH の吸光度の減少として測定する．

②乳酸：乳酸オキシダーゼ法

$$L\text{-乳酸}+O_2 \xrightarrow{\text{乳酸オキシダーゼ}} \text{ピルビン酸}+H_2O_2$$

生じた H_2O_2 を POD 系で発色.

③ピルビン酸：ピルビン酸オキシダーゼ法

$$\text{ピルビン酸}+O_2+Pi \xrightarrow[\text{オキシダーゼ}]{\text{ピルビン酸}} \text{アセチルリン酸}+CO_2+H_2O_2$$

生じた H_2O_2 を POD 系で発色させる.

3．測定上の注意事項

①全血中の乳酸，ピルビン酸はともに不安定であるので，氷冷後，全血：0.6 mol/L 過塩素酸＝1：2 で混和・除蛋白し，上清を測定する.

②血漿を用いる場合は，EDTA・フッ化ナトリウムを含む採血管で採血後ただちに低温遠心する.

4．採血条件

食事（1～2 時間で 20～50％の増加）や激しい運動（3～4 時間で元の値に戻る）で一過性の上昇を示すので，安静，空腹時採血がよい.

5．基準範囲

乳酸：4～16 mg/dL

ピルビン酸：0.3～0.7 mg/dL

6．臨床的意義

[増加] 低酸素血症，乳酸アシドーシス※，ビタミン B_1 欠乏症，肝障害

※乳酸アシドーシス（アニオンギャップの増加を伴う）はショック，心肺機能の低下，貧血時にみられる組織の血流障害や低酸素血症に起因するもの，糖尿病，腎不全，肝疾患，感染症，白血病などで生じる.

D　糖代謝の異常

 糖尿病と糖代謝異常の成因分類

表 4-3 を参照.

表 4-3　糖尿病と糖代謝異常*の成因分類

Ⅰ. 1型（膵β細胞の破壊，通常は絶対的インスリン欠乏に至る）
A. 自己免疫性
B. 特発性
Ⅱ. 2型（インスリン分泌低下を主体とするものと，インスリン抵抗性が主体で，それにインスリンの相対的不足を伴うものなどがある）
Ⅲ. その他の特定の機序，疾患によるもの
A. 遺伝子として遺伝子異常が同定されたもの
(1) 膵β細胞機能にかかわる遺伝子異常
(2) インスリン作用の伝達機構にかかわる遺伝子異常
B. 他の疾患，条件に伴うもの
(1) 膵外分泌疾患
(2) 内分泌疾患
(3) 肝疾患
(4) 薬剤や化学物質によるもの
(5) 感染症
(6) 免疫機序によるまれな病態
(7) その他の遺伝的症候群で糖尿病を伴うことの多いもの
Ⅳ. 妊娠糖尿病

注：現時点では上記のいずれにも分類できないものは分類不能とする.

*：一部には，糖尿病特有の合併症をきたすかどうかが確認されていないものも含まれる.

（日本糖尿病学会：糖尿病の分類と診断基準に関する委員会報告（国際標準化対応版）. 糖尿病, 55：490, 2012）

2 血糖コントロール目標

日本糖尿病学会より『糖尿病診療ガイドライン 2016』が刊行された.
血糖コントロールについて新たに加わったのは,

①血糖コントロール目標としての HbA1c 値が, 血糖正常化を目指す際の目標, 合併症予防のための目標, 治療強化が困難な際の目標と, 3段階に分けられた

②65歳以上の高齢者糖尿病の血糖コントロール目標としての HbA1c 値が, 患者の特徴・健康状態で3つのカテゴリーに分け, さらに重症低血糖が危惧される薬剤の使用の有無によって分けられた

など, きめ細かい設定がなされている.

糖尿病の病型診断のための検査

　外因性のインスリン投与がなされていない時点では, 血中インスリン濃度測定結果を, インスリン分泌・抵抗性の参考にすることができる.

①血中インスリン値:早朝空腹時の血中インスリン値が 15 μU/mL 以上を示す場合は, 明らかなインスリン抵抗性の存在が考えられる.
　基準値:2～10 μU/mL

②HOMA-IR:インスリン抵抗性の簡便な指標.
　HOMA-R= 空腹時インスリン値(μU/mL)× 空腹時血糖値(mg/dL)÷405
　基準値:1.6 以下, インスリン抵抗性:2 以上

③HOMA-β:インスリン分泌能の指標.

$$\text{HOMA-}\beta = \frac{360 \times \text{空腹時インスリン値 (μU)}}{\text{空腹時血糖値 (mg/dL)} - 63}$$

正常は 40～60%, 数値が小さいほどインスリン分泌能が低下.

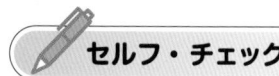

セルフ・チェック

A 次の文章で正しいものに〇，誤っているものに×をつけよ．

	〇	×
1. 腎のグルコース排泄閾値は 200 mg/dL である．	☐	☐
2. グルコースオキシダーゼは β-グルコースに作用する．	☐	☐
3. グルコースに対してヘキソキナーゼを反応させる場合，ATP を必要とする．	☐	☐
4. β 型を α 型に変換する酵素をグルコムタロターゼという．	☐	☐
5. ピルビン酸はグルコースの嫌気的解糖により生じる代謝産物である．	☐	☐
6. 全血中の乳酸およびピルビン酸は安定である．	☐	☐
7. 血糖測定用採血管に入っている NaF が阻害する酵素はエノラーゼである．	☐	☐
8. HbA1c は β 鎖 N 末端のロイシンにグルコースがシッフ結合したものである．	☐	☐
9. グリコアルブミンはアルブミンにグルコースが酵素的に結合したものである．	☐	☐
10. 1,5-AG は糸球体で濾過され尿細管で再吸収される．	☐	☐

A 1-× (170 mg/dL)，2-〇，3-〇，4-× (α 型を β 型)，5-× (好気的解糖)，6-× (不安定)，7-〇，8-× (バリン)，9-× (非酵素的に付加)，10-〇

B

1. β-1,2 グリコシド結合をもつのはどれか.【66A30】
   - □ ① イヌリン
   - □ ② ヘパリン
   - □ ③ アガロース
   - □ ④ グリコーゲン
   - □ ⑤ コンドロイチン硫酸

2. 糖尿病精査のため来院した患者の検査結果で糖尿病型を示すのはどれか. 2つ選べ.【66A32】
   - □ ① HbA1c　6.8%
   - □ ② 随時血糖値　170 mg/dL
   - □ ③ グリコアルブミン　14.8%
   - □ ④ 75 g 経口ブドウ糖負荷試験 1 時間血糖値　220 mg/dL
   - □ ⑤ 75 g 経口ブドウ糖負荷試験 2 時間血糖値　210 mg/dL

3. 過去約 2 か月の平均血糖値から想定される HbA1c 値より測定値が高値になるのはどれか.【66A33】
   - □ ① 輸血後
   - □ ② 腎性貧血
   - □ ③ 大量出血後
   - □ ④ 溶血性貧血
   - □ ⑤ 鉄欠乏性貧血

4. 血糖調節機構の組合せで誤っているのはどれか.【66A34】
   - □ ① インスリン————解糖系促進
   - □ ② 肝　臓————————グリコーゲン合成
   - □ ③ グルカゴン————グリコーゲン分解抑制
   - □ ④ 脂肪組織————トリグリセライド合成
   - □ ⑤ 腎　臓————————糖新生

B　1-①, 2-①と⑤, 3-⑤, 4-③ (③: グリコーゲンの分解促進→血糖の上昇)

5. HPLC 法による HbA1c 測定値が低下する要因はどれか.
【65A38】
□ ① 尿毒症
□ ② 乳び血症
□ ③ 溶血性貧血
□ ④ アスピリンの大量摂取
□ ⑤ アスコルビン酸の大量摂取

6. グルコースをグリコーゲンとして蓄える臓器はどれか. 2つ
選べ.【65A41】
□ ① 脳
□ ② 肝　臓
□ ③ 心　臓
□ ④ 腎　臓
□ ⑤ 骨格筋

7. 血糖コントロール不良の糖尿病で低下する血中成分はどれ
か.【65A43】
□ ① 乳　酸
□ ② HbA1c
□ ③ グリコアルブミン
□ ④ βヒドロキシ酪酸
□ ⑤ 1,5-アンヒドログルシトール〈1,5-AG〉

8. 血糖コントロールの指標で正しいのはどれか.【64A34】
□ ① HbA1c は貧血の影響を受けない.
□ ② HbA1c は 2 週間の平均血糖値を反映する.
□ ③ グリコアルブミンは肝硬変の影響を受けない.
□ ④ アルブミンはヘモグロビンより糖化速度が速い.
□ ⑤ 1,5-アンヒドログルシトールは高血糖で高値になる.

9. 血糖検査において測定値が高い順に並んでいるのはどれか.
【64P33】
- □ ① 動脈血＞静脈血＞毛細管血
- □ ② 動脈血＞毛細管血＞静脈血
- □ ③ 静脈血＞動脈血＞毛細管血
- □ ④ 静脈血＞毛細管血＞動脈血
- □ ⑤ 毛細管血＞動脈血＞静脈血

10. ATP産生に関与しないのはどれか.【63P29】
- □ ① 解糖系
- □ ② β酸化
- □ ③ 尿素回路
- □ ④ 電子伝達系
- □ ⑤ クエン酸回路

11. 糖代謝において糖新生のみに関与するのはどれか.
【62A34】
- □ ① ピルビン酸
- □ ② オキサロ酢酸
- □ ③ 3-ホスホグリセリン酸
- □ ④ フルクトース-6-リン酸
- □ ⑤ グリセルアルデヒド-3-リン酸

12. 糖尿病の診断基準で用いられるのはどれか. 2つ選べ.
【61A33】
- □ ① 血 糖
- □ ② 尿 糖
- □ ③ HbA1c
- □ ④ グリコアルブミン
- □ ⑤ 1,5-アンヒドログルシトール〈1,5-AG〉

9-②, 10-③（③：尿素回路は3分子のATPを消費）, 11-②, 12-①と③

5 脂質

A 脂質の構造と機能

 定義

①水や塩類の溶液に不溶または難溶で, 有機溶媒に可溶な物質.
②炭素数の多い脂肪酸とアルコールのエステルまたはそれに類似するもの (ステロイド).

 脂質の分類

1. 単純脂質

①脂肪 (fat):脂肪酸とグリセロールのエステル.
②ろう (wax):脂肪酸と高級アルコールのエステル.
③ステロイド (steroid):ステアリン類およびその脂肪酸エステル.

2. 複合脂質

①リン脂質 (phospholipid):リン酸と脂質が結合. 細胞膜などの構成成分.
②糖脂質 (glycolipid):糖と脂質が結合.
③リポ蛋白 (lipoprotein):蛋白質と脂質が結合.

3. 誘導脂質

脂質の加水分解により生じたもの (脂肪酸, コレステロールなど).

 脂質の構造

1. 脂肪酸 (表 5-1)

①脂肪酸は, 炭化水素鎖の一端に 1 つのカルボキシル基をもつ(C−C−C…C−C−C−COOH).

表 5-1　生体内の主な飽和脂肪酸と不飽和脂肪酸

飽和脂肪酸		不飽和脂肪酸		
名称	炭素数	名称	炭素数：二重結合数	系列
ラウリン酸	C_{12}	パルミトレイン酸	$C_{16:1}$	N-7
ミリスチン酸	C_{14}	オレイン酸	$C_{18:1}$	N-9
パルミチン酸	C_{16}	リノール酸	$C_{18:2}$	N-6
ステアリン酸	C_{18}	リノレン酸	$C_{18:3}$	N-3
		アラキドン酸	$C_{20:4}$	N-6
		エイコサペンタエン酸	$C_{20:5}$	N-3
		ドコサヘキサエン酸	$C_{22:6}$	N-3

②炭素数は偶数で，生体内では 12〜20 までが多い.

③血中で遊離型で存在するものを遊離脂肪酸というが，生体内では
ほとんどグリセロールやコレステロールと結合している.

・飽和脂肪酸：炭素が水素で飽和され二重結合がない.

・不飽和脂肪酸：二重結合（−C＝C−）をもつ.

・必須脂肪酸：リノール酸，リノレン酸，アラキドン酸（生体内で
つくることができない．しかし体にとって重要な役割をもつので
食餌中から摂取する必要がある）.

2．トリグリセライド（トリグリセリド，トリグリセロール）

3 価のアルコールであるグリセロールに 3 分子の脂肪酸がエステル
結合したもの．トリアシルグリセロールともいう.

3．コレステロール（Cho）類縁物質

①ステロイド骨格をもつ物質をまとめてコレステロール類縁物質と
いう（図 5-1）.

②コレステロールのほか，コレステロールから合成される性ホルモ
ン（男性ホルモン：テストステロン，女性ホルモン：エストラジ
オール，プロゲステロン），副腎皮質ホルモン（コルチゾール，ア
ルドステロン），胆汁酸，ビタミン D_3 がある．ただし，ビタミン
D_3 はコレステロールの前駆物質の 7-デヒドロコレステロールか
ら合成される.

4．リン脂質（PL）

①リン脂質のうち約 80％が親水性のリン酸と疎水性の脂肪酸，グ
リセロールから構成されるグリセロリン脂質であり，レシチン，
リゾレシチンが含まれる.

②グリセロールの代わりにスフィンゴシンをもつものをスフィンゴ

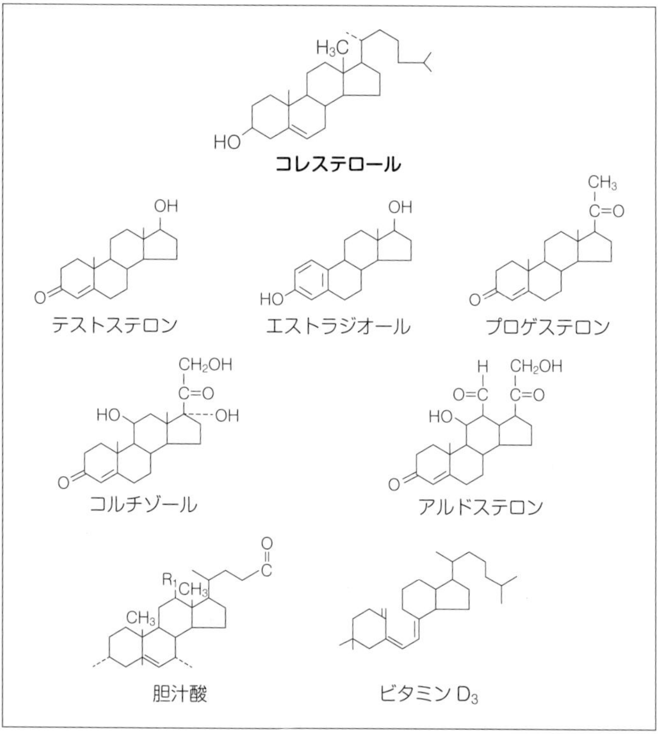

コレステロール

テストステロン　　　　エストラジオール　　　　プロゲステロン

コルチゾール　　　　　　アルドステロン

胆汁酸　　　　　　　　ビタミン D_3

図 5-1　コレステロールの構造と類縁物質

リン脂質といい，スフィンゴミエリンが含まれる．

4 脂質の生理的意義

①エネルギー源：脂肪酸
②生体膜成分：リン脂質
③ホルモンなどの材料：コレステロール
④細胞内のシグナル分子：リン脂質

B 脂質の代謝

 脂質の消化と吸収

①脂肪の消化・吸収は,主に小腸で行われる.

②脂肪は水に溶けないので,十二指腸で分泌される胆汁酸によって乳化され,膵リパーゼで加水分解され,モノアシルグリセロール,脂肪酸,グリセロールを生じる.

③脂肪の吸収は,小腸粘膜中へエネルギーを必要としない促進拡散で行われる.

④小腸粘膜に取り込まれた脂肪酸のうち,C が 10 以下の短い脂肪酸は血管に運ばれ,肝臓の細胞に取り込まれる.低級脂肪酸は炭素をつなげて高級脂肪酸になり,さらにトリグリセライドになって,蛋白質とコレステロールと混ざり合い LDL となる.C_{12} 以上の疎水性の高い脂肪酸はグリセロールに再び結合し,トリグリセライドになる.血管と並行して走るリンパ管に入り,コレステロールや蛋白質とともに混ざり合い,左鎖骨の下にある大静脈に入り血液中に運ばれる.この球状の油滴をカイロミクロンとよぶ.

 脂肪酸の代謝(β酸化)(→p.11,図 1-4)

①脂肪酸はミトコンドリア内でβ酸化を受け,エネルギーを産生する.

②脂肪酸のβ酸化は,脂肪酸がコエンザイム A(CoA)と結合しアシル CoA となり,活性化される.その後ミトコンドリア内へと輸送されるが,CoA は分子量が大きいため通過できない.そのため,脂肪酸はいったんカルニチンと結合し内膜を通過した後に再び CoA を結合し,アシル CoA となってβ酸化を受ける.

③β酸化は脂肪酸分解の主経路であり，脂肪酸のカルボキシル基から2番目であるβ位の炭素が酸化され，acetyl coenzyme A（アセチル CoA）1分子を生じる．脂肪酸はβ酸化を繰り返し，すべてアセチル CoA となる．

④1分子のアセチル CoA を生成するごとに，$FADH_2$と NADH を各1分子生じる．これらは電子伝達系（酸化的リン酸化経路）で酸化されると，それぞれ 2ATP および 3ATP（計 5ATP）を生じる．

3 ケトン体の代謝

①ケトン体とは，アセト酢酸，3-ヒドロキシ酪酸（βヒドロキシ酪酸），アセトンの総称．

②ケトン体はアセチル CoA から生成される．飢餓状態での糖質不足や糖尿病によって糖質利用が低下すると，アセチル CoA が肝臓で代謝しきれずにケトン体となって蓄積する．

③ケトン体の蓄積によりケトアシドーシスを起こす．

4 トリグリセライドの代謝

①解糖系でできるジヒドロキシアセトンリン酸からつくられる（図5-2）．

5 リポ蛋白の代謝

①脂質は非親水性であるため，水に溶けやすいアポリポ蛋白と結合し，リポ蛋白として血中を流れ，細胞へと運ばれる（図5-3）．

②リポ蛋白はその比重によって，小さいものからカイロミクロン（chylomicron：CM），超低比重リポ蛋白（very low density lipoprotein：VLDL），中間比重リポ蛋白（intermediate density lipoprotein：IDL），低比重リポ蛋白（low density lipoprotein：LDL），高比重リポ蛋白（high density lipoprotein：HDL）と分類され，それぞれの機能も異なる（表5-2，3，図5-4）．

③CM は食事由来のトリグリセライド（triglyceride；TG）とコレステロールからなり，脂質を末梢組織へと運搬する．

④VLDL は肝臓で合成された TG（内因性 TG）とコレステロールか

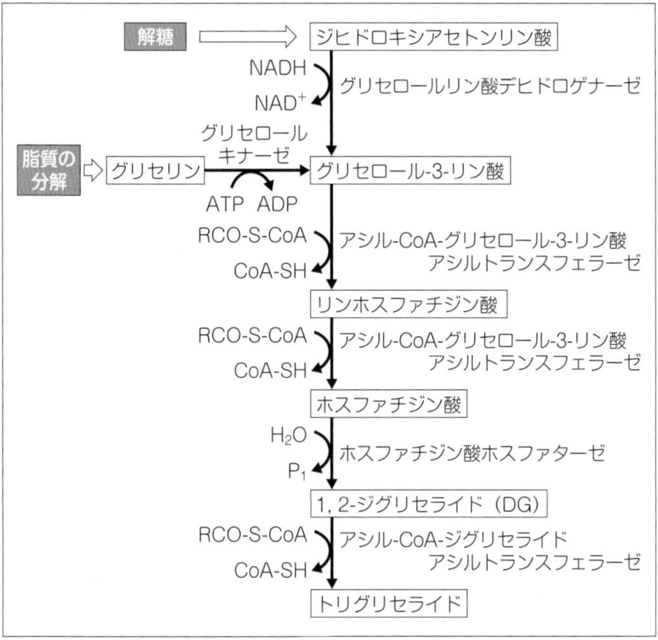

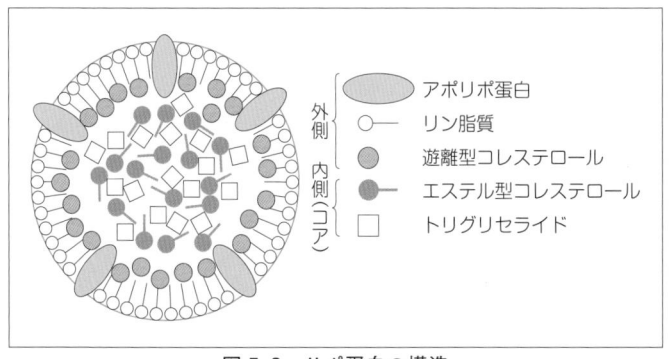

解糖　⟹　ジヒドロキシアセトンリン酸

NADH
NAD⁺　グリセロールリン酸デヒドロゲナーゼ

グリセロール
キナーゼ

脂質の分解　⟹　グリセリン　→　グリセロール-3-リン酸

ATP　ADP

RCO-S-CoA
CoA-SH　アシル-CoA-グリセロール-3-リン酸　アシルトランスフェラーゼ

リンホスファチジン酸

RCO-S-CoA
CoA-SH　アシル-CoA-グリセロール-3-リン酸　アシルトランスフェラーゼ

ホスファチジン酸

H₂O
P₁　ホスファチジン酸ホスファターゼ

1, 2-ジグリセライド（DG）

RCO-S-CoA
CoA-SH　アシル-CoA-ジグリセライド　アシルトランスフェラーゼ

トリグリセライド

図 5-2　トリグリセライドの合成

アポリポ蛋白
リン脂質
遊離型コレステロール
エステル型コレステロール
トリグリセライド

外側
内側（コア）

図 5-3　リポ蛋白の構造
（戸塚　実：最新臨床検査学講座　臨床化学検査学．浦山　修・他（編），医歯薬出版，
2016，p.154 を一部改変）

表 5-2　リポ蛋白の種類と特徴

リポ蛋白	比重	大きさ	主な脂質	主なアポリポ蛋白
CM	小	大	TG（食事由来＝外因性）	B-48, A-Ⅰ, E, Cs
VLDL	↑	↑	TG（内因性）	B-100, E, Cs
IDL			Cho, TG	B-100, E, C-Ⅲ
LDL			Cho	B-100
HDL₂			PL, Cho	A-Ⅰ, A-Ⅱ, Cs
HDL₃	大	小	PL, Cho	A-Ⅰ, A-Ⅱ, Cs

TG：トリグリセライド，Cho：コレステロール，PL：リン脂質，Cs：C-Ⅰ，C-Ⅱ，C-Ⅲ

表 5-3　アポリポ蛋白の種類と機能

アポリポ蛋白	機能
A-Ⅰ	LCAT の活性化
A-Ⅱ	肝性リパーゼの活性化
B-100	VLDL の分泌，受容体との結合
B-48	CM の分泌
C-Ⅰ	LCAT の活性化
C-Ⅱ	LPL の活性化
C-Ⅲ	LPL の抑制，リポ蛋白の異化抑制
E	受容体との結合

（戸塚　実：最新臨床検査学講座　臨床化学検査学．浦山修・他（編），医歯薬出版，2016，p.156 より改変）

　らなり，CM と同様に，末梢組織へ脂質を運搬する．
⑤VLDL から生成した IDL は肝性リパーゼ（hepatic triglyceride lipase；HTGL）によって LDL に変換される．
⑥LDL はアポリポ蛋白 B 受容体と結合し，細胞内に取り込まれ，肝臓で合成されたコレステロールやリン脂質を末梢組織へ運搬する．
⑦HDL はアポ A-Ⅰ，アポ A-Ⅱにリン脂質とコレステロールが含まれる原始 HDL が形成され，肝・末梢組織細胞膜から遊離型コレステロールを受け取り，レシチンコレステロールアシルトランスフェラーゼ（lecithin-cholesterol acyltransferase；LCAT）によりエステル型コレステロールへと変換し，成熟型 HDL（HDL₃）となる．HDL₃はさらに遊離型コレステロールを取り込み変換し，エステル型コレステロールを豊富に含む HDL₂となる．HDL₂はコレステロールエステルトランスファープロテイン（cholesterol ester

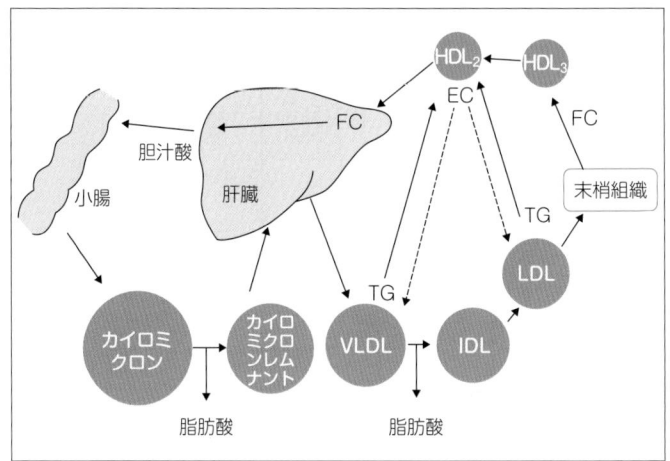

図 5-4　リポ蛋白の代謝の概要
FC：遊離型コレステロール，EC：エステル型コレステロール，TG：トリグリセ
ライド

transfer protein；CETP）によって VLDL や LDL へエステル型コ
レステロールを渡し，TG を受け取る．さらに HDL$_2$は末梢組織中
の遊離型コレステロールを肝へと輸送する．これをコレステロー
ルの逆転送（reverse cholesterol transport；RCT）という．

 ## 6 コレステロールの代謝

①コレステロールの合成は，アセチル CoA から 3-ヒドロキシ-3-メ
　チルグルタリル CoA（HMG-CoA）が合成され，HMG-CoA 還元
　酵素によってメバロン酸となる．HMG-CoA 還元酵素はコレステ
　ロール生成の律速酵素※である．その後スクワレン，ラノステ
　ロールを経て，コレステロールが合成される（図 5-5）．
②血中コレステロールの約 80% は代謝され胆汁酸となり，胆汁中
　に排泄される．

※律速酵素：生体内で複数の酵素が関与して物質を代謝するときに，
　それらの酵素のなかで最も反応速度が遅い酵素が律速酵素で，こ
　の酵素の反応速度がその代謝系の速度となる．

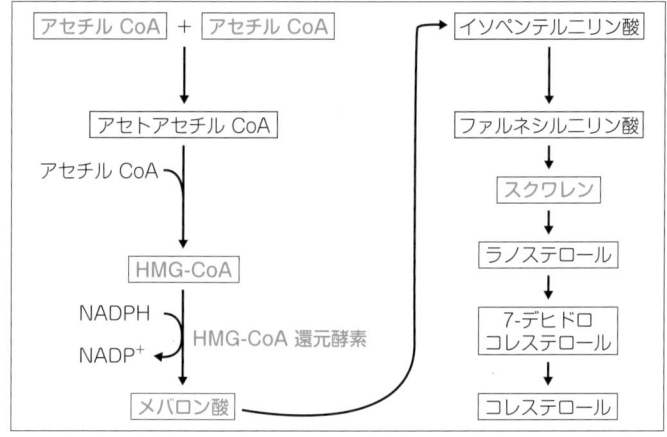

図5-5 コレステロールの合成

 ## その他の脂質の代謝

1. リン脂質の代謝

①グリセロリン脂質の合成は，トリグリセライド合成系に付随してつくられる．リン脂質はジヒドロアセトンリン酸から生成されるトリグリセライドの合成段階でできるホスファチジン酸から，ホスファチジルイノシトール，カルジオリピンホスファチジルグリセロールができる．また，ジアシルグリセロールからはホスファチジルエタノールアミン，ホスファチジルコリンからつくられる．

②スフィンゴリン脂質の代謝：スフィンゴ脂質の骨格であるスフィンゴシンはパルミトイルCoAとセリンから生成される（図5-6）．

2. 糖脂質の代謝

①スフィンゴミエリンから生成されるセラミドにヘキソースが結合したものは中性糖脂質とよばれ，脳，脊髄に多く，髄鞘の成分である．これにはセレブロシドやグロボシドがある（図5-6）．

②セラミドにシアル酸が結合したものを酸性糖脂質（ガングリオシド）とよび，脳では全脂質の6％がガングリオシドである．

3. エイコサノイド

①アラキドン酸から合成される物質群の総称．プロスタグランジン，トロンボキサン，ロイコトリエンの3つに大別される．

②プロスタグランジン，トロンボキサンはシクロオキシゲナーゼ経路

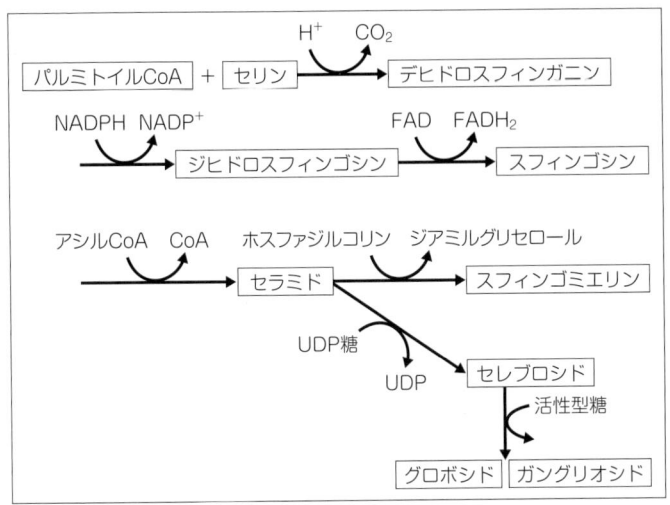

図 5-6 スフィンゴリン脂質の代謝

によって生成され，ロイコトリエンはリポキシゲナーゼ経路によっ
て生成される．

4. プロスタグランジン

①プロスタグランジンは，ホスホリパーゼ A_2 の作用により，細胞
膜のリン脂質から遊離したアラキドン酸にシクロオキシゲナーゼ
が作用することにより生成される（図 5-7）．

②細胞膜表面上に存在する4種類の受容体サブタイプに作用して発
熱や疼痛，炎症惹起など多彩な作用を発揮する．

5. 過酸化脂質（lipid peroxide）

(1) 生理的意義

過酸化脂質はリノール酸，リノレイン酸，アラキドン酸など多価不
飽和脂肪酸が生体内において酸化され，過酸化物となったもので，
−O−O−構造のあるものの総称である．

生体内で問題にされているのは，−C−O−O−H 構造のヒドロペルオ

キシ化合物，構造の環状過酸化物である．その過酸化と

その分解過程は詳しくわかっていないが，過酸化脂質の増加が，老化

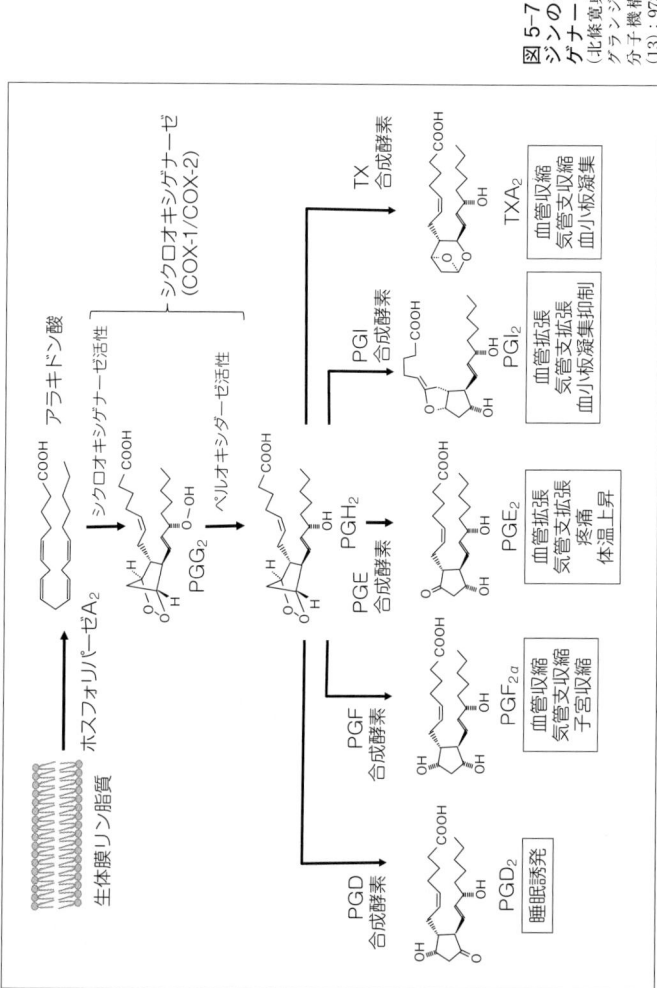

図5-7 プロスタグランジンの生成（シクロオキシゲナーゼ経路）
(北條寛典，杉本幸彦：プロスタグランジン E2 による疾患惹起の分子機構．医学のあゆみ，248 (13)：978，2014 を一部改変)

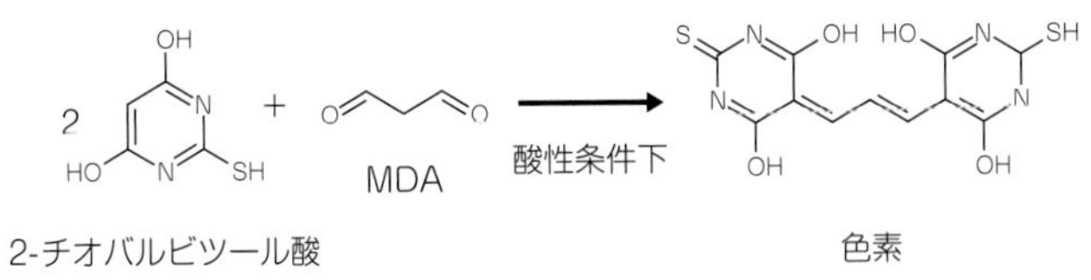

図 5-8　チオバルビツール酸(TBA)法

および動脈硬化症の1つの成因であることが明らかにされてきた.

(2) 測定法

① チオバルビツール酸(TBA)法:過酸化脂質から生じたマロンジアルデヒド(MDA)とTBAが反応し,赤色化合物を生成する(531 nm)(図 5-8).

② ヘモグロビン・メチレンブルー法(八木別法):ヘモグロビンを触媒とし,ヒドロキシペルオキサイドとメチレンブルーの誘導体が反応し,メチレンブルーなどがモル生成する現象を利用して測定する(675 nm).

C　脂質の検査

学習の目標

★各脂質の測定法・臨床的意義をしっかり覚えよう.

- □ トリグリセライド
- □ 総コレステロール(TC)
- □ HDL-コレステロール
- □ LDL-コレステロール
- □ リン脂質
- □ 遊離脂肪酸

- □ ケトン体
- □ リポ蛋白
- □ アポリポ蛋白
- □ 胆汁酸
- □ Lp(a)
- □ LCAT

1 トリグリセライド (トリグリセリド, トリアシルグリセロール)

1. 生理的意義

① 食事として摂取される脂肪の大半はトリグリセライドであり,腸

$$CH_2OCOR_1$$
$$|$$
$$CHOCOR_2$$
$$|$$
$$CH_2OCOR_3 \qquad R：脂肪酸$$

図 5-9　トリグリセライドの構造

管で消化吸収され，リンパ管から胸管を経て血中に入る．血中に入ったトリグリセライドは，カイロミクロンに取り込まれ外因性トリグリセライドとよばれる．脂肪組織で貯えられたトリグリセライドは，糖質がエネルギー源として不足すると，遊離脂肪酸とグリセロールに分解され血中に放出される．一部はエネルギー源として消費されるが，大部分はトリグリセライドに再合成され（内因性トリグリセライドという），VLDL として血中に放出される．

②中性脂肪とはグリセロールに脂肪酸が結合したもので，グリセロールに 3 分子の脂肪酸がエステル結合したものをトリグリセライド，2 分子の脂肪酸が結合したものをジグリセライド，1 分子のものはモノグリセライドという（図 5-9）．血清中では中性脂肪の 90〜95％がトリグリセライドとして存在しているので，通常はトリグリセライドと中性脂肪は同じ意味に使われている．結合している脂肪酸は多いものから順にオレイン酸（44％），パルミチン酸（26％），リノール酸（16％）である．

2．測定法

●酵素法

①グリセロールキナーゼ法（遊離グリセロール除去法）

［第 1 反応］（グリセロールの除去）

グリセロール＋ATP $\xrightarrow{GK}$ グリセロール-3-リン酸＋ADP

グリセロール-3-リン酸＋O_2 $\xrightarrow{GPO}$ ジヒドロキシアセトンリン酸＋H_2O_2

$2H_2O_2$ $\xrightarrow{カタラーゼ}$ $2H_2O＋O_2$

※カタラーゼは H_2O_2 の除去．

[第2反応]

トリグリセライド＋$3H_2O$ $\xrightarrow{LPL}$ グリセロール＋3-脂肪酸

グリセロール＋ATP $\xrightarrow{GK}$ グリセロール-3-リン酸＋ADP

グリセロール-3-リン酸＋O_2 $\xrightarrow{GPO}$ ジヒドロキシアセトンリン酸＋H_2O_2

$2H_2O_2$＋4-アミノアンチピリン＋フェノール $\xrightarrow{POD}$ 赤色キノン

※第2反応にカタラーゼ阻害剤としてアジ化ナトリウムを添加.
（GK：グリセロールキナーゼ，GPO：グリセロール-3-リン酸オキシゲナーゼ，LPL：リポプロテインリパーゼ，POD：ペルオキシダーゼ）

②JSCC勧告法（GK・PK・LD法）

トリグリセライド $\xrightarrow{KOH}$ グリセロール＋3脂肪酸

グリセロール＋ATP $\xrightarrow{GK}$ グリセロール-3-リン酸＋ADP

ADP＋ホスホエノールピルビン酸 $\xrightarrow{ピルビン酸キナーゼ}$ ピルビン酸＋ATP

ピルビン酸＋NADH＋H^+ $\xrightarrow{LD}$ 乳酸＋NAD^+

（340 nmの吸光度減少）

3. 測定上の注意事項

①遊離グリセロール：血中には遊離グリセロールが0.5〜1.7 mg/dL（トリグリセライドに換算すると約5〜16 mg/dLに相当）存在する. そのため，遊離グリセロールを消去する方法をわが国では採用しているが，採用しているのはわが国だけである.

②検体の安定性：4℃保存で4日間，−20℃保存で比較的長期安定. 保存した血清ではLPLにより遊離グリセロールが増加する.

4. 採血条件

①トリグリセライドは脂質で最も食事の影響を受けやすい. 10〜14時間空腹の早朝採血が理想的である.

②空腹が長すぎると内因性トリグリセライドの上昇により増加する.

③飲酒習慣により上昇傾向.

5．基準範囲

30〜150 mg/dL（空腹時）

［変動要因］

①性差なし．

②年齢とともに高くなる．

6．臨床的意義

［高値］原発性脂質異常症，Tangier 病，二次性脂質異常症（糖尿病，ネフローゼ症候群，肥満症，甲状腺機能低下症，先端巨大症，下垂体機能低下症，閉塞性黄疸，リポ蛋白リパーゼ欠損症），ステロイドホルモン投与後

［低値］βリポ蛋白欠損症，甲状腺機能亢進症，下垂体機能亢進症，肝硬変，重症肝実質障害

 ## コレステロール

1．生理的意義

①血中のコレステロール量は，食事由来のコレステロールと，肝臓での合成，胆汁酸への異化と胆汁中への排泄で調節されている．コレステロールの 30％は胆汁酸になり，胆汁酸はリン脂質とミセルを形成し胆汁中に排泄される．

②胆汁中のコレステロールおよび胆汁酸は，ほとんどが再吸収され

 脂質異常症の診断基準について

日本動脈硬化学会から『動脈硬化性疾患予防ガイドライン（2017 年版）』により，脂質異常症の診断基準が示されている．

LDL-コレステロール値は Friedewald 式［LDL-C＝TC−HDL-C−(TG/5)］より求める．TG が 400 mg/dL 以上の場合は non HDL-コレステロール（＝TC−HDL-C）を用いて判断する．

トリグリセライド	150 mg/dL 以上
LDL-コレステロール	高 LDL コレステロール血症：140 mg/dL 以上 境界域高 LDL コレステロール血症：120〜139 mg/dL
HDL-コレステロール	低 HDL-コレステロール血症：40 mg/dL 未満
non HDL-コレステロール	高 non HDL-コレステロール血症：170 mg/dL 境界域高 non HDL-コレステロール血症：150〜169 mg/dL

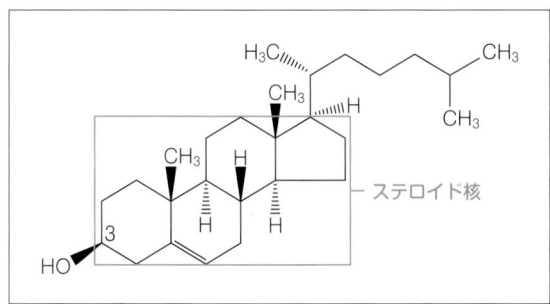

図 5-10　コレステロール（遊離型）の構造

肝臓へと戻る（腸肝循環という）．コレステロール濃度は食事に
よって影響を受けないが，動物性脂肪に富む食生活はコレステ
ロールの上昇を招く．

③コレステロールは，cyclo-pentanoperhydrophenanthrene 核（＝
ステロイド核）をもった 1 価のアルコールである（図 5-10）．C_3
に OH 基をもっているのが遊離型で，C_3 に脂肪酸が結合している
のがエステル型である．血中では 1/3 が遊離型で，2/3 がエステ
ル型である．エステル型コレステロールを構成する脂肪酸は，リ
ノール酸（48%），オレイン酸（18%），パルミチン酸（12%），その
他（22%）である．

2．測定法

（1）Abell-Kendall 法

Abell-Kendall 法が CDC（米国疾病管理予防センター）によって標
準的測定法とされている．

アルカリ性エタノールで血中リポ蛋白の分解とエステル型コレステ
ロールのけん化を行い，遊離型コレステロールを石油エーテルで抽出
し，溶媒を蒸発・乾固し，残渣中のコレステロールを Liebermann-
Burchard 反応で測定する．

Liebermann-Burchard 反応：クロロホルム中のコレステロールが，
硫酸・無水酢酸により青緑色（極大吸収 625 nm）を呈する反応．

（2）酵素法

総コレステロールの測定は，エステル型コレステロールをコレステ
ロールエステラーゼ（CE）で遊離型コレステロールとし測定する．遊
離型，エステル型を測定する場合は CE を除外した試薬で遊離型コレ

ステロールを測定し，総コレステロールからの差でエステル型を求める．

①コレステロールエステラーゼ・コレステロールデヒドロゲナーゼ（CE・CD）法［日本臨床化学会（JSCC）勧告法］

エステル型コレステロール $\xrightarrow{CE}$ 遊離型コレステロール＋脂肪酸

遊離型コレステロール＋NAD^+ $\xrightarrow{CD}$

コレスト-4-エン-3 オン＋$NADH＋H^+$
（340 nm の吸光度増加を測定）

②コレステロールエステラーゼ・コレステロールオキシダーゼ（CE・COD）法

エステル型コレステロール $\xrightarrow{CE}$ 遊離型コレステロール＋脂肪酸

遊離型コレステロール＋O_2 $\xrightarrow{COD}$ コレスト-4-エン-3 オン＋H_2O_2
（生じた H_2O_2 と色原体をペルオキシダーゼで発色）

3．測定上の注意事項

CE・COD 法では，ビリルビン，アスコルビン酸がペルオキシダーゼ反応の基質となり，H_2O_2 を消費するため負の誤差となる．アスコルビン酸の影響を消去するために，試薬にアスコルビン酸オキシダーゼが加えられている場合もある．

4．採血条件

①食事による影響，日内変動はない．
②検体の安定性：4℃保存で少なくとも 1 週間，凍結すれば長期間安定である．血清の室温放置で，LCAT の影響で遊離型コレステロール型が減少する．

5．基準範囲

(1) 総コレステロール（TC）

142〜248 mg/dL

［変動要因］

①年齢差，性差が認められる．年齢とともに増加し，20〜40 歳代では男性が高めであるが，女性は閉経後上昇し，男性より 5〜10 mg/dL 高値となる．
②妊娠後期には約 50％上昇し，出産後低下する．

(2) コレステロールエステル比

　73〜77%

　※総コレステロール（TC）と遊離型コレステロール（FC）を測定
　して，その差をエステル型コレステロール（EC）とし，コレステ
　ロールエステル比＝EC/TC×100［%］とする．

6．臨床的意義

(1) 総コレステロール

　［高値］原発性脂質異常症，二次性脂質異常症（ネフローゼ症候群，
甲状腺機能低下症，Cushing 症候群，先端巨大症，閉塞性黄疸，糖尿
病），ステロイドホルモン投与，妊娠

　［低値］Tangier 病，LCAT 欠損症，甲状腺機能亢進症，肝硬変

(2) コレステロールエステル比

　LCAT は肝臓でのみ生合成される酵素であり，肝障害が重症になる
と EC の量も減少するので，コレステロールエステル比も減少する．
コレステロールエステル比の測定は，肝機能低下の重症度の指標とし
てきわめて有用な検査である．

　［高値］Wolman 病（エステル型コレステロール蓄積症）

　［低値］肝障害，ネフローゼ症候群，慢性炎症性疾患，栄養障害，家
　　　　　族性 LCAT 欠損症

3 HDL-コレステロール

1．生理的意義

　①高比重リポ蛋白（HDL）に含まれるコレステロールを HDL-コレ
　　ステロール（HDL-C）とよび，抗動脈硬化作用がある．

　②HDL の抗動脈硬化作用機序は，血管壁に蓄積された遊離コレステ
　　ロールを除去し，LCAT の作用によりエステル型として肝へ運搬
　　し，また末梢組織細胞にコレステロールを運搬する低比重リポ蛋
　　白（LDL）を抑制する．

　③HDL-C と虚血性心疾患の発症の間には逆相関がある．

2．測定法

　HDL-C 測定法は，(1) 直接法，(2) 超遠心法，(3) 沈殿法，(4) 電
気泳動法の 4 つに分類されるが，直接法が最も普及している．

(1) ホモジニアス法（直接法）

　特性の高い界面活性剤や特殊物質を利用した，測定法の異なる種々

の方法がある.

　　＜界面活性剤を用いた選択阻害法＞
　　　・特殊な界面活性剤を HDL 以外のリポ蛋白に作用させ，酵素反応
　　　　をブロックする.
　　　・HDL を可溶化し酵素反応させ，生じた H_2O_2 をペルオキシダー
　　　　ゼ系で発色させる（→p.146，CE・COD 法）.

（2）超遠心法

　超遠心により HDL 分画を分取し，HDL 分画に含まれるコレステ
ロールを測定する.

（3）沈殿法

　ポリアニオン（酸性多糖体）やリンタングステン酸と 2 価陽イオン
を組み合わせて，HDL 分画以外を沈殿させ，上清に残る HDL 分画中
のコレステロールを測定する方法.

　沈殿試薬としてヘパリン–Mn，ヘパリン–Ca，デキストラン硫酸–
Mg，デキストラン硫酸–Ca が用いられる.

（4）電気泳動法

　アガロースゲル電気泳動でリポ蛋白を分画し，コレステロール染色
をする方法. HDL 分画は α 分画に泳動されるため，TC 濃度に α 分画
の％を乗じて HDL–C 濃度を求める.

3．測定上の注意事項

　検体の安定性：凍結保存はリポ蛋白が変性するため，冷蔵保存する.

4．基準範囲

　男性：37〜67 mg/dL
　女性：40〜71 mg/dL
　女性のほうが 7〜10 mg/dL 高値となる.

5．臨床的意義

　40 mg/dL 未満を低 HDL–C 血症としている.

　［低値（40 mg/dL 以下）］アポリポ蛋白 A–Ⅰ 欠損症，Tangier 病，
LCAT 欠損症（先天的に低下する），肥満，糖尿病，虚血性血管障害，
肝実質障害，ネフローゼ症候群，喫煙.

　［高値］CETP（コレステリルエステル転送蛋白）欠損症，妊娠，エ
ストロゲン，インスリン，ニコチン酸などの薬物でも高値となる.

4 LDL-コレステロール

1. 生理的意義

①低比重リポ蛋白（LDL）に含まれるコレステロールを LDL-コレステロール（LDL-C）とよぶ.

②動脈硬化症の発症，進展にかかわり，日本動脈硬化学会の動脈硬化性疾患診療ガイドラインでも，原則として LDL-C 値または non HDL-C 値で評価し，TC 値は参考値とするとしている.

2. 測定法

直接法も開発されたが，測定法によって LDL-C 値が微妙に変わることから，現在では計算式による値が用いられている.

(1) 計算法（Friedewald の計算式）

LDL-C＝TC－HDL-C－1/5TG

ただし，TG が 400 mg/dL 未満の場合のみ.

400 mg/dL 以上の場合は TC から HDL-C を引いた non HDL-C を用いる. non HDL-C＝TC－HDL-C

(2) ホモジニアス法（直接法）

特性の高い界面活性剤や特殊物質を利用した測定法の異なる種々の方法がある.

MDA-LDL

酸化 LDL が動脈硬化の形成・進展に関与する真の悪玉コレステロールであるとして，酸化 LDL と動脈硬化との関連が多数報告されるようになっている. 酸化 LDL とは，LDL が酸化的変性を受けて生じる多種多様の物質の総称であり，不均一な分子である. LDL が酸化変性を受けたときに生じるアルデヒド類のうち，マロンジアルデヒドが MDA-LDL である.

MDA-LDL は多量であることと構造が明確であることから測定系（EIA法）が開発された. 冠動脈疾患既往歴のある糖尿病患者における予後予測のマーカー，または糖尿病患者における経皮的冠動脈形成術などによる治療後の再狭窄のマーカーとして，平成 20 年 6 月 1 日から保険請求が可能となった.

基準範囲：男　45 歳未満：46〜82 U/L，45 歳以上：61〜105 U/L
　　　　　女　55 歳未満：46〜82 U/L，55 歳以上：61〜105 U/L
高 MDA-LDL　≧110 U/L

＜界面活性剤を用いた選択阻害法＞
　　・特殊な界面活性剤を LDL 以外のリポ蛋白に作用させ，酵素反応
　　　をブロックする．
　　・LDL を可溶化し酵素反応させ，生じた H_2O_2 をペルオキシダー
　　　ゼ系で発色させる（→p.146, CE・COD 法）.

3．基準範囲

　139 mg/dL 以下（non HDL–C：169 mg/dL 以下）
　性差なし

4．臨床的意義

　140 mg/dL 以上を高 LDL–C 血症としている.

5 リン脂質

1．生理的意義

　①血清中に存在するリン脂質のほとんどは肝臓で合成され，リポ蛋
　　白として血中に放出される.
　②リン脂質は，生体内で細胞膜の構成，脂肪の乳化・吸収，血液凝
　　固，コリン代謝などに関与する.
　③血清リン脂質は大部分がコリン含有リン脂質であり，レシチンが
　　60〜70％と多く，スフィンゴミエリンが約 20％，リゾレシチン
　　が5〜10％とこれに続き，他は 2〜3％である．結合している脂肪
　　酸は，パルミチン酸（16：0）が37％，リノール酸（18：2）が
　　18％，オレイン酸（18：1）が17％である.

2．測定法

（1）比色法

　直接定量が不可能なので，リン脂質中の無機リンを定量（リン脂質
抽出→無機リン化→無機リン定量）し，それを 25 倍してリン脂質量
とする.

（2）酵素法

〔例：レシチン〕
①ホスホリパーゼ C・アルカリホスファターゼ法

$$\text{レシチン} + H_2O \xrightarrow{\text{ホスホリパーゼC}} \text{ホスホリルコリン} + \text{ジグリセリド}$$

$$\text{ホスホリルコリン} \xrightarrow{\text{アルカリホスファターゼ}} \text{コリン} + \text{リン酸}$$

②ホスホリパーゼ D・コリンオキシダーゼ法

レシチン＋H_2O $\xrightarrow{\text{ホスホリパーゼ D}}$ ホスファチジン酸＋コリン

コリン＋$2O_2$＋H_2O $\xrightarrow{\text{コリンオキシダーゼ}}$ ベタイン＋$2H_2O_2$

生じた H_2O_2 をペルオキシダーゼ系で発色させる.
現在，リン脂質測定の日常検査法として普及している.

3．測定上の注意事項

①ホスホリパーゼ C・アルカリホスファターゼ法：レシチン，ス
フィンゴミエリンを対象としている．血清リン脂質の約87％を
測定.

②ホスホリパーゼ D・コリンオキシダーゼ法：コリン含有リン脂質
（レシチン，スフィンゴミエリン，リゾレシチン）のみを測定して
いるので，コリンを含有しないホスファチジン酸は発色しない.
血清リン脂質の約95％を測定.

4．採血条件

採血後はできるだけ早く血清分離し測定する.

5．基準範囲

150～250 mg/dL
［変動要因］
①加齢とともに軽度に上昇を続ける.

6．臨床的意義

［高値］原発性脂質異常症，二次性脂質異常症（閉塞性黄疸，甲状腺
機能低下症，糖尿病），CETP 欠損症

［低値］Tangier 病，重症肝実質障害，重症貧血，甲状腺機能亢進症

〈参考事項〉

胆汁うっ滞，閉塞性黄疸，LCAT 欠損症で出現するリポ蛋白はリポ
X（Lp-X）とよばれ，判定や経過観察で用いられる．Lp-X はアポ蛋
白が 6.0％と非常に少なく，リン脂質が多量に含まれる.

遊離脂肪酸

1．生理的意義

①遊離脂肪酸は，エステル化されていない脂肪酸を示し，脂肪の酵素水解（リポ蛋白リパーゼ，ホルモン感受性リパーゼ）により生成される．

②free fatty acid（FFA）または non-esterified fatty acid（NEFA）ともよばれる．

③血中ではアルブミンと結合している．リポ蛋白リパーゼは，脂肪を脂肪酸として脂肪組織に取り込み，ホルモン感受性リパーゼ（種々のホルモンによって活性化される）は，脂肪組織中の脂肪を分解し遊離脂肪酸を放出し，筋，肝などへ供給する．

④アドレナリン，ノルアドレナリン，ACTH，TSH，グルカゴンなどは遊離脂肪酸の生成を促進し，インスリン，プロスタグランジンなどは抑制する．

2．測定法

滴定法，比色法，酵素法があるが，酵素法が普及している．

（1）滴定法

遊離脂肪酸のカルボキシル基（–COOH）を低濃度のアルカリで中和滴定する方法（Dole 法）．

（2）比色法

遊離脂肪酸が銅やコバルトと錯塩をつくり，これを有機溶媒（クロロホルム，Dole 抽出液）で抽出したのち，錯塩を発色させる．

（3）酵素法

アシル–CoA 合成酵素（ACS）で脂肪酸をアシル CoA に分解し定量する方法．

$$遊離脂肪酸＋ATP＋CoA \xrightarrow{ACS} アシル CoA＋AMP＋ピロリン酸$$

定量には，①CoA 減少量を測定する方法，②アシル CoA にアシル CoA オキシダーゼ，POD を共役させる方法，③ピルビン酸をピルビン酸酸化酵素，POD の共役酵素で測定する方法がある．

3．測定上の注意事項

①血液を放置すると遊離脂肪酸が上昇するので，採血後は速やかに血清分離する．

②検体の安定性：凍結保存では 1 カ月安定．

4．採血条件
①ホルモン作用の影響を受けやすいので，早朝空腹時に採血する．
②食事摂取で著しく減少する．
③環境の変化，喫煙，栄養状態，精神状態などにも敏感に値が変動する．

5．基準範囲
140～850 μEq/L
［変動要因］
①加齢とともに上昇する．
②性差は認められない．

6．臨床的意義
［高値］糖尿病，甲状腺機能亢進症，褐色細胞腫，末端巨大症，Cushing 症候群，重症肝疾患，ネフローゼ症候群，肥満症，心筋梗塞など．
［低値］甲状腺機能低下症，下垂体機能不全，Addison 病，インスリノーマなど．

7 リポ蛋白リパーゼ（LPL）

1．生理的意義
①リポ蛋白リパーゼは，トリグリセリドを遊離脂肪酸とグリセロールに分解する酵素である．
②血清中の VLDL は LPL により VLDL 中のトリグリセリドが加水分解され，中間比重リポ蛋白（IDL）となり，さらに肝性リパーゼの作用を受け LDL へ代謝される．
③血漿 LPL の測定によって，高トリグリセリド血症が LPL の欠損または低下によるものかを鑑別するために行う．

2．基準範囲
140～360 ng/mL

3．臨床的意義
［高値］肥満
［低値］先天性：LPL 欠損症
　　　　後天性：糖尿病(インスリンが LPL 活性を上昇させるため，糖尿病では LPL 活性が低下し，トリグリセリドの分解が遅れるため)，下垂体機能低下症，感染症，悪性腫瘍

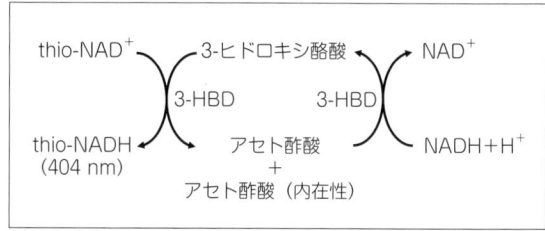

図 5-11　ケトン体の測定
(戸塚　実:最新臨床検査学講座　臨床化学検査学. 浦山　修・他 (編),
医歯薬出版, 2016, p.179)

 ケトン体

1．生理的意義

①血中ケトン体:アセト酢酸が 25〜30％, 3-ヒドロキシ酪酸が
65〜75％. アセトンは呼気から排泄されるため血中にはほとん
ど存在しない.

②3-ヒドロキシ酪酸は腎排泄閾値があり, ケトン体の血中濃度が低
い場合, 尿に排泄されるのはアセト酢酸である.

③ケトン体は心, 筋肉の重要なエネルギー源である.

2．測定法

●酵素法 (酵素サイクリング法) (図 5-11)

3-ヒドロキシ酪酸を thio-NAD$^+$存在下で 3-ヒドロキシ酪酸デヒド
ロゲナーゼ (3-HBD) と反応させ, アセト酢酸を生成させ, 内因性の
アセト酢酸とともに, NADH 存在下で 3-HBD によって 3-ヒドロキシ
酪酸と NAD$^+$を生じる.

3．測定上の注意事項

①アセト酢酸は不安定なため, 採血後冷却遠心し, 血清分離する.

②溶血により負誤差となる.

4．基準範囲

総ケトン体　28〜120 μmol/L

[変動要因]

①日内変動あり (血中インスリンと反比例する)

5．臨床的意義

[高値] 糖尿病, 飢餓, 絶食, 甲状腺機能亢進症, ストレス

9 リポ蛋白

1. 定義

リポ蛋白は4つに分類され，超遠心法を利用した場合はカイロミクロン，超低比重リポ蛋白（VLDL），低比重リポ蛋白（LDL），高比重リポ蛋白（HDL），電気泳動を利用した場合はカイロミクロン，pre β-リポ蛋白，β-リポ蛋白，α-リポ蛋白とよばれている（**表5-4**）．

2. 測定法

リポ蛋白の測定法は，超遠心法，電気泳動法，高速液体クロマトグラフィ（HPLC）法がある．最も普及しているのはアガロースゲル電気泳動法である．

(1) 超遠心法

高価な超遠心機を必要とし，操作が煩雑であるため，日常検査法としてはほとんど利用されていない．

(2) 電気泳動法

アガロースゲル，ポリアクリルアミドゲル電気泳動法を利用してリポ蛋白分画後，リポ蛋白を脂溶性色素で染色する方法．

脂溶性色素には fat red 7B, oil red O, sudan black B などがある．

原発性脂質異常症

血清脂質やリポ蛋白の代謝系に内在する異常で，多くは遺伝子異常から発症している脂質異常症のことをさす．

原発性脂質異常症の分類
1. 原発性高カイロミクロン血症
   ① 家族性リポ蛋白リパーゼ（LPL）欠損症　② アポリボ蛋白 C-Ⅱ欠損症
   ③ 原発性Ⅴ型脂質異常症　④ その他の原因不明の高カイロミクロン血症
2. 原発性高コレステロール血症
   ① 家族性高コレステロール血症　② 家族性複合型脂質異常症
3. 内因性高トリグリセライド血症
   ① 家族性Ⅳ型脂質異常症　② 特発性高トリグリセライド血症
4. 家族性Ⅲ型脂質異常症
5. 原発性高 HDL コレステロール血症

表 5-4 リポ蛋白の種類と組成

名称 (超遠心法)	名称 (電気泳動法)	比重	粒子の大きさ (Å)	脂質組成 (%) トリグリセライド	脂質組成 (%) コレステロール	脂質組成 (%) リン脂質	蛋白質	アポ蛋白組成 (%) A	アポ蛋白組成 (%) B	アポ蛋白組成 (%) C	アポ蛋白組成 (%) E
カイロミクロン chylomicron	カイロミクロン chylomicron (原点~pre β位)	0.96以下	800~10,000	平均85%	遊離(F) 2 エステル(E) 5	6	2	A-I 7.4 A-II 4.2	23	C-I 15 C-II 15 C-III 36	—
超低比重リポ蛋白 VLDL	pre β-リポ蛋白 (α₂位)	0.96~1.006	300~750	55	F 7 E12	18	8	—	37	C-I 3 C-II 7 C-III 40	13
中間比重リポ蛋白 IDL (floating β リポ蛋白)	broad β-リポ蛋白 (β~α₂位)	1.006~1.019	220~300	24	F13 E33	12	18	—	78	+	+
低比重リポ蛋白 LDL	β-リポ蛋白 (β位)	1.019~1.063	190~220	10	F 8 E37	22	23	—	98	trace	trace
高比重リポ蛋白 HDL	α-リポ蛋白 (α₁位)	1.063~1.21	70~100	5	F 6 E18	26	50	A-I 67 A-II 22	—	C-I 2 C-II 2 C-III 4	+

表 5-5　WHO による脂質異常症の分類（Fredrickson の分類）

型分類	増加しているリポ蛋白	血清脂質		病因
Type I	CM	Cho↑	TG↑↑↑	LPL 欠損, アポ C II 欠損
Type IIa	LDL	Cho↑↑↑	TG→	LDL 受容体異常
Type IIb	LDL+VLDL	Cho↑↑	TG↑↑	不明
Type III	β-VLDL	Cho↑↑	TG↑↑	アポ E 異常（E2/E2）
Type IV	VLDL	Cho→↑	TG↑↑	不明
Type V	CM+VLDL	Cho↑	TG↑↑↑	LPL 欠損ヘテロ（?）

（戸塚　実：最新臨床検査学講座　臨床化学検査学. 浦山　修・他（編）, 医歯薬出版,
2016, p.155）

3．測定上の注意事項

①カイロミクロンは 4℃, 一夜放置した血清では上層にクリーム層
として出現する.

②検体の安定性：リポ蛋白は不安定なため（特に preβ-リポ蛋白），
採血後速やかに血清分離し測定する.

4．採血条件

10〜14 時間空腹後の採血が望ましい.

5．基準範囲（アガロースゲル電気泳動法）

α-リポ蛋白（HDL）　　　　5〜30%

preβ-リポ蛋白（VLDL）　　0〜35%

β-リポ蛋白（LDL）　　　　45〜70%

6．臨床的意義（表 5-5, 6）

10 アポリポ蛋白

1．生理的意義

①リポ蛋白の構成成分.

②LPL や LCAT などの酵素を活性化あるいは抑制し，脂質代謝に関
与する.

③リポ蛋白代謝に関与するレセプター（受容体）に対する標的.

2．アポリポ蛋白の組成と種類（表 5-3）

3．測定法

それぞれのアポ蛋白に対する抗体を用いた免疫比濁法.

4．基準範囲（表 5-7）

5．臨床的意義（表 5-8）

158 ● 5 脂質

表 5-6 脂質

タイプ		血清外観	脂質濃度			アポ蛋白					
			コレステロール (Cho)	トリグリセライド (TG)	Cho/TG	A-I	A-II	B	C-II	C-III	E
I	高カイロミクロン血症 (カイロミクロン)	←クリーム層 ←透明	↑ or →	↑↑↑	<0.2	↓	↓	↓	↑↑	↑↑	↑↑
IIa	高β-リポ蛋白血症 (LDL)	←透明	↑↑↑	↑ →	>1.5	→	→	↑↑	→	→	↑ →
IIb	高preβ-, β-リポ蛋白血症 (LDL+VLDL)	わずかに混濁	↑↑	↑↑	<1.5	→	→	↑↑	→	↑	↑ →
III	floating β-リポ蛋白血症 (IDL)	白濁	↑↑	↑↑	≒1	→	→	↑	↑↑	↑↑	↑↑
IV	高preβ-リポ蛋白血症 (VLDL)	白濁	↔ or ↑	↑↑	不定	↓ →	→	↑	↑↑	↑↑	↑
V	高カイロミクロンpreβ-リポ蛋白血症 (カイロミクロン+VLDL)	←クリーム層 ←白濁	↑	↑↑↑	0.15 <0.6	↓ →	→	↑	↑↑	↑↑	↑↑

異常症の分類

原因および 他の検査異常	耐糖能 異常の 有無	臨床所見	発症 頻度 年齢	原発性疾患	続発性疾患など
リポ蛋白リパーゼ 活性低下 耐脂能異常	無	発疹性黄色腫， 肝・脾腫，腹痛， 膵炎	少ない 幼年	家族性リポ蛋白 リパーゼ欠損症 家族性アポ蛋白 C-Ⅱ欠損症	○ SLE ○ マクログロブリン血症 ○ 多発性骨髄腫 ○ 糖尿病性ケトアシドー シス
β-リポ蛋白異化 障害 LDL レセプター 欠損，減少	無	結節性黄色腫 粥状動脈硬化症 若年性角膜輪	多い 幼年〜 成人	家族性高コレス テロール血症	○ 甲状腺機能低下症 ○ 多発性骨髄腫 ○ ネフローゼ症候群 ○ 急性ポルフィリン症 ○ Cushing 症候群 ○ 肝癌
TG 合成亢進およ び異化低下 β-リポ蛋白異化 低下	有				○ 経口避妊薬 ○ ネフローゼ症候群 ○ 異常蛋白血症
preβ-リポ蛋白の 異化障害	有	結節性黄色腫 動脈硬化症 高尿酸血症	少ない 成年	家族性Ⅲ型 高リポ蛋 白血症	○ 甲状腺機能低下症 ○ SLE ○ 糖尿病性アシドーシス
トリグリセライド の異化障害および 一部合成亢進	有	発疹性黄色腫 高尿酸血症	最も 多い 成年	家族性高トリグ リセライド血症 （軽症）	○ アルコール中毒 ○ 糖尿病 ○ 甲状腺機能低下
リポ蛋白リパーゼ 活性低下 トリグリセライド 異化障害	有	腹痛，膵炎， 肝・脾腫， 発疹性黄色腫， 網膜脂血症， 高尿酸血症	比較的 少ない 成年	家族性高トリグ リセライド血症 （重症）	○ ネフローゼ症候群 ○ 尿毒症 ○ 膵炎

表5-7　アポ蛋白の基準範囲(単位は mg/dL)

アポ蛋白	男性	女性
アポ A-Ⅰ	119～155	126～165
アポ A-Ⅱ	25.9～35.7	24.6～33.3
アポ B	73～109	66～101
アポ C-Ⅱ	1.8～4.6	1.5～3.8
アポ C-Ⅲ	5.8～10.0	5.4～9.0
アポ E	2.7～4.3	2.8～4.6

表5-8　アポ蛋白の臨床的意義

アポ蛋白	高値	低値
アポ A-Ⅰ	CETP 欠損症，HTGL 活性低下，糖尿病，胆汁性肝硬変	アポ A-Ⅰ欠損症，Tangier 病，LCAT 欠損症，脳梗塞，慢性腎不全
アポ A-Ⅱ	CETP 欠損症	低 HDL 血症，閉塞性黄疸，肝硬変
アポ B	家族性高コレステロール血症，糖尿病，甲状腺機能低下症，閉塞性黄疸	無βリポ蛋白血症，甲状腺機能亢進症
アポ C-Ⅱ	Ⅰ，Ⅲ，Ⅳ，Ⅴ型高脂血症，糖尿病	アポ C-Ⅱ欠損症，肝硬変
アポ C-Ⅲ	Ⅰ，Ⅱb，Ⅲ，Ⅳ，Ⅴ型高脂血症，ネフローゼ症候群	肝硬変
アポ E	家族性Ⅲ型高脂血症，胆汁うっ滞，糖尿病，ネフローゼ症候群	アポ E 欠損症

 胆汁酸

1．生理的意義

①胆汁酸は脂質ではないが，コレステロールの最終代謝産物である．

②肝でコレステロールから一次胆汁酸として，コール酸，ケノデオキシコール酸が生成される．一次胆汁酸はタウリンやグリシンと抱合して，胆汁中に分泌，腸管に排泄され，腸内細菌によって二次胆汁酸のデオキシコール酸とリトコール酸となる．

2．測定法

酵素法，ガスクロマトグラフィ法，高速液体クロマトグラフィ（HPLC）法がある．

（1）酵素法

NADH の吸光度の増加を測定する（340 nm）．さらに NADH をホルマザン発色する方法もある．

$$
胆汁酸（3\alpha\text{-hydroxysteroid}）＋NAD \xrightarrow{3\alpha\text{-HSD}}
$$

$$
3\text{-ケトステロイド}＋NADH
$$

$$
NADH＋NTB \xrightarrow{\text{ジアホラーゼ}} NAD＋ジホルマザン（紫色）
$$

（3α-HSD：3α-hydroxysteroid dehydrogenase）

自動分析装置では，微量の胆汁酸の測定感度を増幅させる酵素サイクリング測定法が利用されている．

（2）ガスクロマトグラフィ法

抱合胆汁酸を分解し，生成した揮発性誘導体を測定する方法．

3．測定上の注意事項

①食事の影響を受ける．食後，最高 20 μmol/L まで上昇する．

4．基準範囲

10 μmol/L 以下

5．臨床的意義

［高値］肝硬変，肝胆汁うっ滞，急性肝炎．

Lp(a)〔リポ蛋白(a)〕

1．生理的意義

①Lp(a) は，LDL を構成しているアポ B-100 にアポ(a) が S-S 結合したもの．アポ(a) のアミノ酸配列は，凝固線溶系のプラスミノゲンと類似している．そのために，本来プラスミノゲンレセプターと特異的に結合して血栓溶解作用をもつプラスミノゲンの代わりにアポ(a) が結合することで拮抗阻害し，プラスミン生成を抑制することで線溶能を低下させる．動脈硬化症の危険因子とされている．

②コレステロールやトリグリセライドとは相関性が認められず，遺伝性を有する独立したマーカーとなることが期待されている．

2．測定法

抗ヒト Lp(a) 抗体を用いた免疫比濁法，ラテックス免疫凝集比濁法．

3．採血条件
　早朝空腹時に採血する．

4．基準範囲
　30 mg/dL 以下（カットオフ値）

5．臨床的意義
　[高値] 虚血性心疾患（心筋梗塞，心不全，脳血管障害，脳梗塞，脳出血），糖尿病，腎疾患，膠原病

13 レシチンコレステロールアシルトランスフェラーゼ (LCAT)

1．生理的意義
　①肝臓で合成される脂質代謝酵素で，レシチンの脂肪酸を遊離コレステロールに転移させ，エステル型コレステロールとリゾレシチンを生成する．
　②アポ A-I，アポ C-I によって活性化される．
　③HDL のコレステロール逆転送機能において重要な役割を果たす．
　④血中半減期が短いため脂質代謝異常だけでなく，肝障害も反映する．

2．測定法
　酵素蛋白量を測定する方法と酵素活性を測定する方法がある．

3．測定上の注意事項
　①検体の安定性：4℃の冷蔵保存で数日安定．
　②長期保存の場合−80℃で凍結保存する．

4．基準範囲
　酵素蛋白量：5.0～10.3 μg/mL
　酵素活性：72～131 nmol/mL/時（自己基質法）
　　　　　　382～512 nmol/mL/時（共通基質法）

5．臨床的意義
　[高値] 脂質異常症，糖尿病，肥満，ネフローゼ症候群，妊娠
　[低値] 肝硬変，胆汁うっ滞，LCAT 欠損症，アポ A-I 欠損症，低HDL 血症，無 β リポ蛋白血症

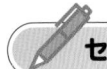

セルフ・チェック

A 次の文章で正しいものに○，誤っているものに×をつけよ．

	○	✕
1. リポ蛋白とは脂質が蛋白質と結合したものである．	☐	☐
2. リポプロテインリパーゼはトリグリセライドを水解し，グリセロールとする．	☐	☐
3. トリグリセライドは胆汁酸の原料となる．	☐	☐
4. トリグリセライドは食事の影響を受けない．	☐	☐
5. リゾレシチンはコリン含有リン脂質である．	☐	☐
6. レシチンは血中で最も多いリン脂質成分である．	☐	☐
7. 血中遊離脂肪酸は食後上昇する．	☐	☐
8. 遊離脂肪酸の酵素法にはアシル CoA オキシダーゼが用いられる．	☐	☐
9. Lp（a）はコレステロールと正相関する．	☐	☐
10. 血清を放置すると LCAT により遊離型コレステロールが増える．	☐	☐
11. Friedewald の計算式は，総コレステロール，HDL-コレステロール，トリグリセライドを用いる．	☐	☐
12. 血中コレステロールの 70％はエステル型である．	☐	☐
13. lecithin-cholesterol acyltransferase（LCAT）は遊離コレステロールをエステル化する．	☐	☐
14. カイロミクロンは内因性コレステロールを多く含む．	☐	☐
15. Ⅰ型脂質異常症はカイロミクロンが高値となる．	☐	☐
16. VLDL は pre β-リポ蛋白に相当する．	☐	☐
17. Ⅱb 型脂質異常症では VLDL と LDL が高値となる．	☐	☐
18. アポ A-Ⅱは LPL 抑制作用がある．	☐	☐
19. アポ C-Ⅱは LDL に含まれる．	☐	☐
20. 血中 HDL-コレステロール値は女性のほうが高い．	☐	☐

A 1-○，2-○，3-×（コレステロール），4-×（最も食事の影響を受ける），5-○，6-○，7-×（減少），8-○，9-×（相関なし），10-×（エステル型が増える），11-○，12-○，13-○，14-×（外因性トリグリセライド），15-○，16-○，17-○，18-×（LCAT 抑制作用），19-×（VLDL と HDL に含有），20-○

B

1. リポ蛋白について誤っているのはどれか. 【66A40】
   - ☐ ① HDL は LDL よりも蛋白質含量が高い.
   - ☐ ② IDL は LDL と VLDL の中間の比重をもつ.
   - ☐ ③ カイロミクロンは VLDL よりも粒子サイズが大きい.
   - ☐ ④ VLDL はカイロミクロンよりもトリグリセライド含量が低い.
   - ☐ ⑤ LDL はアガロースゲル電気泳動法で VLDL よりも陽極側に移動する.

2. レシチンコレステロールアシルトランスフェラーゼ〈LCAT〉反応の生成物はどれか. 2つ選べ. 【66A41】
   - ☐ ① 遊離脂肪酸
   - ☐ ② リゾレシチン
   - ☐ ③ トリグリセライド
   - ☐ ④ スフィンゴミエリン
   - ☐ ⑤ エステル型コレステロール

3. 血清遊離脂肪酸が低下するのはどれか. 【65P29】
   - ☐ ① 夜　間
   - ☐ ② 空腹時
   - ☐ ③ ヘパリン静注
   - ☐ ④ インスリン投与
   - ☐ ⑤ ステロイド療法

4. グリセロリン脂質でないのはどれか. 【65P30】
   - ☐ ① レシチン
   - ☐ ② セファリン
   - ☐ ③ リゾレシチン
   - ☐ ④ スフィンゴミエリン
   - ☐ ⑤ ホスファチジルセリン

B 1-⑤（⑤：陽極側より, α（HDL）, preβ（VLDL）, β（LDL）に分画される）, 2-②と⑤, 3-④, 4-④（④：スフィンゴリン脂質）

5. 脂質異常症のWHO分類とその原因の組合せで正しいのはどれか．【65P31】
   - ☐ ① I ——レシチンコレステロールアシルトランスフェラーゼ〈LCAT〉
   - ☐ ② II ——リポ蛋白リパーゼ〈LPL〉
   - ☐ ③ III ——アポリポ蛋白 E
   - ☐ ④ IV——LDL 受容体
   - ☐ ⑤ V ——コレステロールエステル転送蛋白〈CETP〉

6. 脂質異常症のWHO分類と増加するリポ蛋白の組合せで正しいのはどれか．**2つ選べ**．【64A36】
   - ☐ ① I ——カイロミクロン
   - ☐ ② IIa——VLDL
   - ☐ ③ III ——IDL
   - ☐ ④ IV——LDL
   - ☐ ⑤ V ——HDL

7. 炭化水素鎖中に2つ以上の二重結合を持つ脂肪酸はどれか．**2つ選べ**．【64P34】
   - ☐ ① オレイン酸
   - ☐ ② リノール酸
   - ☐ ③ ステアリン酸
   - ☐ ④ パルミチン酸
   - ☐ ⑤ α-リノレン酸

8. リポ蛋白粒子のコア部分に多く含まれるのはどれか．**2つ選べ**．【64P35】
   - ☐ ① リン脂質
   - ☐ ② アポリポ蛋白
   - ☐ ③ トリグリセライド
   - ☐ ④ 遊離型コレステロール
   - ☐ ⑤ エステル型コレステロール

5-③（①：LPL 欠損，アポ C-II 欠損，②：LDL 受容体異常，④，⑤：不明），
6-①と③（②：LDL，④：VLDL，⑤：カイロミクロン＋VLDL），7-②と⑤，8-
③と⑤

9. リポ蛋白の主要な構成成分で**ないの**はどれか．【63A35】
　　□ ① リン脂質
　　□ ② 遊離脂肪酸
　　□ ③ トリグリセライド
　　□ ④ 遊離型コレステロール
　　□ ⑤ エステル型コレステロール
10. アポ A1 を含有するリポ蛋白はどれか．2 つ選べ．【63A36】
　　□ ① カイロミクロン
　　□ ② VLDL
　　□ ③ IDL
　　□ ④ LDL
　　□ ⑤ HDL
11. LDL 受容体のリガンドはどれか．2 つ選べ．【63P35】
　　□ ① アポ A1
　　□ ② アポ A2
　　□ ③ アポ B100
　　□ ④ アポ C2
　　□ ⑤ アポ E
12. リポ蛋白分析法として用いないのはどれか．【63P36】
　　□ ① 沈殿法
　　□ ② HPLC 法
　　□ ③ 電気泳動法
　　□ ④ 超遠心分離法
　　□ ⑤ ガスクロマトグラフィ
13. リン脂質の含有比が最も高い血清リポ蛋白はどれか．
【62A35】
　　□ ① カイロミクロン
　　□ ② VLDL
　　□ ③ IDL
　　□ ④ LDL
　　□ ⑤ HDL

14. リポ蛋白リパーゼ〈LPL〉の活性化に関与するアポリポ蛋白はどれか.【62P34】
- □ ① アポ A1
- □ ② アポ B48
- □ ③ アポ B100
- □ ④ アポ C2
- □ ⑤ アポ E

15. 蛋白含有量（重量%）が最も多いリポ蛋白はどれか.【61A34】
- □ ① HDL
- □ ② IDL
- □ ③ LDL
- □ ④ VLDL
- □ ⑤ カイロミクロン

16. レシチンコレステロールアシルトランスフェラーゼ〈LCAT〉を活性化するアポリポ蛋白はどれか.【61A35】
- □ ① アポ A1
- □ ② アポ A2
- □ ③ アポ B100
- □ ④ アポ C2
- □ ⑤ アポ E

17. 肝臓のβ酸化が亢進すると血中で増加するのはどれか.【61P33】
- □ ① 脂肪酸
- □ ② ケトン体
- □ ③ グリセロール
- □ ④ コレステロール
- □ ⑤ トリグリセライド

14-④, 15-①, 16-①, 17-②（②：β酸化が亢進すると大量のアセチル CoA が生成され，血中ケトン体が増加する）

6 蛋白質

A アミノ酸と蛋白質の構造と機能

学習の目標

★アミノ酸の種類と側鎖の構造をしっかり覚えよう．
- □ アミノ酸の構造
- □ アミノ酸の側鎖構造
- □ アミノ酸の呈色反応
- □ アミノ酸の吸収
- □ ペプチド結合

蛋白質の定義

多くのアミノ酸がペプチド結合によって連結された高分子化合物である（**図 6-1**）．

アミノ酸の構造と分類

1．α-アミノ酸の共通構造（図 6-2）

①アミノ酸はアミノ基（–NH₂）をもったカルボン酸．カルボキシル基（–COOH）の隣から炭素に α，β，γ，…ω 位の炭素と名づける．

②α 位の炭素はグリシンを除いてすべて不斉炭素となるので，2 種類の立体異性体（D，L 型）を生じる．天然の蛋白質を構成するアミノ酸はすべて L 型の α-アミノ酸．

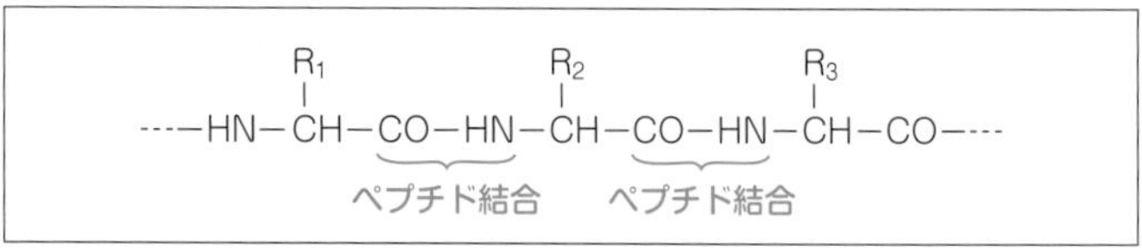

$$----HN-\underset{R_1}{CH}-CO-HN-\underset{R_2}{CH}-CO-HN-\underset{R_3}{CH}-CO----$$

ペプチド結合　　ペプチド結合

図 6-1　蛋白質の構造

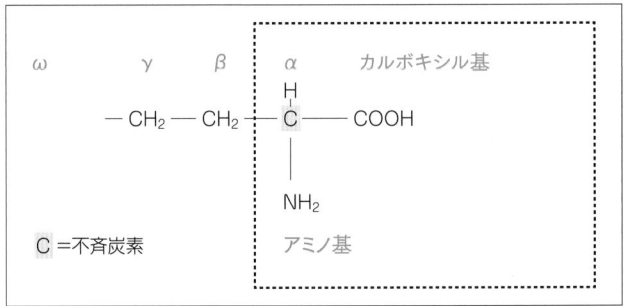

図 6-2　アミノ酸の共通構造
…で囲む構造はすべてのα-アミノ酸に共通である.

2．アミノ酸の側鎖構造

①側鎖の性質によって, 疎水性と親水性に 2 分類される (**表 6-1**).

②側鎖の構造上から, 脂肪族, 芳香族, アルコール, 塩基性, 酸性, 含硫およびアミド側鎖の 7 分類に分けられる.

③pH の違いから, 酸性は酸性アミノ酸, 塩基性は塩基性アミノ酸, それ以外を中性アミノ酸という.

3．アミノ酸の呈色反応

アミノ酸溶液にニンヒドリンを加えて熱すると, 青色を呈する (プロリンなどのイミノ酸は黄色を呈する).

4．アミノ酸の吸収

①トリプトファン………280 nm
　チロシン………………275 nm　｝付近の光を吸収
　フェニルアラニン……260 nm

②3 つの芳香族アミノ酸のうち, 最も多く蛋白質中に存在するのはチロシン.

5．必須アミノ酸

①必須アミノ酸とは, ヒトの成長や生命維持に必要だが, 体内で合成されないため食物から摂取しなければならないアミノ酸である.

②成人では, メチオニン, フェニルアラニン, リジン, ヒスチジン, ロイシン, バリン, トリプトファン, イソロイシン, スレオニンの 9 種.

③幼児にはさらに, アルギニンが加わる.

表 6-1　アミノ酸における疎水性側鎖と親水性側鎖

【疎水性側鎖】
〈中性アミノ酸〉

CH₃ — | アラニン | Ala (A)

$$CH_3 \atop CH_3$$ CH— | バリン | Val (V) ⎫
⎬ 脂肪族側鎖
$$CH_3 \atop CH_3$$ CH–CH₂— | ロイシン | Leu (L)

$$CH_3–CH_2 \atop CH_3$$ CH— | イソロイシン | Ile (I)

(構造) | Pro (P)　イミノ酸
プロリン

CH₃–S–CH₂–CH₂— | メチオニン | Met (M)　含硫側鎖

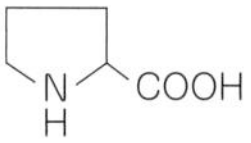

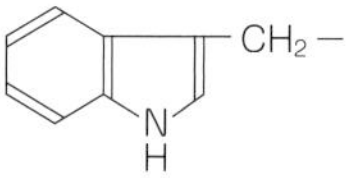

(構造) —CH₂— | トリプトファン | Trp (W) ⎫

(構造) —CH₂— | フェニルアラニン | Phe (F) ⎬ 芳香族側鎖

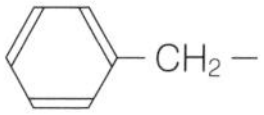

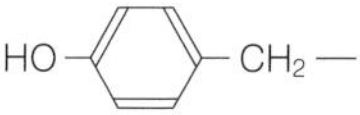

HO—(構造)—CH₂— | チロシン | Tyr (Y)

(次頁へつづく)

必須アミノ酸の覚え方　「風呂場イスひとりじめ」

ふ	フェニルアラニン	ひ	ヒスチジン
ろ	ロイシン	と	トリプトファン
ば	バリン	りじ	リジン
い	イソロイシン	め	メチオニン
す	スレオニン		

表 6-1　（つづき）

【親水性側鎖】
〈中性アミノ酸〉

H —　グリシン　　Gly (G)　　脂肪族側鎖

HS – CH₂ —　システイン　　CySH (C)　　含硫側鎖

$$\underset{\text{NH}_2\overset{\displaystyle O}{C}}{} - CH_2 -$$ 　アスパラギン　　Asn (N)　⎫
　　　　　　　　　　　　　　　　　　　　　　　⎬ アミド側鎖
$$\underset{\text{NH}_2\overset{\displaystyle O}{C}}{} - CH_2 - CH_2 -$$ 　グルタミン　　Gln (Q)　⎭

HO – CH₂ —　セリン　　Ser (S)　⎫
　　　　　　　　　　　　　　　　　　　⎬ アルコール側鎖
HO – CH –　スレオニン　　Thr (T)　⎭
　　　 |
　　　CH₃

〈塩基性アミノ酸〉

(imidazole) – CH₂ —　ヒスチジン　　His (H)　⎫
　　　　　　　　　　　　　　　　　　　　　　　⎪
NH₂ – (CH₂)₄ —　リジン　　Lys (K)　⎬ 塩基性側鎖
　　　　　　　　　　　　　　　　　　　⎪
$$\underset{\text{NH}}{\overset{\text{NH}_2}{}} C - NH - (CH_2)_3 -$$ 　アルギニン　　Arg (R)　⎭

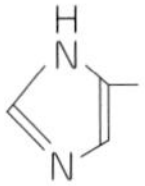

〈酸性アミノ酸〉

$$HO - \overset{\displaystyle O}{C} - CH_2 -$$ 　アスパラギン酸　　Asp (D)　⎫
　　　　　　　　　　　　　　　　　　　　　　　⎬ 酸性側鎖
$$HO - \overset{\displaystyle O}{C} - CH_2 - CH_2 -$$ 　グルタミン酸　　Glu (E)　⎭

注)　□ は α-アミノ酸の共通部分で $\begin{array}{c} -CH-COOH \\ | \\ NH_2 \end{array}$ を示す．▨ はヒト必須アミノ酸.

(阿南功一, 阿部喜代司, 原　諭吉：臨床検査学講座　生化学. 医歯薬出版, 2004, p.38 一部改変)

6．アミノ酸の脱炭酸反応

あるアミノ酸からデカルボキシラーゼ（脱炭酸酵素）によってカルボキシル基が外れ，特殊なアミンが生成される．

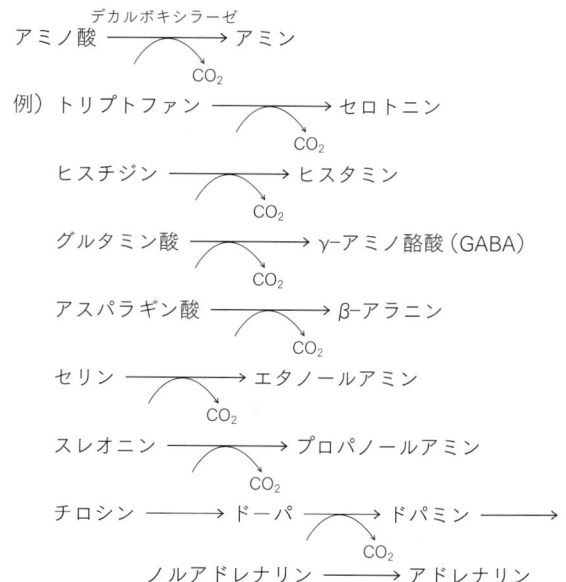

3　蛋白質の構造

1．ペプチド構造

①2分子のアミノ酸間で（$-NH_2$基と$-COOH$基の間で）脱水結合してできる結合を，ペプチド（peptide）結合という（**図 6-3**）．
②縮合数が多くなると，ポリペプチド（polypeptide）といわれる．
　一般に分子量が約1万以上のポリペプチドを蛋白質という．

2．蛋白質の構造

①一次構造：ペプチド結合によるアミノ酸の配列順序
②高次構造
　・二次構造：規則的構造（α-ヘリックス構造，β-シート構造），ランダム構造
　・三次構造：イオン結合，ジスルフィド結合，水素結合など

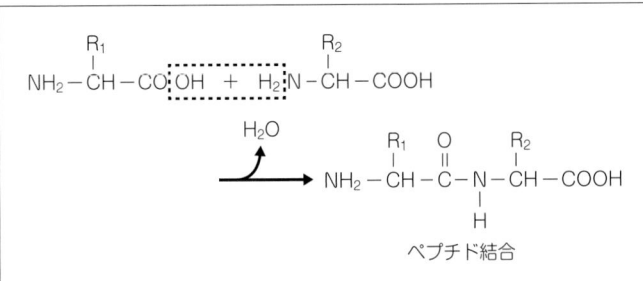

図 6-3　ペプチド結合

・四次構造：三次構造を形成した蛋白質分子が 2 分子以上集合した集合体

3．生理的意義

①体重 70 kg の男性で 1 日 20〜25 g の血漿蛋白の生成・崩壊が繰り返されている．アルブミン，α_1，α_2，β-グロブリンは肝細胞，γ-グロブリンは形質細胞で生成されるといわれている．

②血漿蛋白の半減期は平均 10 日といわれ，長いものではアルブミン 15〜20 日，IgG 19〜24 日，IgA 6 日，IgM 5 日，短いものではトランスサイレチン 2 日，CRP 0.3 日である．崩壊場所は完全に明らかにはされていないが，アルブミンの約 13％，IgG の約 30％が肝で処理されると考えられている．

B　アミノ酸と蛋白質の代謝

学習の目標

★特に尿素回路は覚えておこう．
□ 蛋白質の消化　　　　　　□ アミノ酸の代謝
□ アミノ酸の吸収　　　　　□ 尿素回路（オルニチン回路）

 ### 1　蛋白質の消化

①蛋白質は，ガストリンの働きで分泌される胃酸により変性を受け

　　立体構造が壊されると，同時に胃液に含まれるペプシンによって
　　ポリペプチドまで分解される．
②さらに十二指腸において，トリプシン，キモトリプシン，エステ
　　ラーゼ，カルボキシペプチダーゼなどの酵素により，オリゴペプ
　　チダーゼに分解される．
③小腸のアミノペプチダーゼ，トリペプチダーゼによってアミノ酸
　　にまで分解され，小腸の上皮細胞に吸収される．

 ## アミノ酸の吸収

①アミノ酸は水に溶けるため門脈を経由して肝臓に運ばれ，必要量
　　の血清蛋白質などの合成に使われ，他はアミノ酸プールに入る．
②アミノ酸プールも一定量を超えると，過剰なアミノ酸は分解さ
　　れ，グリコーゲンや脂肪に変換される．

 ## アミノ酸の代謝

①アミノ酸は基本的にはアミノ基と炭素原子部分が別々の系に入
　　り，代謝される．
②脱アミノ反応は3種類に分けられる．
　・第1はグルタミン酸脱水素酵素による（**図6-4**）.
　・第2はアミノ基転移酵素によるものである（**図6-5**）.　この反応
　　は，ほとんどのアミノ酸のα-アミノ基が2-オキソグルタル酸
　　に転移され，グルタミン酸と2-オキソ酸を生じる．
　・第3は脱離酵素により分子内からアンモニアを直接切り出すも
　　のである（セリンデヒドラーゼ，スレオニンデヒドラーゼ）.
③アミノ酸からアミノ基が取り除かれた炭素骨格は，最終的にクエ
　　ン酸回路の中間物質に変換され，水と CO_2 に分解されるが，糖や
　　脂肪酸に合成される．

 ## 蛋白質の合成と分解，窒素平衡

1．体蛋白質の合成
①細胞内蛋白は遊離型のリボソーム上で合成され，そのまま細胞質
　　中へ放出される．

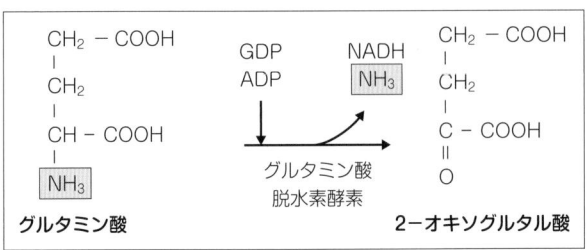

図6-4　グルタミン酸脱水素酵素による酸化的脱アミノ反応

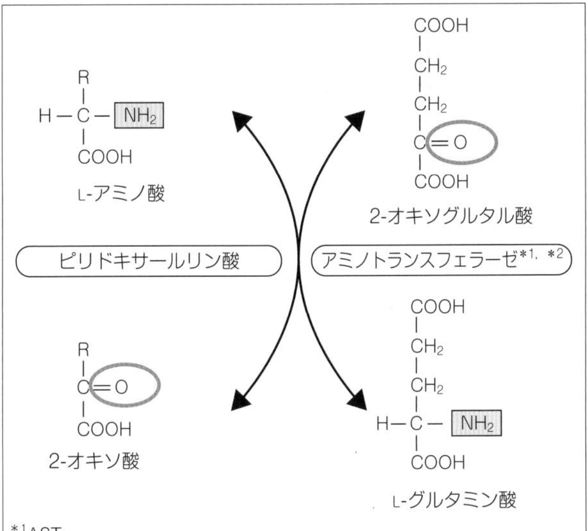

COOH
|
CH₂
|
CH₂
|
C = O
|
COOH

2-オキソグルタル酸

R
|
H-C-NH₂
|
COOH

L-アミノ酸

ピリドキサールリン酸　　アミノトランスフェラーゼ*¹, *²

R
|
C = O
|
COOH

2-オキソ酸

COOH
|
CH₂
|
CH₂
|
H-C-NH₂
|
COOH

L-グルタミン酸

*¹AST

L-アスパラギン酸＋2-オキソグルタル酸 $\xrightarrow{\text{AST}}$ オキサロ酢酸＋L-グルタミン酸

*²ALT

L-アラニン＋2-オキソグルタル酸 $\xrightarrow{\text{ALT}}$ ピルビン酸＋L-グルタミン酸

図6-5　アミノ基転移酵素によるアミノ基転移反応

②分泌蛋白（結合組織の蛋白質，血漿蛋白）は粗面小胞体膜上で合成された後，小胞体の内腔に入り Golgi 装置を通過して小胞体となる．さらに細胞膜と融合して細胞外に放出される．

③膜蛋白は分泌蛋白と同じで，粗面小胞体上で合成される．

2．体蛋白質の分解

体蛋白質の分解は，リソソームの酸性プロテアーゼ群とユビキチン-プロテアソーム系によって行われる．

3．窒素平衡

1日にヒトの体外に出る窒素量と体内に入る窒素量が等しい場合を「窒素平衡にある」という．

①窒素平衡プラス：摂取 N 量が多い．

幼児，成長期，妊婦などの体内に蛋白質が蓄積する状態．

②窒素平衡マイナス：排泄 N 量が少ない．

絶食や発熱などの消耗性疾患時．

 尿素回路（オルニチン回路），アンモニア処理

1．尿素回路

アミノ酸の脱アミノ反応によりアンモニアが発生する．最も大きなアンモニアの発生源はグルタミン酸脱水素酵素によるグルタミン酸の酸化的脱アミノ反応である（**図 6-4**）．最後には尿素回路によってアンモニアから尿素に合成され，排出される．この過程では，1分子の尿素合成に3分子の ATP が消費される．ミトコンドリアでつくられる ATP の 10 数％が尿素回路で消費される．

①アンモニアは，2ATP の加水分解と共役して HCO_3^- と反応し，カルバモイル化される．この反応は，ミトコンドリア内のカルバモイルリン酸合成酵素で触媒される．

②カルバモイルリン酸はオルニチンと縮合し，シトルリンに変えられる．オルニチンとシトルリンは特異的な輸送系で，ミトコンドリア内膜を通過できる．

③シトルリンは細胞膜に運ばれ，アスパラギン酸と縮合し，アルギニノコハク酸に変えられる．

④アルギニノコハク酸は，リアーゼによってアルギニンとフマル酸になる．フマル酸は，リンゴ酸，オキサロ酢酸を経てアスパラギン酸に戻され，**図 6-6** の段階③で再利用される．細胞質のリンゴ酸は速やかにミトコンドリアに取り込まれ，これらの変化はミトコンドリア内で起こる．

⑤アルギニンはアルギナーゼによって加水分解され，尿素を生成すると同時にオルニチンに戻り，**図 6-6** の段階②に利用される．

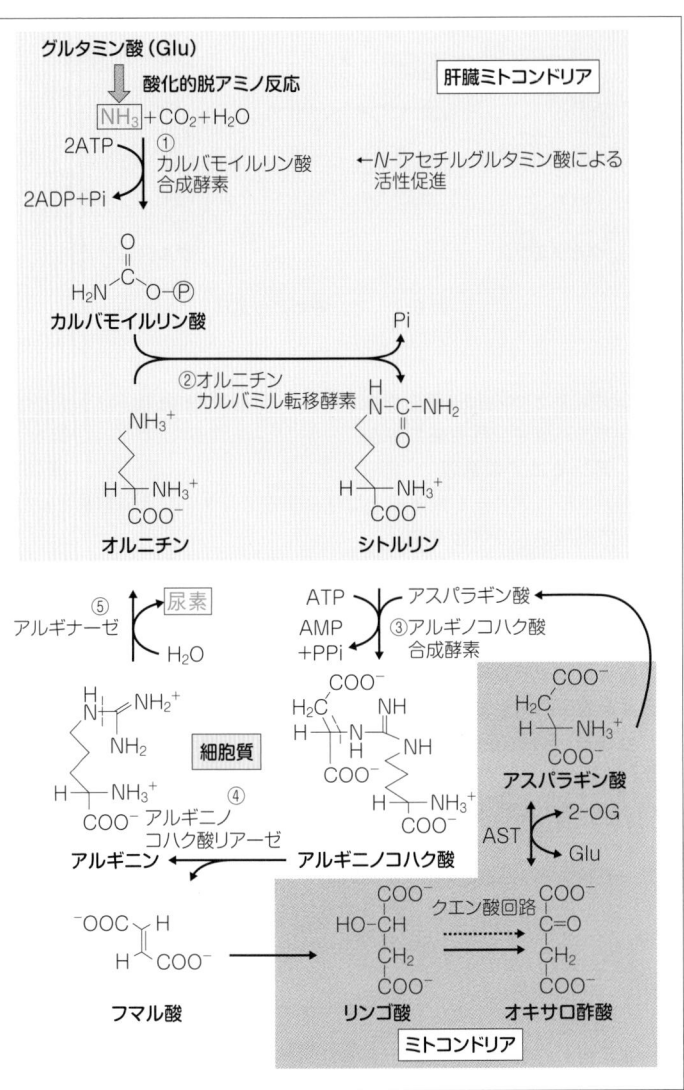

図 6-6　尿素回路（オルニチン回路）
2-OG：2-オキソグルタル酸, Glu：グルタミン酸.

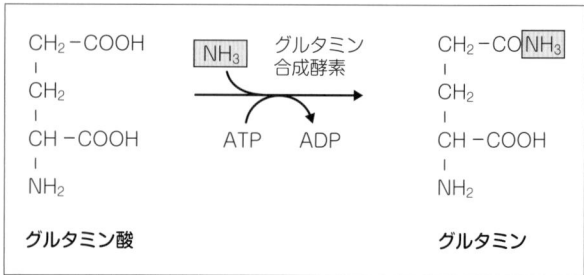

図 6-7　アンモニアの処理

⑥尿素の 2 つの NH_2 基のうち，1 つはアンモニア由来，もう 1 つは
アスパラギン酸由来である．

2．アンモニアの処理

①アンモニアは，小胞体膜上に存在するグルタミン合成酵素によっ
て処理される（図 6-7）．

②グルタミン生産により，アンモニアの無毒化，窒素源の貯蔵，そ
して窒素源の運搬体としての 3 つの役割を果たしている．

③多くのアミノ酸の脱アミノ反応では，グルタミン酸のαアミノ基
として肝臓に運ばれて，ミトコンドリア内でアンモニアを生じ，
尿素回路で処理される．

 # 6　代謝異常

①厚生労働省の検査対象のアミノ酸代謝異常症（一次対象疾患）：ホ
モシスチン尿症，メープルシロップ尿症，フェニルケトン尿症，
シトルリン血症 1 型，アルギニノコハク酸尿症

C 蛋白質の検査

　血漿蛋白質はアルブミンが 50〜70％と大半を占めるほか,多数のグロブリンよりなる.グロブリンは通常 α_1-,α_2-,β-,γ-グロブリンに分けられるが,免疫学的に同定されたものだけでも 30 種あまりで,各種抗体,酵素,凝固因子などを入れると 300 余種に及ぶ.

1 血清総蛋白

1. 生理的意義 (表 6-2)

①細胞の生命現象に必要な物質を運ぶとともに,不要な代謝産物を運び去る輸送の役目をする.

②その他に抗体,酵素,ホルモン,血液凝固因子などとして,それ自身が機能をもつ蛋白質もある.

③血漿蛋白は絶えず合成,崩壊,体内分布および体外への漏出の 4 つの基本的な因子によって規定され,動的平衡を保っている.

表6-2　血漿（血清）蛋白の働きと意義

栄養素（アルブミン）
浸透圧の維持（主としてアルブミン）
酸塩基平衡
物質の移動運搬（アルブミン，トランスフェリン，リポ蛋白，ほか）
血液凝固（フィブリノゲン，プロトロンビン）
免疫（γ-グロブリン，補体）
酵素反応

2．測定法

古くからさまざまな方法で測定されているが，測定対象の種類や生体試料中の濃度に応じた測定法が用いられている．

蛋白標準法：Kjeldahl法．

血清総蛋白：ビウレット法（測定波長545 nm），屈折計法．

〈参考事項〉

①髄液蛋白：色素結合法［CBB法（590 nm），ピロガロールレッド・モリブデン法（545 nm）］，比濁法（スルホサリチル酸法，トリクロロ酢酸法），Folin–Lowry法（700 nm）．

②尿蛋白：色素結合法，比濁法．

③分画した微量蛋白：Folin–Lowry法（700 nm），紫外部法（280 nm）※．

※紫外部法：蛋白質を構成する芳香族アミノ酸（トリプトファン，チロシン，フェニルアラニン）に由来する280 nmの吸収が蛋白濃度に比例することを利用する．

（1）Kjeldahl法（滴定法）

［原理］

蛋白質中の窒素量を測定し，得られた窒素量に6.25を乗じて蛋白量とする方法である．すなわち，蛋白質を含む試薬を触媒の存在下で硫酸と加熱すると，蛋白質中の窒素は硫酸アンモニウムとなる．これに過剰の水酸化ナトリウムを加えると，アンモニアを発生する．これを水蒸気蒸留によって一定量のホウ酸に吸収させる．次いでメチレンブルーを指示薬として0.01 mol/L塩酸液で滴定し，その消費量から試料中の窒素を求める．

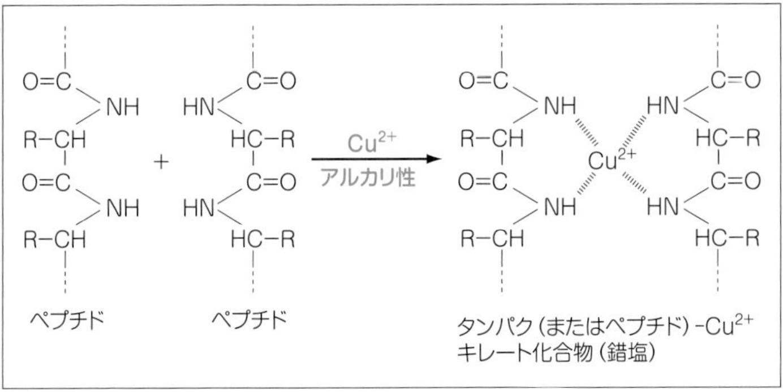

図 6-8　ビウレット反応の原理

(奥村伸生：最新臨床検査学講座　臨床化学検査学．浦山　修・他（編），医歯薬出版，2016，p.186)

（2）屈折計法

蛋白質濃度とその屈折率が比例することを利用した方法（蛋白計として市販）．

（3）ビウレット法

［原理］

尿素を約 180℃で加熱するとビウレットを生じる．このビウレットが強アルカリ側で Cu^{2+} と反応し，吸収極大 545 nm の紫紅色のキレート化合物を形成する．これと似たような反応が，蛋白質のポリペプチド鎖-CO-NH でも生じる．蛋白質をアルカリ条件下で Cu^{2+} と共存させると 4 つのペプチド内の窒素原子と Cu^{2+} と配位することで錯体を形成する（紫紅色）．これを 545 nm で比色定量する．この方法は，血清総蛋白の定量に応用されている（図 6-8）．

［ビウレット試薬組成］

・硫酸銅
・水酸化ナトリウム
・酒石酸カリウムナトリウム（ロッシェル塩）：水酸化第 2 銅 $[Cu(OH)_2]$ の沈殿を防ぐため．
・ヨウ化カリウム：Cu^{2+} が Cu^+ に還元されることを防ぐため．

3．測定上の注意事項

①検体の安定性：室温で 1 週間，氷室で少なくとも 1 カ月，凍結で

は数カ月安定.

4．基準範囲

6.6〜8.1 g/dL（立位または座位）

［変動要因］

①性差なし.

②年齢差は，新生児では成人と比較してかなり低値.年齢とともに徐々に増加し，3歳でほぼ成人の値になる.老年期においては壮年期と比べ低下傾向.

③体位により影響がある.立位または座位では，仰臥位に比べて0.5〜1.0 g/dL高値となる（体内の水分移動による）.

④短時間の激しい運動は総蛋白濃度を6〜12%増加させる.

⑤食事前後での値の変動はなし.

5．臨床的意義

［10〜16 g/dLの高蛋白血症の場合］多発性骨髄腫，マクログロブリン血症，慢性感染症や炎症によるグロブリン増加，脱水(下痢や嘔吐).

［4.0 g/dL以下の低蛋白血症の場合］ネフローゼ症候群，蛋白漏出性胃腸症，肝機能障害，特発性低蛋白血症.

2 血清蛋白分画

　臨床検査ではセルロースアセテート膜電気泳動法による血清蛋白分画が行われていたが，今日ではあまり用いられていない.

1．血清蛋白分画

　通常，陽極側からアルブミン，α_1-グロブリン，α_2-グロブリン，β-グロブリン，γ-グロブリンの5分画に分画される（図6-9）.

2．セルロースアセテート膜電気泳動法の原理

①蛋白質は酸性であるカルボキシル基（$-COOH$）と，塩基性であるアミノ基（$-NH_2$）の両方をもつ両性電解質である.したがって，酸性溶液中では，アミノ基の荷電により⊕となり，アルカリ性溶液中ではカルボキシル基の荷電により⊖となる.⊕と⊖の量がちょうど等しくなるような溶液のpHを，その蛋白質の等電点という.

②血清蛋白の等電点は2.7〜7.3で，大部分が5〜6付近である.

③血清蛋白をpH 8.6のバルビタール緩衝液で通電すると，どの蛋白質も⊖に荷電し，電気泳動では陽極に向かって動くことになる.

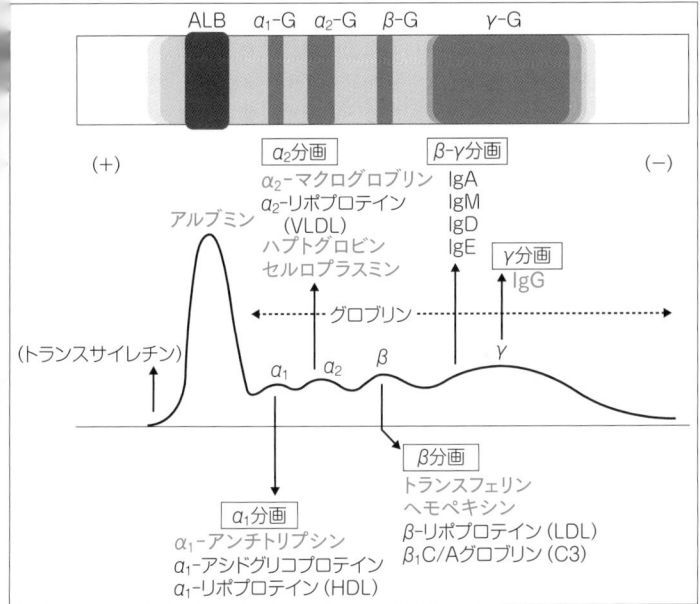

図 6-9　健常者血清蛋白電気泳動像（模式図）（上）とデンシトメトリによる
　　　　パターン（下）

3．セルロースアセテート膜

　セルロースの水酸基をアセチル化し，アセトンやメチレンクロライ
ドのような有機溶媒で可溶化することによってつくられた均一の膜.

4．セルロースアセテート膜電気泳動法の特徴

　①微量の試料ですむ（1〜3 μL）.
　②泳動時間が比較的短い（約 40 分）.
　③分画が明瞭に分離され再現性がよい.
　④試料や色素の吸着がない.
　⑤透明化できるためデンシトメトリすることができる.

5．測定法（電気泳動学会の標準操作法による）

　→p.31〜36 参照のこと.

6．測定上の注意事項

　①共存物質の影響：溶血ではヘモグロビンが β 位に泳動されるた
　　め，β-グロブリン分画が増加する. 生体内で溶血のある患者血清

ではハプトグロビン（α_2-グロブリン）がヘモグロビンと結合し，α_2とβ位の間に泳動されるため分離不良となる．

②血漿を試料とするとき：フィブリノゲンがβ位とγ位の間に細く鋭い分画帯として現れるため，M蛋白と間違われやすいので，血漿は試料としない．

③投与薬剤の影響：抗生物質の大量投与時，アルブミン分画が陽極側に尾を引くような幅広いパターンとなる．

④検体の安定性：室温で2日，冷蔵保存で1週間以内がよい．凍結保存は凍結融解を繰り返さなければ半永久的．

7．基準範囲

アルブミン　　　　51.5〜66.8%
α_1-グロブリン　1.7〜2.9%
α_2-グロブリン　6.5〜10.4%
β-グロブリン　　10.2〜15.6%
γ-グロブリン　　11.3〜24.8%

［変動要因］

①生理的変動はかなり大きい．アルブミンは総蛋白と同様な変化を示し，生後徐々に増加し，3歳でほぼ成人の値になる．α_2-グロブリン分画は生後半年から1歳にかけて著しく高値（α_2-マクログロブリンの増加で，大人の1.5倍）となり，10歳ごろまで持続する．

②γ-グロブリンは新生児期で成人に近い値を示したのち急激に減少し，3カ月で最低となり，2〜7歳まで成人の値に達しない．α_1-，β-グロブリン分画はほとんど変動しない．

③性差なし．ただし妊婦はアルブミンの低下，β-グロブリン（トランスフェリン，β-リポ蛋白）の増加，α_1-グロブリンのわずかな増加がみられる．

8．臨床的意義（表6-3，図6-10）

※本態性M蛋白血症（MGUS：monoclonal gammopathy of undetermined significance）：血清M蛋白量が3 g/dL未満かつ骨髄のクローナルな形質細胞の割合が10%未満で，臓器障害を伴わない病態．

表 6-3 血清蛋白分画が異常となる疾患

I. 各分画の量的変動をきたす場合

1. 蛋白質不足型分画像（Alb↓↓, β↓）
   栄養不足, 悪液質, 腸吸収不良症候群 (malabsorption), 蛋白漏出性胃腸症, **腎不全** (末期), 本態性低蛋白血症, 胸水・腹水の貯留, リンパ漏.
2. ネフローゼ型分画像（Alb↓↓, α_2↑↑）
   ネフローゼ症候群.
3. 汎発性肝障害型分画像（Alb↓↓, α_1↓, α_2↓, γ↑）
   亜急性肝炎, 劇症肝炎, 慢性肝炎など.
4. 急性炎症・ストレス型分画像（Alb↓, α_1↑, α_2↑）
   感染症, 外傷, 心筋梗塞, 血栓症, 心不全など, 自家中毒症状（尿毒症, ショックなど）.
5. 慢性炎症型分画像（Alb↓, α_1↑, α_2↑, γ↑）
   慢性感染症, 結合織病, 自己免疫病など, **悪性腫瘍**.
6. γ分画広域増加型分画像（多クローン性高γグロブリン血症）
   アジュバント病, **悪性腫瘍**, 結合織病, 自己免疫病, 本態性高γグロブリン血症.
7. 妊娠型分画像（Alb↓, β↑）
   妊娠.
8. 蛋白質欠乏症（主として先天性）
   無アルブミン血症（Alb↓↓）, α_1-抗トリプシン欠乏症（α_1↓↓）, 無トランスフェリン血症（β↓↓）, 無γグロブリン血症（γ↓↓↓）, 低γグロブリン血症（γ↓↓）.

II. 分画像の質的異常をきたす場合

アルブミン分画の異常
1. 陽極側にテーリングしている場合
   アルブミンは多くの化学物質と結合する部位を有している. ビリルビン, ホルモン, 脂肪酸, 各種薬剤などである. 陽極側にテーリングしている場合は, アルブミンとビリルビンあるいは多量投与した抗生物質との結合が考えられる.
2. 2峰性（アルブミン分画が2つある）
   遺伝性：正常より早く泳動されるアルブミン (fast type) と, 遅く泳動されるもの (slow type) がある. 大部分は slow type である.
   後天性：膵液が関与しているといわれるが詳細は不明.
グロブリン分画の異常
1. α-フェトプロテイン：Alb と α_1 分画の間に泳動されるが, かなり高値でなければ検出されない.
2. フィブリノゲン：β と γ 分画の間に出現.
3. M 蛋白：α_2 から slow γ 位までに出現する幅のせまいバンドまたは鋭いピーク. 免疫グロブリン産生を行う B 細胞系が単一クローン性に増殖した場合に観察される. 多発性骨髄腫, 原発性マクログロブリン血症および本態性（良性）M 蛋白血症※などがある.
4. β-γ ブリッジング
   肝硬変症, 自己免疫病（きわめてまれ）.

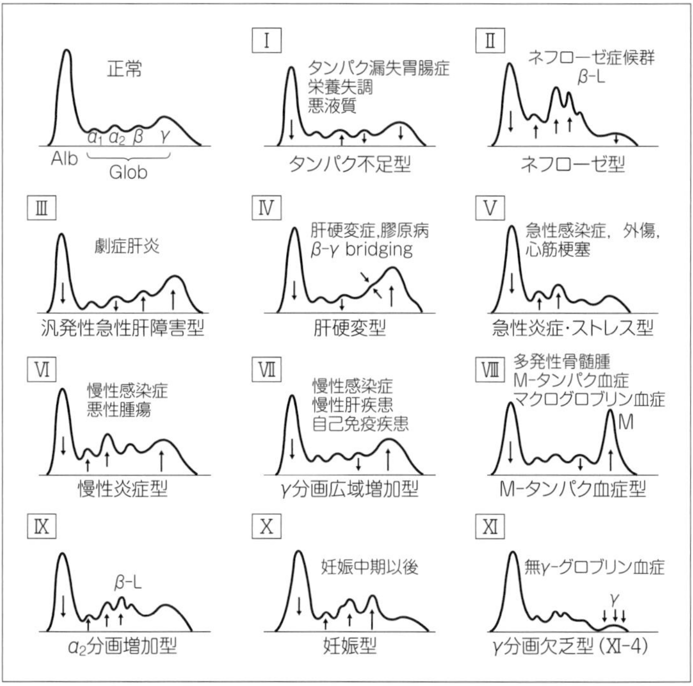

図 6-10　血清蛋白分画の代表的異常パターン

（金井　泉，金井正光：臨床検査法提要．第 31 版．金原出版，1998．河合　忠：血漿蛋白．医学書院，1969．）

3 急性期蛋白

　急性炎症を示す病態において，血清蛋白成分の増減がみられる（**表 6-4**）．特に CRP，α_1-アンチトリプシン，α_1-酸性糖蛋白，α_1-アンチキモトリプシン，ハプトグロビン，セルロプラスミン，フィブリノゲン，C3，C4 の補体成分などをさす．

4 rapid turnover protein（RTP）

　RTP（rapid turnover protein）とは，血中半減期がアルブミン（20 日）より短い蛋白質をさす．レチノール結合蛋白（12 時間），トラン

表 6-4　急性炎症時における各種蛋白の増減

電気泳動における分画位	増加成分	減少成分
トランスサイレチン～ALB 分画		トランスサイレチン アルブミン
α_1分画	α_1-アンチトリプシン α_1-酸性糖蛋白 α_1-アシドグリコプロテイン α_1-アンチキモトリプシン	
α_2分画	ハプトグロビン α_2-マクログロブリン セルロプラスミン	
β～γ分画	補体 C3, C4 フィブリノゲン C 反応性蛋白（CRP）	トランスフェリン

スサイレチン（2 日），トランスフェリン（7 日）がある.

1 レチノール結合蛋白（retinol-binding protein；RBP）

1．生理的意義
①分子量 21,000, 肝細胞の粗面小胞体で合成される蛋白質で, 1 分子のビタミン A（レチノール）と結合し, さらにトランスサイレチンと複合体を形成して循環している.
②半減期は 12 時間と短い. rapid turnover protein（RTP）の 1 つ.

2．基準範囲
33～55 mg/L

3．臨床的意義
尿細管再吸収障害時に尿中排泄量増加.

2 トランスサイレチン（プレアルブミン）

1．生理的意義
①セルロースアセテート膜電気泳動でアルブミンより陽極側に移動する分子量 61,000, 等電点 4.7 の蛋白質である.
②サイロキシン（T_4）やトリヨードサイロニン（T_3）と結合する. T_4輸送蛋白として機能していることが明らかにされ, トランスサイレチンが正式名称となった.
③半減期は 2 日と短い. rapid turnover protein（RTP）の 1 つ.

表 6-5　免疫グロブリンの種類と性状

性状	IgG	IgA	IgM	IgD	IgE
分子量 (kDa)	146 (IgG₃)	160, 385 (非分泌型)	970	184	188
沈降定数 $S_{20,W}$	7	7, 11 (分泌型)	19	7	8
H 鎖	γ	α	μ	δ	ε
サブクラス	γ₁，γ₂，γ₃，γ₄	α₁，α₂	—	—	—
糖含有量 (%)	2〜3	7〜11	12	9〜14	12
正常血清濃度 (mg/dL)	870〜1,700	110〜410	M 33〜190 F 46〜260	9 以下	10〜100 µg/dL (〜250 U/mL)
胎盤通過性	+	—	—	—	—
半減期 (日)	19〜24	6	5	2.8	2

(奥村伸生：最新臨床検査学講座　臨床化学検査学．浦山　修・他 (編)，医歯薬出版，2016，p.198 一部改変)

2．基準範囲

22〜40 mg/dL

3．臨床的意義

［高値］　腎不全，ネフローゼ症候群，甲状腺機能亢進症
［低値］　低栄養状態，重症肝疾患，感染症

5 免疫グロブリン (Ig)

1 免疫グロブリン

1．分類

①γ-グロブリンはその働きから免疫グロブリンとよばれる．

②IgG, IgA, IgM, IgD, IgE の 5 つのクラスに分類される (表 6-5)．どのクラスも分子としての基本構造は変わらず，分子量 5〜7 万の重鎖 (H 鎖) 2 本と分子量 2 万 3,000 の軽鎖 (L 鎖) 2 本，計 4 本のポリペプチド鎖で構成されている (図 6-11)．

③H 鎖と L 鎖の先端部の可変部は，抗体ごとにアミノ酸配列の変わる部分があり，この可変部が特定の抗原と結合すると，免疫機能は抗原を認識して，一連の免疫反応をする．1 種類の抗原に対応する抗体は 1 種類だけであるが，可変部が変わりうるので，多種多様な抗原に対応できる仕組みになっている．

④可変部以外のほかの部分は定常部という．

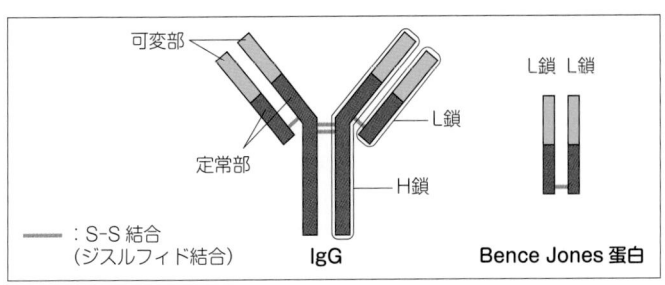

図 6-11　免疫グロブリン（IgG）と Bence Jones 蛋白の構造

表 6-6　免疫グロブリン異常を呈する疾患

	高値	低値
IgG	多クローン性 　慢性感染症，膠原病，肝硬変 単クローン性 　IgG 型多発性骨髄腫 　MGUS*	原発性免疫不全症 ネフローゼ症候群
IgA	多クローン性 　IgA 腎症，慢性感染症，膠原病，肝硬変 単クローン性 　IgA 型多発性骨髄腫 　MGUS*	原発性免疫不全症 ネフローゼ症候群 悪性リンパ腫
IgM	多クローン性 　慢性感染症，膠原病，肝硬変，子宮感染症 単クローン性 　原発性マクログロブリン血症 　MGUS*	原発性免疫不全症 IgM 欠損症
IgD	多クローン性 　結核 　ハンセン病 単クローン性 　IgD 型多発性骨髄腫	多発性骨髄腫 （IgD 以外）
IgE	多クローン性 　アレルギー性疾患 　寄生虫疾患 　IgE 骨髄腫 　気管支喘息 単クローン性 　IgE 型多発性骨髄腫 　花粉症	多発性骨髄腫 （IgE 以外） サルコイドーシス

*MGUS：monoclonal gammopathy of undetermined significance（→p.184 参照）

2．代謝

免疫グロブリンは，Bリンパ球に由来する形質細胞によって生産される蛋白質である．

3．免疫グロブリンの年齢による変動

①IgG：免疫グロブリンのなかで唯一胎盤を通過できる IgG は，胎生期に母親由来のものが急上昇し，出生 6 カ月後に半減する．その後は徐々に上昇し，10 歳程度で成人レベルに達する．

②IgM：出生後から 1 歳にかけて急上昇する．

③IgA：出生後から徐々に上昇する．

4．臨床的意義（表 6-6）

② Bence Jones 蛋白（Bence Jones protein；BJP）

1．特徴

①56〜60℃の比較的低温の加温で析出し，90〜95℃で再溶解する．

②腫瘍化した抗体産生細胞においてモノクローン性に産生される免疫グロブリン L 鎖（分子量約 22,000）である．この L 鎖がジスルフィド結合により 2 量体（分子量約 44,000）となり，尿中へ排泄される（図 6-11）．

③免疫電気泳動において H 鎖抗血清と反応せず，L 鎖のタイプである抗 κ 鎖と抗 λ 鎖のいずれかの抗血清とのみ反応する．

2．臨床的意義

［陽性］多発性骨髄腫，原発性マクログロブリン血症．
IgD，IgE 型：80〜90％，IgG 型：40〜60％

6 血清アルブミン

1．生理的意義

①アルブミンは肝臓で合成される水溶性蛋白で，585 個のアミノ酸から構成．分子量は 66,458，沈降定数は 4.4S，等電点は 4.8．

②アルブミンの役割は，主として膠質浸透圧の保持および種々の生体内成分（ビリルビン，遊離脂肪酸，尿酸，Ca，Cu，Zn など）や各種薬剤の輸送である．

③A/G 比とは，血清中に含まれるアルブミン（A）とグロブリン（G）の量の比率のことである．総蛋白濃度と組み合わせて A/G 比をみることにより，栄養状態や全身の状態を知ることができる．

2．測定法
(1) 色素結合法
①アルブミンが種々の色素と結合する性質を利用して測定する方法．色素には通常 pH 指示薬が使われるが，溶液 pH 変化がなくとも，蛋白質により色調が変化することを利用（蛋白質誤差）．

②アルブミン測定に用いられる色素．

アゾ色素系：メチルオレンジ，ハブカまたはハバ［HAB（C）A］．

フタレイン色素系：ブロムクレゾールグリーン（BCG，測定波長 630 nm），ブロムクレゾールパープル（BCP，605 nm），ブロムフェノールブルー（BPB）．

③ブロムクレゾールグリーン（BCG）法：BCG とアルブミンの結合は反応系の pH により異なり，等電点より酸性側のほうが結合力が強い．BCG 試薬を pH 4.2 に調整したあと，非イオン性界面活性剤（Brij 35）を加えると，BCG 試薬は青色から黄色になる（615 nm）．アルブミンと結合することにより，628 nm に極大吸収をもつ青緑色となるので，628 nm で比色する．

④BCP 法：BCG 法に比べ，アルブミンへの特異性が高い．しかし，還元型アルブミン（メルカプトアルブミン）と酸化型アルブミン（ノンメルカプトアルブミン）では反応が異なる．現在は「改良 BCP」試薬が開発され，同等な反応性を示すことから，従来の BCG に変わって日常検査に用いられている．改良 BCP は，SDS や DTNB［5,5'-dithiobis（2-nitrobenzoic acid）：5,5'-ジチオビス（2-ニトロ安息香酸）］を加えてすべてのアルブミンを酸化型にして特異的に反応させたものである．

(2) A/G 比の求め方
①BCG 法や BCP 法によるアルブミン測定値とビウレット法による総蛋白から求める方法．

②セルロースアセテート膜電気泳動による蛋白分画から求める方法．

3．測定上の注意事項
①BCG は，アルブミン以外に，急性炎症性疾患などで増量する急性相反応物質（α_1-酸性糖蛋白，ハプトグロビン，セルロプラスミンなど）とも反応する．アルブミンはすぐに反応するのに対し，急性相反応物質に対しては徐々に反応し 30 分後に反応が完了する．そのため，アルブミンのみを測定するには短い（1 分以内）

反応時間で測定する.

②検体の安定性：冷蔵庫で1カ月，凍結保存で半年以上は変わらない.

4．基準範囲

(1) アルブミン

4.1〜5.1 g/dL

[変動要因]

年齢とともに増加し，3歳でほぼ成人の値となる.

(2) A/G 比

①BCG法のアルブミン値とビウレット法の総蛋白値から求める方法：1.3〜2.0

②セルロースアセテート膜電気泳動法によるアルブミン％とグロブリン％から求める方法：1.6〜2.4

5．臨床的意義

(1) アルブミンの減少

①腸管からアルブミンの組成となるアミノ酸が補給されない場合：栄養不良，吸収障害，長期間の下痢，術後など.

②肝臓での合成不良：重症な肝障害.

③血漿蛋白血管外への逸脱：出血，火傷，浮腫（2.5 g/dL 以下），腹水，胸水，潰瘍からの腸管への漏出.

④尿への排出亢進：糸球体腎炎，ネフローゼ症候群など.

⑤その他，遺伝的疾患としてアルブミンのない無アルブミン血症がある.

(2) グロブリンの増加

①高度の高グロブリン血症（5.5〜6.7 g/dL）：多発性骨髄腫，肝硬変，感染を起こしやすい腫瘍（膀胱，上顎，子宮，胃，肺），骨関節結核，本態性高血圧症，膠原病，リウマチ.

②中等度の高グロブリン血症（4.5〜5.5 g/dL）：①の疾患，糖尿病，慢性肝炎，前立腺肥大，肺結核，腎疾患（他の炎症を合併する腎炎，ネフローゼ症候群），種々の感染症，白血病.

(3) A/G 比

A/G 比が基準範囲より高くなる病態はほとんどない.

[低値] 主としてアルブミンの減少による場合：栄養不良，肝障害，蛋白濾出（ネフローゼ症候群，蛋白濾出性胃腸炎）

主としてグロブリンの増加による場合：多クローン性（自己

免疫性疾患，悪性腫瘍，感染症），単クローン性（多発性骨髄腫，マクログロブリン血症，本態性 M 蛋白血症）

〈参考事項〉微量アルブミン尿（microalbuminuria）
①30〜299 mg/gCr の尿中へのアルブミンの排出を微量アルブミン尿という．
②糖尿病腎症の早期発見に有用．
③免疫化学的定量法により測定．

CRP（C 反応性蛋白；C reactive protein）

1．生理的意義
①分子量約 115,000 で，γ-グロブリン位にある代表的な急性期蛋白である．
②半減期は 0.3 日．炎症などの組織破壊に鋭敏に反応する．

2．測定法
ラテックス凝集免疫比濁法．

3．基準範囲
0.14 mg/dL 以下

4．臨床的意義
正常ではごく微量しかみられないので，炎症を表す赤沈よりも CRP の方が反応が速く，消失も速いので，急性炎症の鋭敏な指標である．

セルロプラスミン

1．生理的意義
①分子量 132,000，等電点 4.4 で，銅を含有する青色の蛋白質である．セルロプラスミンはオキシダーゼ活性を有するほか，銅代謝に重要な役割を果たしている．
②セルロプラスミンは，α_2-グロブリン分画に属する青色の血漿蛋白で，血清中の銅の 90〜95％はこの蛋白質の中に含まれる．
③組織の炎症，損傷などに反応して速やかに血中に増加する急性期蛋白の 1 つである．

2．測定法
免疫比濁法．

3．基準範囲

21～37 mg/dL

[変動要因]

①男性のほうが女性より高い.

②新生児は成人の約 1/3 と低く, 乳幼児では成人より高めである.

4．臨床的意義

[高値]　悪性腫瘍, 感染症, 膠原病, 妊娠など.

[低値]　Wilson 病（小児期の慢性肝疾患として最も頻度が高い）.

9 ハプトグロビン

1．生理的意義

①分子量 85,000, 等電点 4.1 で, 糖質を 19.3％含む.

②ハプトグロビンは 1-1, 2-1, 2-2 の 3 つの遺伝型があり, 分子量もそれぞれ約 10 万, 20 万, 40 万と異なる.

③ハプトグロビンはヘモグロビン結合能をもつ蛋白質であり, 溶血マーカーとされる.

④急性期蛋白の 1 つである. 半減期は 3～5 日.

2．測定法

免疫比濁法.

3．基準範囲

19～170 mg/dL

4．臨床的意義

[高値]　感染症などの炎症性疾患.

[低値]　溶血性疾患.

10 トランスフェリン

1．生理的意義

①分子量約 77,000, 等電点 5.9 で, 1 分子のトランスフェリンは Fe^{3+} 2 個と結合することができる.

②半減期は 7 日. 栄養状態の指標としても使われる.

③トランスフェリンの約 1/3 は鉄と結合している.

2．測定法

免疫比濁法.

3．基準範囲
男性　190〜300 mg/dL
女性　200〜340 mg/dL

4．臨床的意義
［高値］　鉄欠乏性貧血, 真性赤血球増多症, 妊娠.
［低値］　血清鉄上昇, 不飽和鉄結合能（UIBC）低下
　　　　　→再生不良性貧血, 巨赤芽球性貧血など.
　　　　血清鉄低下, UIBC 低下
　　　　　→無トランスフェリン血症, 重症肝疾患, 悪性腫瘍, ネ
　　　　　フローゼ症候群.

　＊トランスフェリンを算出して簡易的に貧血の診断と治療に次式が
使われる.
　　　　総鉄結合能（TIBC）＝1.3×トランスフェリン（mg/dL）

 # フェリチン

1．生理的意義
①分子量 440,000 の蛋白質で, ヘモジデリンとともに貯蔵鉄を構成
　する. 全身に存在するが, 特に肝実質細胞に多い血清フェリチン
　は貯蔵鉄をよく反映し, フェリチン 1 ng/mL が貯蔵鉄量 8〜10
　mg に相当する.
②血清フェリチン値の低値は鉄欠乏状態に限られ, その診断的価値
　は高い. 高値はヘモジデローシス, ヘモクロマトーシスの鉄過剰,
　肝炎, 悪性腫瘍でみられる.

2．測定法
化学発光酵素測定法.

3．基準範囲
男性　15〜160 ng/mL
女性　10〜60 ng/mL（ただし閉経後に男性と同じくらいに上昇）

4．臨床的意義
［高値］　ヘモクロマトーシス, ヘモジデローシス, 再生不良性貧
　　　　血, 急性肝炎, 急性白血病, 悪性リンパ腫, 肝がん, 膵
　　　　がんなど.
［低値］　鉄欠乏性貧血, Huntington 病（脳組織に鉄イオンが沈着）.

α₁-酸性糖蛋白, α₁-アンチトリプシン, フィブリノゲン, ミオグロビン, コラーゲン

1 α₁-酸性糖蛋白

①分子量 44,100, 等電点 2.7 で, 41.4%と非常に多量の糖質を含む.

②α₁-酸性糖蛋白は急性期蛋白で, 急性炎症性疾患, 悪性腫瘍, ストレス, 血液疾患で増量し, その増量程度はα₁-アンチトリプシンと並行する.

2 α₁-アンチトリプシン

①分子量 45,000, 等電点 4.0 で, トリプシンやキモトリプシン作用を抑制する.

②α₁-アンチトリプシンも急性期蛋白なので, α₁-酸性糖蛋白が増加するのと同じ疾患で増量する.

3 フィブリノゲン

①フィブリノゲンは, 肝臓で合成される分子量 400,000 の細長い血漿蛋白で, 血液凝固の主役を演じ, それ自身が重合して不溶性のフィブリンになることにより, 血液の凝固を起こす.

②電気泳動により, 分画ではフィブリノゲンはβ位とγ位の中間に細い帯として観察される.

③基準範囲：測定法によりかなりの差異はあるが, だいたい 150〜350 mg/dL である. 年齢とともに増加する.

④臨床的意義

　[上昇]　脳血管障害, 心筋梗塞, 悪性腫瘍, ネフローゼ症候群, 多発性骨髄腫など.

　[減少]　白血病, 悪性貧血, 肺機能不全, 先天性無（低）フィブリノゲン血症, 慢性肝炎, 肝硬変など.

4 ミオグロビン

①分子量約 17,800 の酸素結合性の高いヘム蛋白で, 主として骨格筋や心筋に存在し, 血中の酸素を筋肉組織内に運搬する役割を担っている.

②ミオグロビンは CK や AST, LD などの心筋逸脱酵素よりも早期に

上昇するので，心筋梗塞の早期診断の指標となる．

③基準範囲：70～100 ng/mL

④臨床的意義

[高値] 心筋傷害，骨格筋疾患．

[低値] 長期臥床．

5 コラーゲン

①哺乳類では細胞外マトリックスの主要蛋白質で，線維状をしており，全蛋白質の 25％を占める．

②コラーゲン分子は，α鎖とよばれるポリペプチド鎖の 39 本が規則的ならせん構造をしている．7 種のα鎖の存在があり，コラーゲンには I，II，III，IV，V の 5 型がある．I 型コラーゲンは骨，腱，皮膚などの大部分の結合組織に分布しており，全コラーゲンの約 90％を占める．IV 型コラーゲンは基底膜の主要構成成分として，基底膜の構造や機能に密接に関与している．

③正常な肝臓の類洞周囲には基底膜様構造が欠如しているが，肝疾患および肝炎から肝硬変に至る肝線維化の進展過程において，ディッセ腔で基底膜形成が起こる．これに伴って血中の IV 型コラーゲンが増加するので，血中 IV 型コラーゲンを RIA 二抗体法で測定し，肝線維化の指標とする．

④基準範囲：5.0 ng/mL 以下

⑤臨床的意義

[高値] アルコール性肝障害，急性肝炎，糖尿病．

13 血清膠質反応

1．生理的意義

膠質反応の詳細については不明であるが，基本的にはアルブミンとグロブリンの量的変化を沈殿反応についてみることにある．

2．測定法

(1) 硫酸亜鉛混濁試験（ZTT）

・臨床的意義：肝硬変で著明に増加する．ZTT は他の膠質反応よりも IgG 量とよく相関する．

(2) チモール混濁試験（TTT）

・臨床的意義：ウイルス性肝炎に強陽性を示す．

透析患者の低栄養

透析患者における低栄養がその死亡率を増加させるとして，大きな問題となっている．

透析患者の低栄養の原因としてあげられるのは，エネルギー，蛋白質の摂取不足，透析による栄養素の喪失，尿毒素の蓄積による食欲不振などがあげられる．

このなかで，透析による栄養素の喪失としてあげられるのがアミノ酸である．アミノ酸は 1 回の血液透析で6〜13 g 喪失するといわれており，通常では臨床的に問題にならないが，低栄養状態の患者では栄養障害を促進してしまう．また，微量栄養素では，ビタミン B_1，B_2，B_6，葉酸，ビタミン C などの水溶性ビタミンの喪失が顕著なので，透析患者はこれらの微量栄養素が欠乏する可能性が高い．

低栄養を防ぐために，蛋白質摂取量を増やすとリンの摂取量も増加し，動脈硬化・骨病変を引き起すことになり，さらに過剰なカリウム摂取は透析患者の不整脈の原因にもなってしまう．そこで，リン・カリウム含有量の少ない蛋白質源を開発することは，血液透析患者にとって重要な栄養学的課題である．

セルフ・チェック

A 次の文章で正しいものに○，誤っているものに×をつけよ．

	○	×
1. トランスサイレチンはアルブミンより半減期が長い．	□	□
2. CBB 法は血清総蛋白測定法として採用されている．	□	□
3. 血漿蛋白は体位により変動する．	□	□

A 1-× (トランスサイレチンは RTP の 1 つで，2 日と短い)，2-× (ビウレット試薬が主流)，3-○

4. 多発性骨髄腫では低蛋白血症である. □ □
5. BCG 法と BCP 法を比べた場合, BCG 法のほうが
   アルブミンに対する特異性が高い. □ □
6. BCG とアルブミンの結合は瞬時である. □ □
7. 血清アルブミンの正常値は 4.1〜5.1 g/dL である. □ □
8. セルロースアセテート膜電気泳動では
   バルビタール緩衝液 pH 8.0 を用いる. □ □
9. 電気浸透現象のないセルロースアセテート膜での
   塗布位置はアルブミン位にするのがよい. □ □
10. フィブリノゲンは β 位と γ-グロブリン位の中間に出現する.
    □ □
11. 生後半年から 1 歳にかけて, α_2-グロブリンが著しく
    低値となる. □ □
12. 肝硬変症では β-γ ブリッジングが出現しやすい. □ □
13. β-グロブリン分画にトランスフェリンが含まれる. □ □
14. ミオグロビンは心筋梗塞の早期診断の指標となる. □ □
15. α_1-酸性糖蛋白は急性期蛋白である. □ □
16. アルブミンが 30〜299 μg/gCr 排泄される尿を
    微量アルブミン尿という. □ □
17. 微量アルブミン尿の検出は糖尿病腎症の早期診断に
    有用である. □ □
18. 鉄欠乏性貧血でフェリチンは低値を示す. □ □
19. CRP の半減期は 3 日である. □ □
20. β_2-ミクログロブリン, α_1-ミクログロブリン, レチノール
    結合蛋白とも, 分子量が 5 万以上の蛋白質である. □ □

4-× (高蛋白血症), 5-× (BCP 法のほうが特異性が高い), 6-○, 7-○, 8-× (pH 8.6 のバルビタール緩衝液), 9-× (γ-グロブリンの陰極側), 10-○, 11-× (高値), 12-○, 13-○, 14-○, 15-○, 16-× (30〜299 mg/gCr), 17-○, 18-○, 19-× (0.3 日), 20-× (5 万以下)

B

1. 血清蛋白泳動分画を下に示す．この患者の血清中に増加が考えられるのはどれか．【66A36】

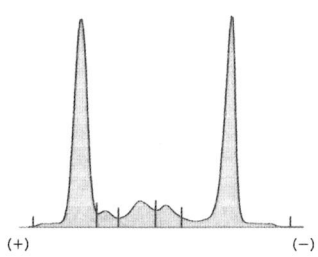

(+)　　　　　　　　　　　　　　(−)

- ☐ ① アルブミン
- ☐ ② α₁-アンチトリプシン
- ☐ ③ リポ蛋白
- ☐ ④ トランスフェリン
- ☐ ⑤ IgG

2. 水酸基をもつアミノ酸はどれか．2つ選べ．【66P39】

- ☐ ① セリン
- ☐ ② プロリン
- ☐ ③ スレオニン
- ☐ ④ メチオニン
- ☐ ⑤ アスパラギン酸

3. 酸化的脱アミノ反応に関与しているのはどれか．【66P40】

- ☐ ① アルギナーゼ
- ☐ ② グルタミン酸デヒドロゲナーゼ
- ☐ ③ アルギニノコハク酸シンセターゼ
- ☐ ④ カルバモイルリン酸シンセターゼ
- ☐ ⑤ アスパラギン酸アミノトランスフェラーゼ

B 1–⑤, 2–①と③, 3–②

4. 中性アミノ酸はどれか.【65A34】
   - □ ① リジン
   - □ ② アルギニン
   - □ ③ ヒスチジン
   - □ ④ アスパラギン
   - □ ⑤ グルタミン酸

5. ビウレット法について正しいのはどれか.【65A35】
   - □ ① 尿蛋白の測定法である.
   - □ ② キレート呈色反応である.
   - □ ③ 呈色反応は強酸性下で行う.
   - □ ④ 測定試薬は無色透明である.
   - □ ⑤ 呈色はグリコシド結合の数に比例する.

6. アルブミンによって運ばれるのはどれか.【65A42】
   - □ ① 脂肪酸
   - □ ② リン脂質
   - □ ③ グリセロール
   - □ ④ コレステロール
   - □ ⑤ トリグリセライド

7. 血清総蛋白5.0 g/dL,血清アルブミン2.5 g/dL,尿蛋白500 mg/dL であった.考えられるのはどれか.【65P33】
   - □ ① 肝硬変
   - □ ② 慢性炎症
   - □ ③ 多発性骨髄腫
   - □ ④ ネフローゼ症候群
   - □ ⑤ 無 γ-グロブリン血症

4-④,5-②(④:硫酸銅により水色,⑤:ペプチド結合),6-①,7-④(設問の症例は高度の低蛋白血症で,1日尿量を1Lとすると5g/日で高度蛋白尿.ネフローゼ症候群の診断基準は尿蛋白3.5 g/日以上,血清アルブミン3.0 g/dL(血清総蛋白6.0 g/dL)以下)

8. A/G 比が増加するのはどれか．【64A37】
   - □ ① 肝硬変
   - □ ② 慢性感染症
   - □ ③ 多発性骨髄腫
   - □ ④ 原発性免疫不全症候群
   - □ ⑤ 全身性エリテマトーデス〈SLE〉

9. 血清トランスフェリンについて正しいのはどれか．【64P32】
   - □ ① 2 価の鉄を含む．
   - □ ② 総鉄結合能に比例する．
   - □ ③ 1 分子は 4 個の鉄と結合できる．
   - □ ④ 健常者では 2/3 は鉄と結合している．
   - □ ⑤ 蛋白分画では α_2-グロブリン分画に含まれる．

10. 短期の栄養指標として用いられる血漿蛋白はどれか．2 つ選べ．【64P36】
   - □ ① アルブミン
   - □ ② ハプトグロビン
   - □ ③ セルロプラスミン
   - □ ④ トランスサイレチン
   - □ ⑤ レチノール結合蛋白

11. 血清蛋白電気泳動で α_2 分画の蛋白質はどれか．2 つ選べ．【63A37】
   - □ ① CRP
   - □ ② ヘモペキシン
   - □ ③ ハプトグロビン
   - □ ④ トランスフェリン
   - □ ⑤ セルロプラスミン

8-④（①，②，⑤：γ-グロブリンの増加で A/G 比は低下，③：M 蛋白の出現によって A/G 比は低下），9-②，10-④と⑤，11-③と⑤

12. アラニンとの等電点の差が最も小さいのはどれか.【63P30】
- ☐ ① リジン
- ☐ ② ロイシン
- ☐ ③ アルギニン
- ☐ ④ グルタミン酸
- ☐ ⑤ アスパラギン酸

13. ビウレット法について正しいのはどれか.【62P35】
- ☐ ① 反応は強酸性下で行う.
- ☐ ② 測定波長は 630 nm である.
- ☐ ③ アルブミンの測定法である.
- ☐ ④ 鉄イオンとの錯体を検出する.
- ☐ ⑤ 呈色はペプチド結合の数に比例する.

14. 血清蛋白について誤っているのはどれか.【61A36】
- ☐ ① アルブミンは遊離脂肪酸を運搬する.
- ☐ ② アルブミンはカルシウムと正の相関をする.
- ☐ ③ 免疫グロブリンは大部分が γ 分画に含まれる.
- ☐ ④ 乳幼児期の免疫グロブリン濃度は成人より高い.
- ☐ ⑤ トランスサイレチンの半減期はアルブミンより短い.

15. 短期間の栄養状態の指標として用いるのはどれか. 2つ選べ.【61P35】
- ☐ ① アルブミン
- ☐ ② セルロプラスミン
- ☐ ③ トランスサイレチン
- ☐ ④ レチノール結合蛋白
- ☐ ⑤ α_1-アンチトリプシン

12-② (アラニンとロイシンは中性アミノ酸), 13-⑤, 14-④, 15-③と④

7 非蛋白性窒素

A 生体内の非蛋白性窒素成分の生成

> **学習の目標**
>
> ★非蛋白性窒素成分の種類を覚えよう.
>
> □ 非蛋白性窒素の定義 □ 非蛋白性窒素の生理的意義

 構造と種類

①非蛋白性窒素（NPN；non protein nitrogen）は残余窒素ともいわれ，蛋白質以外の窒素成分（尿素，尿酸，クレアチニン，クレアチン，アミノ酸，アンモニア，インジカン，未決定窒素など）を総称している．

②血清 NPN 中の各種成分の含量は尿素窒素 50 %，アミノ酸窒素 25 %，その他の窒素（尿酸，クレアチニン，クレアチン，アンモニア，インジカン，その他）25 %である．

 生理的意義

①血清クレアチニンと血清尿素窒素は，腎糸球体機能の最も簡便な指標である．通常，尿素窒素はクレアチニンの約 10 倍の値を示す．いずれも腎不全が進行してから高値を示す．

②透析療法導入基準の血液透析の開始の検討として，
　・血清尿素窒素が 60 mg/dL 以上で，1 日当たり 10 mg/dL 前後ずつ上昇する
　・血清クレアチニン値が 5 mg/dL 以上で，1 日当たり 1 mg/dL 前後ずつ上昇する
との項目があげられている．

B　非蛋白性窒素成分の代謝

> ### 学習の目標
> ★クレアチン，尿酸の合成経路を覚えよう．
> □ 非蛋白性窒素の代謝　　　　　□ クレアチンの合成
> □ アンモニアの処理と運搬　　　□ 尿酸の合成

　アンモニアと尿素は蛋白質代謝，尿酸は核酸のプリン体塩基代謝，クレアチニンは筋クレアチン代謝である．

アンモニアの処理と運搬（図 7-1）

①腸管から吸収されたアンモニアは門脈から肝臓に運ばれ，肝臓にある尿素回路（→p.177，図 6-6）により尿素へ代謝され，尿中に排出される．

②腎臓の近位尿細管ではグルタミナーゼによりアンモニアが産生され，尿に排泄される．

クレアチンの合成とクレアチニン（図 7-2）

①アルギニンは，腎臓でグリシンアミジノトランスフェラーゼにより，アルギニンのアミジノ基がグリシンに転移され，グアニド酢酸となり，肝臓に運ばれたのち，メチルトランスフェラーゼによりS-アデノシルメチオニンのメチル基と結合してクレアチンとなる．この大部分は筋肉に取り込まれ，クレアチンキナーゼの作用を受けてクレアチンリン酸として貯えられ，筋肉収縮のエネルギー源となる．クレアチニンは，クレアチンから 1 分子の水が取れた型で，この反応は非可逆的である．

尿酸の合成（図 7-3）

　プリンヌクレオシドであるプリンヌクレオチドから，5'-ヌクレアーゼによりリボースが離れ，GMP（グアニル酸）および AMP（ア

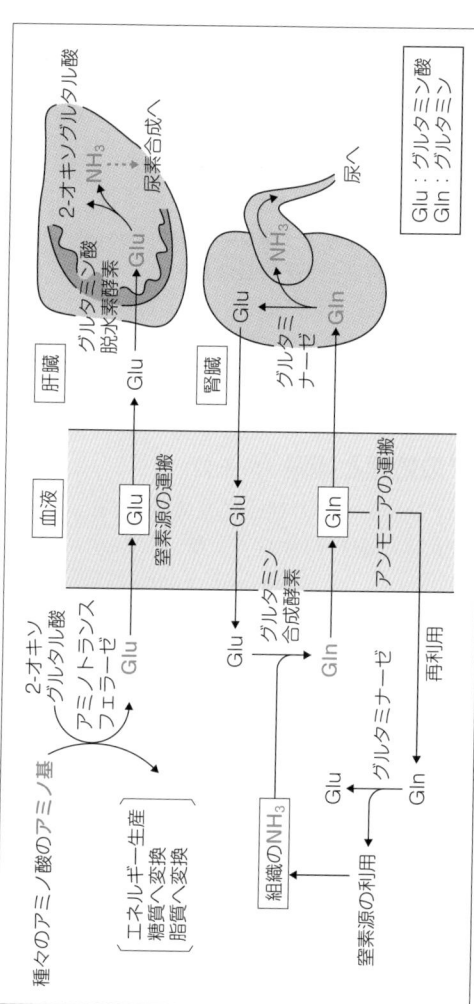

図 7-1　アンモニアの処理と運搬
（岡村直道：臨床検査学講座　生化学　第 2 版．医歯薬出版，2006，p.108 一部改変）

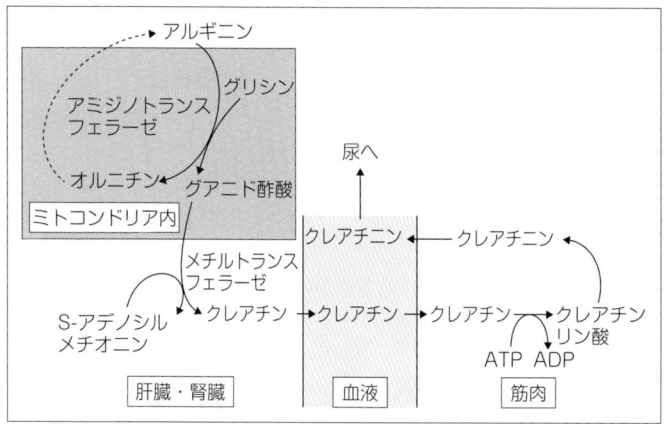

図 7-2　クレアチン合成とクレアチニン

(芝　紀代子：臨床検査技師　先手必勝！弱点克服完全ガイド　2nd ed.　メジカルビュー社, 2013, p.222)

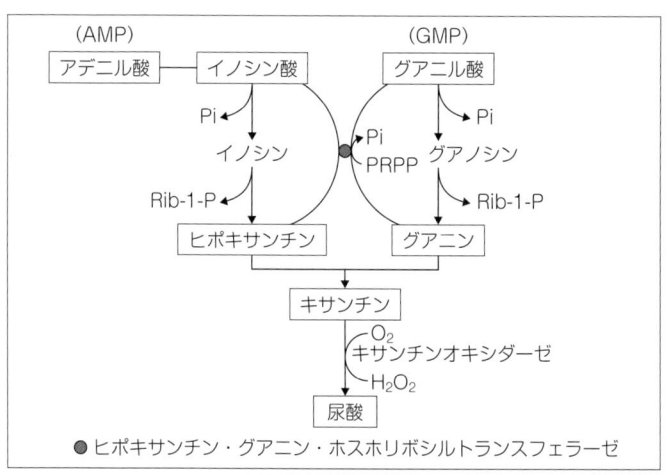

図 7-3　尿酸の生成

(芝　紀代子：臨床検査技師　先手必勝！弱点克服完全ガイド　2nd ed.　メジカルビュー社, 2013, p.220)

デニル酸）はヌクレオシドとなり，塩基のグアニンおよびヒポキサンチンに分解し，キサンチンから尿酸が生成される．

C 非蛋白性窒素成分の検査

尿素窒素

1．生理的意義

①尿素は体内における蛋白質代謝（窒素代謝）の最終産物で，尿素窒素は非蛋白性窒素の約50％を占める．

②蛋白質の分解により生じたアミノ酸は，種々の酵素により脱アミノ化されてアンモニアとなり，肝において尿素回路（オルニチン回路）を経て尿素に合成される．

③重症の肝実質障害では尿素合成が低下するため，尿素窒素は減少する．

④合成された尿素は，再び代謝に利用されることなく腎から排泄されるので，腎機能が不全になり排泄が減少すると，血中の尿素窒素は増加する．

2．測定法

①尿素は尿素窒素（urea nitrogen；UN）として測定され，その尿素窒素の測定法はウレアーゼを用いる酵素法が主な方法である．

②通常，測定値はその尿素窒素量（mg/dL）で表現されるが，60/28（＝2.14）を乗じると尿素量（mg/dL）となる．

（1）酵素法

尿素に酵素ウレアーゼを作用させアンモニアを生成し，その生成したアンモニアを検出する．

$$\begin{matrix} NH_2 \\ NH_2 \end{matrix}\!\!> \!\! C=O \quad \xrightarrow[+H_2O]{ウレアーゼ} \quad 2NH_3 + CO_2$$

①ウレアーゼ・グルタミン酸脱水素酵素（GLDH）法：ウレアーゼを作用させ，生じたアンモニアに2-オキソグルタル酸, NADPH, GLDH を作用させ，NADPH の減少を 340 nm で求める．

$$NH_3 + 2\text{-オキソグルタル酸} \xrightarrow[NADPH+H^+ \quad NADP^+]{GLDH} \text{グルタミン酸} + H_2O$$

（340 nm の減少反応）

②ウレアーゼ・ロイシン脱水素酵素（LED）法：ウレアーゼを作用させ，生じたアンモニアに2-ケトイソヘキサン酸, NADH, LED を作用させ，NADH の減少を 340 nm で求める．

$$NH_3 + 2\text{-ケトイソヘキサン酸} \xrightarrow[NADH+H^+ \quad NAD^+]{LED} \text{ロイシン} + H_2O$$

（340 nm の減少反応）

③ドライケミストリ法

$$\text{尿素} \xrightarrow{\text{ウレアーゼ}} \text{アンモニア}$$

$$\text{アンモニア} + \text{ブロムフェノールブルー} \longrightarrow \text{青色}$$

3．測定上の注意事項

①試料中の内因性アンモニアを消去するために第1次反応として，

$$NH_3 + 2\text{-オキソグルタル酸（または 2-ケトイソヘキサン酸）}$$
$$\xrightarrow{\text{GLDH（または LED）}} \text{グルタミン酸（またはロイシン）} + H_2O$$

を行い内因性のアンモニアを消去した後に，第2次反応でウレアーゼとの反応を行っている．特に尿中アンモニア測定においては必須である．

②検体の安定性：血清では 4℃で1週間，凍結保存で数カ月安定である．尿では細菌による尿素分解が生じるので，蓄尿瓶に1日尿当たり氷酢酸 10 mL 加えて蓄尿保存することが望ましい．

③自動分析装置や測定器具のアンモニア汚染により正誤差を生じる．

表 7-1　尿素窒素およびクレアチニンの臨床的意義

	高値	低値
尿素窒素	腎機能障害 　腎前性（脱水，心不全） 　腎性（急性・慢性腎炎，腎盂腎炎） 　腎後性（尿路閉塞，尿管結石，膀胱腫瘍） 消化管出血 体組織の崩壊 循環血液量低下 高蛋白食 アミノ酸輸液 副腎皮質ステロイド（薬物） テトラサイクリン（薬物）	低蛋白食 肝細胞障害 　（劇症肝炎・肝硬変） 尿崩症 マンニトール利尿剤 妊娠
クレアチニン	糸球体機能低下 　糸球体腎炎 　うっ血性心不全 筋細胞肥大 　先端巨人症 　巨人症 血液濃縮 　脱水，火傷	尿崩症 妊娠 肝障害 筋萎縮 筋ジストロフィ

4．採血条件

①血漿を試料とするとき，ウレアーゼ法では，アンモニアを含む抗凝固剤（二重シュウ酸塩）は使用できない．また，フッ化物や重金属イオンは酵素反応を阻害する．

5．基準範囲

〔血清〕　8〜20 mgN/dL（2.8〜7.1 mmol/L）

6．臨床的意義（表 7-1）

(1) 増加する疾患

血清尿素窒素が高値を示す病態には腎機能障害があるが，これは腎前性，腎性，腎後性の 3 つに分けられる．

①腎前性：腎血液循環の異常により，尿素の濾過が十分できない．心臓ショック，心疾患，出血，脱水など．

②腎性：腎機能不全による尿素排泄の低下による．急性・慢性腎炎，腎盂腎炎，進行性腎硬化症など．

③腎後性：腎以降の尿路（膀胱，尿道など）の閉塞による尿素排泄の低下による．尿管結石，膀胱腫瘍など．

表 7-2 尿素窒素/クレアチニン比にみる病態

尿素窒素/クレアチニン比	
>10〜20	<10
循環血液量の減少 　下痢，嘔吐，多量発汗 　心不全 　出血性ショック 尿素窒素産生亢進 　高蛋白食，アミノ酸輸血 　消化管出血 　甲状腺機能亢進症 　感染症	妊娠（循環血液量増加） 尿崩症 マンニトール利尿剤 低蛋白食 重症肝不全

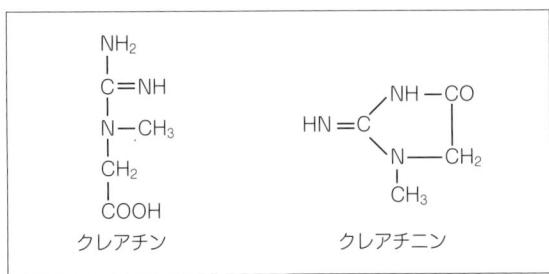

図 7-4 クレアチンとクレアチニンの構造

（2）減少する疾患

　肝における尿素の合成が低下する疾患である肝硬変，劇症肝炎があげられる．

（3）尿素窒素/クレアチニン比（UN/Cre）（表 7-2）

　健常者では，通常 10 前後である．

　クレアチニンの変動に比べ尿素窒素の変動は大きいので，尿素窒素/クレアチニン比の大きな変動は腎外性因子が関係していると考える．

2 クレアチン，クレアチニン

1．構造（図 7-4）

　クレアチンは鎖状構造で，クレアチニンは環状構造である．

2．生理的意義

　①クレアチンは，筋肉の収縮エネルギー源であるクレアチンリン酸

（高エネルギーリン酸化合物）より生じる.

②クレアチニンはその脱水物で, 最終代謝産物である.

③クレアチンは腎尿細管で再吸収されるため, 成人男性尿中にはほとんどみられないが, 未成年者や妊婦に少量みられる.

④クレアチニンは腎尿細管で再吸収されることなく尿中に排泄され, 蛋白質摂取量の影響を受けにくいうえに, その生成量は体表面積が一定ならほぼ一定のため, 尿中排泄量はほとんど変動しない. そのため, 糸球体濾過値（eGFR）（→p.349 参照）を求めるのに用いられる.

3. 測定法

Jaffé 反応を利用したアルカリ性ピクリン酸法は, クレアチニンの活性メチレン基とピクリン酸が結合して発色することを利用した測定法である. この方法は, 特異性が低く（クレアチニン以外に Jaffé 反応を呈する物質が多く, 特に血球中に多い）, また感度が低いために使用血清量が多いという欠点があり, 国内では酵素法が利用されるようになった.

（1）化学的測定法によるクレアチニンの測定（Jaffé 法）

アルカリ性ピクリン酸法：クレアチニンは, アルカリ性においてピクリン酸と反応して赤褐色を呈する（Jaffé 反応）ことを利用して, 515 nm で比色する（ホリン・ウ法ともいわれる）.

（2）酵素法によるクレアチニンとクレアチン測定

クレアチニナーゼ（creatininase）, クレアチナーゼ（creatinase）, サルコシンオキシダーゼ（sarcosine oxidase）による下記の反応で生成された H_2O_2 を測定する.

$$\text{クレアチニン} + H_2O \xrightarrow{\text{クレアチニナーゼ}} \text{クレアチン}$$

$$\text{クレアチン} + H_2O \xrightarrow{\text{クレアチナーゼ}} \text{サルコシン} + (NH_2)_2CO$$

$$\text{サルコシン} + H_2O + O_2 \xrightarrow{\text{サルコシンオキシダーゼ}} \text{グリシン} + HCHO + H_2O_2$$

$$H_2O_2 + 4\text{-アミノアンチピリン} + TOOS \xrightarrow{POD} \text{赤色キノン色素} + 2H_2O$$

（555 nm 比色定量）

［TOOS：*N*-ethyl-*N*-（2-hydroxy-3-sulfopropyl）m-toluidine］

（3）標準法（二次基準測定操作法）

　血清をトリクロロ酢酸で除蛋白後，イオン交換カラムで分離し，234 nm で検出する HPLC 法.

4．測定上の注意事項

　①検体の安定性：クレアチン，クレアチニンともに安定である.

　②酸化縮合反応を検出原理とする酵素法では，アスコルビン酸オキシダーゼ等を用いて共存するアスコルビン酸の影響を回避している.

5．基準範囲

	［血清クレアチニン］	［血清クレアチン］
男性	0.65〜1.07 mg/dL	0.17〜0.50 mg/dL
女性	0.46〜0.79 mg/dL	0.35〜0.95 mg/dL

［変動要因］

　①血清クレアチニンは成人では男性のほうが女性より高い.

　②日差および季節変動はないといわれている.

6．臨床的意義

（1）血清クレアチン

　［増加］　進行性筋ジストロフィ，飢餓，熱疾患，腫瘍.

　［減少］　肝障害.

（2）血清クレアチニン（表 7-1，表 7-2）

　［増加］　種々の腎疾患による腎不全，脱水症，尿路閉塞性疾患.

　［減少］　尿崩症.

3　尿酸

1．生理的意義

　①プリン体とは，プリン骨格を部分構造としてもつ生合成・代謝産物のことで，これには核酸の成分であるプリン塩基のアデニン，グアニンのほか，食物中のカフェイン，テオブロミン（カカオなどに含まれるプリン塩基と構造が似たアルカロイドの一種）なども含まれる（図 7-5）.

　②尿酸生成の母体となるプリン体は，食物の摂取や核蛋白の崩壊から得られ，肝臓，筋肉，骨髄で尿酸が生成される.　生成された尿酸の 1/3 は胆汁，腸に分泌されるが，2/3 は尿中に排出される.

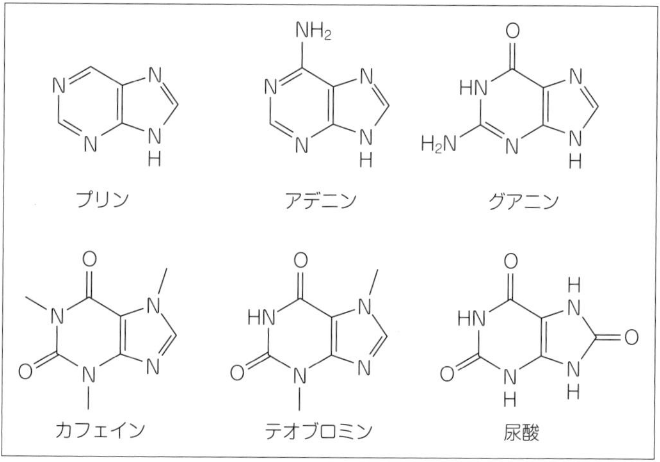

図7-5　プリン体

　　腎糸球体で100%濾過された尿酸はほとんど近位尿細管で再吸収
　　され，遠位尿細管で約7%分泌され尿中に排泄されると考えられ
　　ている．
　③尿酸は血清中の溶解度が7 mg/dLと低いため，高尿酸血症（7
　　mg/dL以上）となると足の親指の付け根などに結晶が沈着し，激
　　しい痛みと炎症が生じる痛風発作を起こす．
2．測定法
　　尿酸の定量法には還元法と酵素法があるが，現在使用されているの
　は，酵素法である．
（1）酵素法

$$尿酸＋2H_2O＋O_2 \xrightarrow{\text{ウリカーゼ}} アラントイン＋H_2O_2＋CO_2$$

　①紫外部吸収法：ウリカーゼ反応後の285 nmでの吸光度の減少を
　　測定する（尿酸は285 nmに吸収があるが，アラントインには吸
　　収がない）．
　②比色法：ペルオキシダーゼ法：ウリカーゼ反応により生成された
　　H_2O_2にペルオキシダーゼを作用させ，生じた酸素によって色原
　　体を酸化して呈色させ，比色する方法である．

$$H_2O_2 + 4\text{-アミノアンチピリン} + TOOS$$
$$\xrightarrow{POD} \text{赤色キノン色素} + 2H_2O$$

(555 nm 比色定量)

[TOOS：*N*-ethyl-*N*-(2-hydroxy-3-sulfopropyl) m-toluidine]

（2）還元法

　ホリン・ウ試薬，トリクロロ酢酸などで除蛋白を行った濾液をアルカリ液中でリンタングステン酸と反応させ，生じるタングステンブルーを 660 nm で比色する．

（3）標準法（二次基準測定操作法）

　血清を過塩素酸水溶液で除蛋白後，逆相カラムで尿酸を分離し，285 nm で検出する HPLC 法．

3．測定上の注意事項

　①紫外部吸収法は精度があまりよくないため，一般的には用いられていない．

　②検体の安定性：血清では室温で 3 日，4℃で 1 週間，凍結保存で 3 カ月安定である．

　③一部の還元法や酵素法（ペルオキシダーゼ法）において還元物質（特にアスコルビン酸）によって誤差（還元法—正誤差，酵素法—負誤差）を生じるので注意を要する．

4．基準範囲

〔血　清〕

男性　3.7〜7.0 mg/dL

女性　2.6〜5.5 mg/dL

臨床上，高尿酸血症は 7.0 mg/dL 以上．

〔変動要因〕

　①男性は女性に比べ高い．これは，女性ホルモンの尿酸排泄促進作用によるためである．

　②運動，飲酒後に上昇する傾向がある．

5．臨床的意義

〔増加〕痛風，アルコール多飲，核蛋白の崩壊亢進（多血症，骨髄腫，白血病），腎機能障害による排泄の減少（急性・慢性糸球体腎炎，尿路閉塞），Lesch-Nyhan（レッシュ・ナイハン）症候群（ヒポキサンチン・グアニンホスホリボシルトランスフェラーゼという酵素の完全欠損症で，若年性高尿

酸血症症候群ともいう．このほか，脳症，プリン体過剰生
成，腎結石，尿酸過剰排泄が起こる）．

［減少］　近位尿細管における再吸収阻害（カドミウム，鉛などの重
金属中毒症），低プリン食による尿酸再吸収障害，肝硬変，
黄色肝萎縮症（プリン体の分解低下）．

5 アンモニア

1．代謝と生理的意義

①血中アンモニアは，生体内でアミノ酸の脱アミノ化や腸内細菌に
よる蛋白質の分解などにより生成される．

②生成されたアンモニアは，大部分は肝臓において毒性の少ない尿
素に合成され，尿中に排泄される（尿素回路：p.177，図6-6）．
一部はグルタミン，グルタミン酸となり，オキサロ酢酸や2-オキ
ソグルタル酸と反応してアミノ酸となる．腎臓では，グルタミン
はグルタミナーゼの作用によりアンモニウム塩として尿中に排出
される．

③アンモニアは血中にはごく少量しか存在しない．しかし，肝実質
障害が高度になると，肝臓での尿素合成が低下するため，血中の
アンモニア量は増加（2 mg/dL 以上）し，肝性昏睡を起こす．

④血中アンモニアは，中枢神経系に対する毒性が非常に強い．

2．測定法

アンモニアの測定法は，化学的測定法と酵素的測定法に大別でき
る．酵素法がよく利用されているが，緊急検査として全血のまま測定
が可能なドライケミストリも用いられる．

（1）酵素法

①グルタミン酸脱水素酵素（GLDH）法：アンモニアに2-オキソグ
ルタル酸，NADPH，GLDH を作用させ，NADPH の減少を 340
nm で求める．

$$NH_3 + 2\text{-オキソグルタル酸} \xrightarrow[\text{NADPH}+H^+ \quad NADP^+]{GLDH} \text{グルタミン酸} + H_2O$$

（340 nm の減少反応）

②このほか，図7-6 に示したように GLDH 法の検出系を改良した酵
素サイクリング法を用いた高感度アンモニア測定法もある．

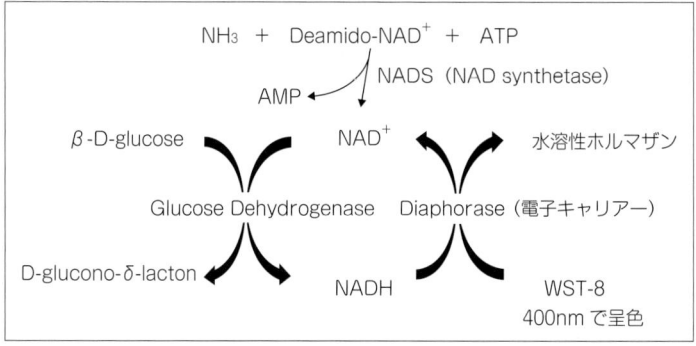

図7-6　酵素サイクリング法

(2) ドライケミストリ

　全血のまま直接測定が可能であり，緊急検査に適している．試料中のアンモニアのみを透過できる膜を用いて，水酸化アンモニウムのアルカリ性による pH 指示薬（ブロムフェノールブルー）の変色（緑青色）により定量する．

3．測定上の注意事項

　①自動分析装置や測定器具のアンモニア汚染は正誤差を生じる．
　②検体の安全性：血液は採血後室温に放置すると，グルタミンの分解などで急速にアンモニアが増加する．したがって，採血後ただちに氷冷し，1時間以内に測定する．

4．採血条件

　①食事の影響はないが，運動後には多少増加するため，安静時の採血がよい．
　②溶血は正誤差（血球内に血漿より3倍量のアンモニアが存在）．
　③抗凝固剤としてはヘパリンが最適で，クエン酸，二重シュウ酸塩はアンモニアを発生させるため使用できない．

5．基準範囲

　12〜66 μgN/dL（9〜47 μmol/L）

6．臨床的意義

　[増加]　肝性昏睡，重症肝障害，心疾患，肺疾患，火傷，各種皮膚疾患，ショック，尿素回路系酵素の先天的障害．

セルフ・チェック

A　次の文章で正しいものに○，誤っているものに×をつけよ.

	○	×
1. 尿素窒素の量に 60/28 を掛ければ尿素量になる.	□	□
2. クレアチニンはアミノ酸の代謝産物である.	□	□
3. クレアチニンは脱水で上昇する.	□	□
4. クレアチニンは筋肉で合成される.	□	□
5. 尿素窒素とクレアチニンが乖離するときは腎疾患以外を考える.	□	□
6. ウレアーゼは尿酸に作用しアラントインを生成する.	□	□
7. ウリカーゼは尿素を分解する.	□	□
8. 尿酸は食事習慣の影響を受け，男性が女性よりも高い.	□	□
9. 腸内細菌により生成されたアンモニアは肝臓で処理される.	□	□
10. アンモニア測定の酵素法にはグルタミン酸脱水素酵素が利用される.	□	□

A　1-○，2-×（クレアチンはグリシンとアルギニンから生合成され骨格筋において蓄えられる．クレアチニンは，クレアチンから 1 分子の水が取れた型），3-○，4-○，5-○，6-×（ウリカーゼ），7-×（ウレアーゼ），8-○，9-○，10-○

B

1. 基質と酵素の組合せでアンモニアが関係するのはどれか. **2つ選べ.**【66A31】
   - □ ① 尿　酸————————ウリカーゼ
   - □ ② 尿　素————————ウレアーゼ
   - □ ③ クレアチン————————クレアチンキナーゼ〈CK〉
   - □ ④ グルタミン酸————グルタミン酸デヒドロゲナーゼ
   - □ ⑤ アスパラギン酸——アスパラギン酸アミノトランスフェ
     ラーゼ〈AST〉

2. 1分子中に窒素を3つ有するのはどれか.【66P41】
   - □ ① 尿　酸
   - □ ② 尿　素
   - □ ③ アンモニア
   - □ ④ ビリルビン
   - □ ⑤ クレアチニン

3. 血清クレアチニンが上昇するのはどれか. **2つ選べ.**【65A39】
   - □ ① 脱　水
   - □ ② 妊　娠
   - □ ③ 尿崩症
   - □ ④ うっ血性心不全
   - □ ⑤ 筋ジストロフィ

4. 尿酸の酵素法試薬に含まれているのはどれか. **2つ選べ.**
   【65P36】
   - □ ① ウリカーゼ
   - □ ② ウレアーゼ
   - □ ③ キサンチン
   - □ ④ アラントイン
   - □ ⑤ ペルオキシダーゼ

B　1-②と④, 2-⑤（①：4つ, ②：2つ, ③：1つ, ④：4つ）, 3-①と④, 4-①と⑤

5. 骨格筋でアンモニアが結合して生成するのはどれか.【65P39】
   - ☐ ① アルギニン
   - ☐ ② オルニチン
   - ☐ ③ グルタミン
   - ☐ ④ シトルリン
   - ☐ ⑤ カルバモイルリン酸

6. 骨格筋のエネルギー源はどれか.【63P38】
   - ☐ ① グリシン
   - ☐ ② アルギニン
   - ☐ ③ クレアチン
   - ☐ ④ クレアチニン
   - ☐ ⑤ クレアチンリン酸

7. 濃度を窒素量として表示するのはどれか. 2つ選べ.【62P36】
   - ☐ ① 尿　素
   - ☐ ② 尿　酸
   - ☐ ③ ビリルビン
   - ☐ ④ アンモニア
   - ☐ ⑤ クレアチニン

5-③（③：グルタミン合成酵素によりアンモニアがグルタミン酸と結合してグルタミンになる）, 6-⑤, 7-①と④

8　生体色素

A　ヘム

学習の目標

★ヘムの合成・分解とビリルビンの生成をしっかり理解しよう.
　□ ポルフィリン体　　　　　　□ ヘムの合成
　□ ヘモグロビンの構造と機能　□ 胆汁色素の代謝

 ポルフィリン体

1．定義
　①動植物体に広く存在するポルフィン（porphin）誘導体を，ポル
　　フィリン（porphyrin）という.
　②ポルフィリンは，ヘモグロビン，ミオグロビン，シトクローム,
　　クロロフィル，カタラーゼ，ペルオキシダーゼ，ビタミン B_{12} な
　　どを構成する物質として生理的に重要.

2．ポルフィリンの骨格（図8-1）

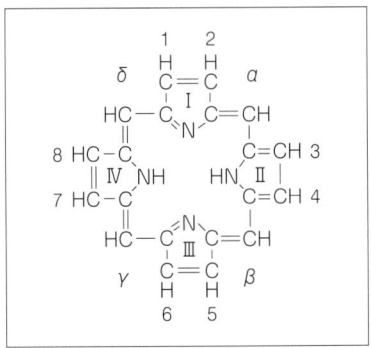

図8-1　ポルフィリンの骨格

3．性質

①ポルフィリンは無機酸または有機溶媒に溶解すると，紫外線によって強い赤色蛍光を発する．

②Fe，Mg，Zn，Ni，Co，Cu，Mn などの２価の金属と錯塩をつくる．

③特に Fe 塩をヘム（heme）という．通常，ヘムは２価の鉄（ferroprotoporphyrin），ヘマチン（hematine）は３価の鉄（ferriprotoporphyrin）のことをいう．

4．ヘモグロビンの構造と機能

①各ヘムの鉄原子に１分子の酸素が結合する．

②ヘモグロビンは４分子のヘムをもち，分子量 65,000 の蛋白質で，酸素の供給と炭酸ガスの回収に関与し，さらに血液の緩衝作用にも働いている．ヘモグロビンは血色素ともよばれ，ヘモグロビンのために血液は赤くみえる．酸素と遊離した２価鉄のヘムをもつヘモグロビンをデオキシヘモグロビン（脱酸素化ヘモグロビン）といい，酸素分子が結合したものがオキシヘモグロビン（酸素化ヘモグロビン）である．２価の鉄が３価に酸化されたものは酸素結合能がなく，メトヘモグロビンとよばれる．

③成人ヘモグロビン（HbA）のグロビンは４本のポリペプチド鎖（α鎖１対，β鎖１対）からなり，これを $\alpha_2\beta_2$ と表す．それぞれにヘム１分子が結合している．

④胎児ヘモグロビン（HbF）は $\alpha_2\gamma_2$ と表され，β鎖の代わりにγ鎖がある．HbA より酸素を結合しやすい．

 ヘムの合成（図 8-2）

①ヘムはミトコンドリア内のクエン酸回路中のスクシニル CoA より，δ-アミノレブリン酸，ポルホビリノゲン，プロトポルフィリンへと合成され，２価鉄が入ってヘムとなる．

②ヘモグロビンに使われるヘムは主に骨髄中の赤芽球中で合成され，細胞質でグロビンと結合しヘモグロビンとなる．

※δ-アミノレブリン酸：ポルフィリン合成経路の最初の生成物．通常は血液中にはほとんど存在せず，ポルフィリン代謝異常に伴い尿中に大量に排泄される．この際はポルホビリノゲンも合わせて

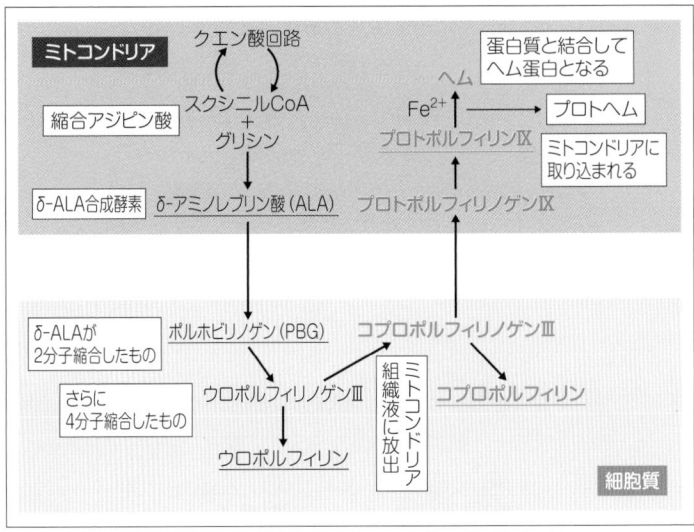

図 8-2　ヘムの合成

検査して，ポルフィリン症の鑑別診断や鉛中毒スクリーニングと
して用いる．

 胆汁色素の代謝

　ヘモグロビン，ミオグロビン，ヘム酵素などは肝臓のクッパー細胞
など，全身の細網内皮系細胞に取り込まれ処理される．ヘムはヘムオ
キシゲナーゼによりビリベルジン（緑色）を生じ，還元酵素によりビ
リルビン（黄色）となって血中に放出される（図 8-3）．

1．生理的意義

　①胆汁色素はヘモグロビンの代謝産物で，細網内皮系において，ヘ
　　モグロビンからビリルビンが生成される．このビリルビンは血液
　　中ではアルブミンと結合し，間接ビリルビン（非抱合ビリルビン）
　　として存在する．次にこの間接ビリルビンは，アルブミンと離れ
　　て肝臓に取り込まれ，グルクロン酸転移酵素（グルクロニルトラ
　　ンスフェラーゼ）と UDP-グルクロン酸によって抱合ビリルビン
　　となり，胆汁中に排泄される．さらに胆管を通じて腸管に排泄さ

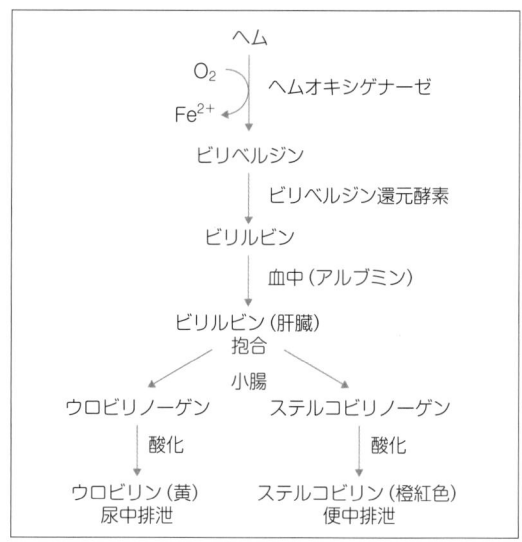

図 8-3　ヘム分解からのビリルビン生成
(芝　紀代子：臨床検査技師　先手必勝！弱点克服完全ガイド　2nd ed.
メジカルビュー社，2013，p.226 より改変)

れ，腸内細菌で還元されてウロビリノゲンとなり，大部分は変化
してステルコビリンとして糞便中に排泄される．しかし，一部は
腸管で再吸収され肝臓に送られ，再び胆汁中に排泄され，いわゆ
る腸肝循環が行われている．

②抱合ビリルビンが血中に増加した場合，容易に尿中に排泄される
が，非抱合ビリルビンの場合は血中増加は認められても，尿中に
排泄されない．

③抱合ビリルビンが血中に長期間滞留する場合は，アルブミンと結
合し蛋白結合ビリルビン（δ-ビリルビン）となる．

2．ビリルビン分画の定義

①総ビリルビン＝非抱合ビリルビン＋抱合ビリルビン＋δ-ビリル
ビン

または　総ビリルビン＝直接ビリルビン＋間接ビリルビン

②直接ビリルビン＝抱合ビリルビン＋δ-ビリルビン

③抱合ビリルビン＝モノグルクロニドビリルビン＋ジグルクロニド
ビリルビン

B　生体色素の検査

1　総ビリルビン, 抱合・非抱合ビリルビン

① ビリルビンの黄色調を直接測定する方法とジアゾ法があるが, 今日では, ビリルビン酸化酵素を用いる酵素法が主流である.

② ジアゾ反応でただちに反応するビリルビンを直接ビリルビン, 反応促進剤を加えてはじめて反応するものを間接ビリルビンといい, 前者は広義の抱合ビリルビン, 後者は非抱合ビリルビン（遊離型ビリルビンともいう）に相当する. 直接ビリルビンと間接ビリルビンを合わせて総ビリルビンとよぶ. 直接ビリルビンには, ジアゾ試薬と迅速に反応するジグルクロニドと, やや反応が遅いモノグルクロニドがある.

③ 抱合・非抱合ビリルビン：ビリルビン測定において, 長らく「直接ビリルビン」,「間接ビリルビン」と反応性による分類が使われてきた. 直接ビリルビンには抱合ビリルビンのほかδ-ビリルビンが含まれている. 特異的酵素法という名称でδ-ビリルビンを測り込まない酵素法による抱合ビリルビンの測定も可能となった. 抱合ビリルビンは回復期の肝機能を適正に評価できるとされている. したがって, 物理化学的根拠による構造上の分類である「抱合ビリルビン」,「非抱合ビリルビン」とよぶのが正しい. 残念ながら, 令和 2 年度診療報酬点数によると, 総ビリルビン, 直接ビリルビンまたは抱合ビリルビンと, まだ直接ビリルビンが記載されている.

1．測定法
（1）ジアゾ試薬との反応
①1883 年に Ehrlich が考案した方法で，スルファニル酸の塩酸液と亜硝酸ナトリウム液を用時混合して作製した，ジアゾベンゼンスルホン酸が基本である．ジアゾ試薬と直接反応する直接ビリルビンに対して，間接ビリルビンはジアゾ化への促進剤を添加して反応させる．促進剤には Malloy-Evelyn 法ではメタノールが用いられた．

②その後 Jendrassik-Cleghorn 法には安息香酸-カフェインを，Michaelsson 法ではダイフィリン-酢酸ナトリウムが用いられ，濁りの軽減，感度向上など改良が加えられた．

③用時調製を必要としない安定化ジアゾニウム塩を用いた方法が主流．

（2）ビリルビンオキシダーゼ法
ビリルビン酸化酵素（BOD）により pH の差で総ビリルビン・直接ビリルビンを分別定量する（直接ビリルビンに一部の間接ビリルビンやδ-ビリルビンを測り込む）．

$$総ビリルビン + O_2 \xrightarrow[\text{pH 7.2}]{\text{BOD}} ビリベルジン + H_2O$$

$$直接ビリルビン + O_2 \xrightarrow[\text{pH 3.5}]{\text{BOD}} ビリベルジン + H_2O$$

（ビリルビンの黄色色調の減少を 450 nm で測定）

（3）特異的酵素法
抱合ビリルビンのみを特異的に測定可能なビリルビンオキシダーゼ法．抱合ビリルビン測定では，非抱合ビリルビンに対する反応性を低下させる N-アセチルシステインとフッ化ナトリウムの存在下，pH 5.5 の条件下で BOD により抱合ビリルビンのみを酸化する．この測定法はδ-ビリルビンを測り込まない．

（4）化学的酸化法
①酸化剤の酸化力を用いてビリルビンをビリベルジンに酸化し，黄色色調の減少を 450 nm で測定．酸化剤にはバナジン酸や亜硝酸を用いる．反応促進剤にはカチオン系界面活性剤（臭化セチルトリメチルアンモニウムなど）の界面活性剤や EDTA が用いられている．基本的な反応性はジアゾ反応と同じ．

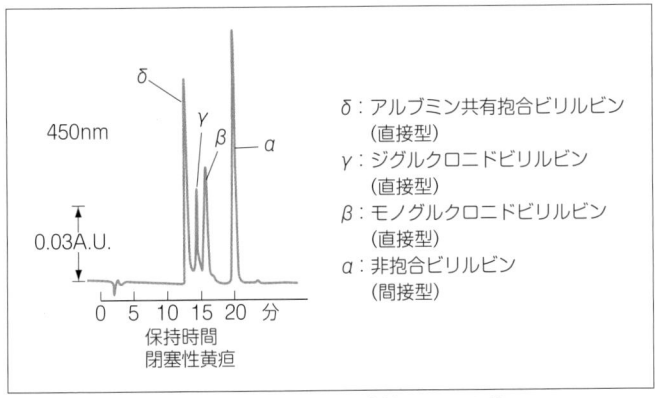

図 8-4　Lauff らによる血清の HPLC 像

$$ ビリルビン \xrightarrow{バナジン酸} ビリベルジン $$

（ビリルビンの黄色色調の減少を 450 nm で測定）
②直接ビリルビン測定には，間接ビリルビン抑制剤としてヒドロキシルアミンを用いる．

(5) HPLC 法

逆相高速液体クロマトグラフィを用いて，δ-ビリルビン，ジグルクロナイドビリルビン，モノグルクロナイドビリルビン，非抱合ビリルビンに分離し検出する（図 8-4）．

(6) ドライケミストリ

近年はドライケミストリで，非抱合ビリルビン，抱合ビリルビン，δ-ビリルビンの 3 分画が測定できるようになった．

2．測定上の注意事項

①検体の保存：ビリルビン（黄色）は光によって酸化され，ビリベルジン（緑色）になる．光による分解は，非抱合ビリルビンが抱合ビリルビンよりも 2～3 倍鋭敏に反応する．そのため，検体を保存するときは遮光する必要がある．

3．基準範囲

表 8-1 に示す．
新生児では，生後 1 週間で新生児黄疸を呈し約 10 mg/dL となる（グルクロニルトランスフェラーゼの未発達のため，非抱合ビリルビンが

表 8-1　ビリルビンの基準範囲

	ジアゾ法	酵素法	特異的酵素法※
総ビリルビン	0.1～1.0 mg/dL	0.1～1.0 mg/dL	0.2～1.2 mg/dL
直接ビリルビン	0.1～0.5 mg/dL	0.1～0.5 mg/dL	0～0.2 mg/dL

※特異的酵素法：抱合ビリルビンに特異的

増加）．その後低下し，生後3～5カ月で最低となり，それ以後徐々に
増加して15歳で成人値に達する．

4．抱合ビリルビン・非抱合ビリルビンの臨床的意義

（1）抱合ビリルビンが増加する疾患

①肝細胞障害によるもの：肝炎（急性，慢性），肝硬変，アルコール
性肝炎など．

②肝細胞内輸送と排泄不全：Dubin-Johnson症候群．

③肝内胆汁うっ滞：細胆管性肝炎，原発性胆汁性胆管炎，重症感染
症による黄疸など．

④肝外胆汁うっ滞：いわゆる閉塞性黄疸（胆石症，悪性腫瘍による
胆道閉塞，その他の胆道閉塞など）．

（2）非抱合ビリルビンが増加する疾患

①生成増加によるもの：先天性溶血性疾患，後天性溶血性疾患，悪
性貧血，ポルフィリア，慢性骨髄性白血病．

②肝臓処理機能異常によるもの：薬物による競合および中毒，新生
児黄疸，Gilbert症候群（肝細胞へのビリルビン取り込み不良），
Crigler-Najjar症候群（グルクロニルトランスフェラーゼの先天的
欠損）など（表8-2）．

（3）δ-ビリルビン

①抱合ビリルビンが血中に長期間滞留すると，アルブミンと共有結
合してδ-ビリルビンが生成される．

②ジアゾ反応には直接ビリルビンとして反応する．

③HPLCにより定量でき，またドライケミストリでも測定できるよ
うになった．

④δ-ビリルビン測定により，黄疸の回復期を調べることができる．

（4）シャントビリルビン

①ビリルビンはポルフィリン環の開環によって生じ，血清中の約
80％は老廃赤血球崩壊のヘモグロビンに由来する．残りは主にヘ
モグロビン以外のポルフィリン環をもつ物質［ポルフィリン体，

表8-2　ビリルビンの臨床的意義

疾患	非抱合ビリルビン	抱合ビリルビン	δ-ビリルビン
間接ビリルビン上昇			
溶血性貧血	あり	なし	なし
新生児黄疸	あり	なし	なし
Crigler-Najjar 症候群	あり	なし	なし
Gilbert 症候群	あり	なし	なし
直接ビリルビン上昇			
肝細胞性黄疸	あり	あり	あり
胆汁うっ滞	あり	あり	あり
Dubin-Johnson 症候群	あり	あり	あり

（大澤　進：最新臨床検査学講座　臨床化学検査学．浦山　修・他（編），医歯薬出版，2016．p.222 一部改変）

　　シトクローム，ヘム蛋白（カタラーゼ）〕や無効造血などに由来
　し，シャントビリルビンとよぶ（「シャント」とは「早期」の意
　味）．
②赤血球由来のビリルビン（寿命が約 120 日）に対して，シャント
　ビリルビンはそれより早く，10 日以内にビリルビンとして血流
　に出現する．

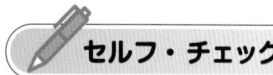

セルフ・チェック

A 次の文章で正しいものに○，誤っているものに×をつけよ．

　　　　　　　　　　　　　　　　　　　　　　　　　○　×

1. ビリルビンの大部分は血清中ではアルブミンと結合している．

　　　　　　　　　　　　　　　　　　　　　　　　　□　□

2. ビリルビンは光によって分解されやすい．　　　　□　□

3. 遊離型ビリルビンはジアゾ試薬と迅速に反応する．□　□

4. 抱合ビリルビンはジアゾ試薬に反応促進剤を加えて測定する．

　　　　　　　　　　　　　　　　　　　　　　　　　□　□

5. 特異的酵素法では直接ビリルビン測定の際にδ-ビリルビンは
測り込まない．　　　　　　　　　　　　　　　　□　□

B

1. グルクロン酸抱合の不良により間接ビリルビンが増加する
のはどれか．【66A37】
□　① 閉塞性黄疸
□　② 溶血性貧血
□　③ Gilbert 症候群
□　④ 急性ウイルス性肝炎
□　⑤ Dubin-Johnson 症候群

2. 血清ビリルビンについて正しいのはどれか．【64P38】
□　① 抱合型はタウリンと結合している．
□　② 酸化されるとビリベルジンとなる．
□　③ 新生児黄疸では抱合型が高値となる．
□　④ 非抱合型はジアゾ試薬と直接反応する．
□　⑤ バナジン酸酸化法は吸光度の増加を測定する．

A 1-○，2-○，3-×（ジアゾ反応でただちに反応するビリルビンは直接ビリ
ルビン（抱合ビリルビン）），4-×（反応促進剤を加えてはじめて反応するものは
間接ビリルビン（遊離型ビリルビン）），5-○
B 1-③，2-②

3．直接ビリルビンが上昇するのはどれか．【63A39】
- ☐ ① 胆汁うっ滞
- ☐ ② 溶血性貧血
- ☐ ③ 新生児黄疸
- ☐ ④ Gilbert 症候群
- ☐ ⑤ Crigler-Najjar 症候群

4．間接ビリルビンで正しいのはどれか．【63P39】
- ☐ ① 親水性である．
- ☐ ② グルクロン酸とエステル結合している．
- ☐ ③ 直接ビリルビンと比べて光で分解されにくい．
- ☐ ④ ジアゾ試薬との反応に反応促進剤を必要とする．
- ☐ ⑤ HPLC 法によってβビリルビンとして検出される．

5．ビリルビンについて正しいのはどれか．【61A38】
- ☐ ① 間接ビリルビンはジアゾ試薬に反応する．
- ☐ ② バナジン酸酸化法は吸光度の減少を測定する．
- ☐ ③ ビリルビンの抱合体は主にタウリン抱合である．
- ☐ ④ ビリルビンは紫外線により還元されてビリベルジンとなる．
- ☐ ⑤ 直接ビリルビンはアルブミンに結合したビリルビンである．

6．直接ビリルビンが上昇するのはどれか．【60P37】
- ☐ ① 新生児黄疸
- ☐ ② 閉塞性黄疸
- ☐ ③ 溶血性黄疸
- ☐ ④ Gilbert 症候群
- ☐ ⑤ Crigler-Najjar 症候群

3-①，4-④（①：水に不溶，⑤：HPLC 法ではαビリルビン），5-②，6-②

9 酵素

A 酵素の基礎

> **学習の目標**
>
> ★**酵素の分類と性質を覚えよう.**
> □ 酵素の役割と種類　　　　□ 血中酵素の起源
> □ 酵素の化学的性質と組成　□ アイソザイム
> □ 生体内分布

1 酵素の役割と種類

1. 定義

①酵素とは，生体によってつくられる蛋白質の触媒である.

②酵素作用を受ける物質を基質という.

2. 酵素の分類と命名

(1) 分類

国際酵素委員会では，酵素の触媒する化学反応の種類によって 6 つに分類している（**表 9-1**）.

(2) 命名

①一般に酵素名は［（基質名）＋（反応名）＋（-ase）］の形で名付けられている.

　例）LD

　　基質名：乳酸（lactate）
　　反応名：脱水素酵素（dehydrogenase）｝ lactate dehydrogenase

②これまで慣用的に使われてきた名前も多いことから，ICU（国際生化学連合）酵素委員会で酵素の系統的命名法が提案された.

　［（基質名）＋（反応内容を示す受容体名や転移グループ名など）＋（反応の種類別酵素名）］の形で名づけられる.

　例）LD：β-Lactate；NAD oxidoreductase

③同時に 1 つの酵素を 4 つの数字で表すよう系統番号（EC コード）を定めている.

　例）クレアチンキナーゼの EC コードの付け方（**図 9-1**）

表 9-1　酵素の分類

分類	触媒する反応	酵素例
1. 酸化還元酵素 (オキシドレダクターゼ)	酸化還元を行う	乳酸デヒドロゲナーゼ (LD), リンゴ酸デヒドロゲナーゼ (MDH)
2. 転移酵素 (トランスフェラーゼ)	アミノ基, メチル基, リン酸基などをそのまま転移する	AST, ALT, クレアチンキナーゼ (CK), γ-グルタミルトランスフェラーゼ (γ-GT)
3. 水解酵素 (ヒドロラーゼ)	蛋白質, 糖質, 脂質などを加水分解する	コリンエステラーゼ, ホスファターゼ (ALP, AcP), アミラーゼ
4. 脱離酵素 (リアーゼ)	C-C 結合や C-O 結合などを切断する	アルドラーゼ, エノラーゼ, アコニダーゼ
5. 異性化酵素 (イソメラーゼ)	種々の異性体相互間の移行を触媒する	ムターゼ, イソメラーゼ
6. 合成酵素 (リガーゼ)	C-O 結合や C-S 結合などの合成を触媒する	シンセターゼ, カルボキシラーゼ

赤字：JSCC 勧告法がある酵素.

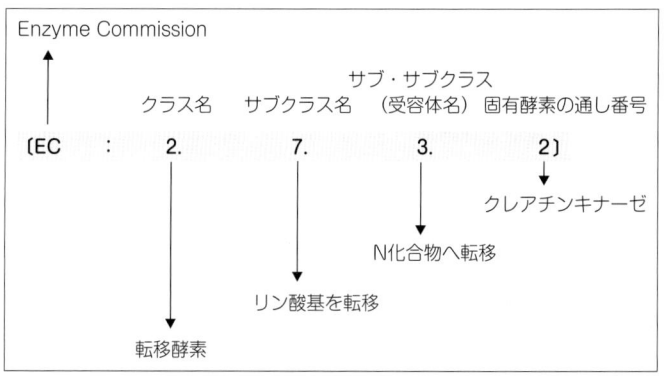

図 9-1　酵素の EC コードの番号

酵素名：クレアチンキナーゼ
系統酵素名：ATP：クレアチンホスホトランスフェラーゼ
反応：ATP＋クレアチン ←→ ADP＋ホスホクレアチン

（岡村直道：臨床検査学講座　生化学　第 2 版. 医歯薬出版, 2006, p.56）

 酵素の化学的性質と組成

1. 温度の影響と至適温度

①酵素は蛋白質であるため, 熱に対して不安定であり, 蛋白変性が起こり 50〜70℃で不活化される.

表 9-2　血清酵素の細胞内分布

可溶性分画*	AST, ALT, CK, LD
ミトコンドリア	m-AST, m-CK
膜結合型	ALP, γ-GT, LAP
細胞外分泌酵素	AMY, ChE

*細胞を破砕し，超遠心で膜成分やリボソームなどを除いた部分．

②これ以下の温度では，通常温度 10℃の上昇に伴い，反応速度が約 2 倍になる．

③酵素が作用を発揮する最適の温度を至適温度という．

2．pH の影響

酵素反応は一定の pH 範囲で起こり，そのうち最も活性が高くなる pH を至適 pH という．

3．酸化や還元による影響

酵素分子中に SH 基があり，酸化されて–S–S–になると酵素活性を失う．しかし，システインのような SH 保護剤を加えると，再び活性化する酵素がある（例：クレアチンキナーゼ）．

4．活性化物質と補酵素

酵素が活性をもつ（酵素反応を起こす）ためには，多くの物質が必要である．

これらには 2 種類あり，活性化物質と補酵素とよばれる．

①活性化物質：酵素の活性化に関係するもので，酵素そのものを活性化する．

②補酵素：酵素に結合することで活性を発現させ酵素反応の中心的役割を果たす．

アポ酵素（蛋白質部分）＋補酵素（非蛋白質部分）＝ホロ酵素（酵素として活性をもつもの）

3　生体内分布と血中酵素の起源

1．生体内分布

血清酵素の細胞内分布についてまとめる（表 9-2）．

2．血中酵素の起源

①病巣細胞からの逸脱．

②活性化物質の増減による酵素活性の増減.

③阻害物質の増減による酵素活性の増減.

④酵素産生能の増減.

⑤排泄障害に伴う貯留.

 ## アイソザイム

　同じ基質特異性をもつが, 異なった分子型をもつものをアイソザイムという. 酵素が産生される臓器が異なると, 分子型が異なり, その違いは電気泳動法やクロマトグラフィなどで分析される. 酵素の総活性だけでは損傷臓器が判断しがたい場合でも, アイソザイムにより損傷臓器の見当がつけられる.

B　酵素活性の測定

学習の目標

★**酵素活性の基本を覚えよう.**

□ 酵素の単位（国際単位と　　　　□ JSCC 勧告法
　katal）　　　　　　　　　　　□ JSCC 常用基準法
□ 酵素活性の求め方

 ## 酵素反応速度論

→p.50「2 章-Ⅰ　酵素的分析法（酵素法）」参照.

 ## 酵素活性単位と測定

1. 酵素の単位

①国際単位（U）:「1 分間に 1 μmol（＝10^{-6}mol）の基質を変化させる酵素量」をいう. 1961 年の国際生化学連合の酵素委員会により, 30℃で 1 L 酵素あたりの反応速度で表すことが勧告されているが, わが国での現状では 37℃で測定されている. U/L で表現される.

表 9-3　JSCC 勧告法（酵素項目）

酵素	基質	共役酵素	検出法	測定波長(nm)
AST	L-アスパラギン酸, 2-オキソグルタル酸	MDH	NADH の減少量	340 nm
ALT	L-アラニン, 2-オキソグルタル酸	LD	NADH の減少量	340 nm
LD	乳酸	なし	NADH の増加量	340 nm
CK	クレアチンリン酸	HK, G6PD	NADPH の増加量	340 nm
ALP	4-ニトロフェニルリン酸(2-エチルアミノエタノール緩衝液使用)	なし	4-ニトロフェノールの生成量	405 nm
γ-GT	L-γ-グルタミル-3-カルボキシ-4-ニトロアニリド	なし	3-カルボキシ-4-ニトロアニリンの生成量	410 nm
ChE	4-ヒドロキシベンゾイルコリン	4-HBO[*1]	NADPH の減少量	340 nm
AMY	ENM[*2]	α-グルコシダーゼ	4-ニトロフェノールの生成量	405 nm

[*1]: 4-ヒドロキシ安息香酸 3-モノオキシゲナーゼ
[*2]: 4,6-Ethylidene (G1)-4-nitrophenyl (G7)-α-(1->4)-D-maltoheptaoside

②katal（kat）: 1 秒間に 1 mol の基質を変化させる酵素量（1 U＝1.7×10^{-8} kat）. 酵素活性を SI 単位で表したもの.

2. 酵素活性（U/L）の求め方

試料 v mL, 最終反応液量 V mL, 反応時間 t 分, その時間の吸光度の変化量 ΔE, 光路長 ℓ cm, モル吸光係数 ε とすると酵素活性は,

$$\frac{\Delta E}{t} \times \frac{1}{\varepsilon} \times \frac{V}{v} \times \frac{1}{\ell} \times 10^6 \text{ mU/mL (U/L)}$$

で, ΔE 以外は一定であり, これを K ファクターとよんでいる.

3. 1 点測定法とレートアッセイ

①1 点測定法（fixed time assay, one point assay）: 零次反応下で反応開始後一定時間の基質の減少, または生成物の増加を測定する方法. 定点測定法ともいわれる.

②レートアッセイ法: 初速度法, kinetic assay ともよばれる. 一定時間の基質減少量あるいは生成物増加量を測定する. V_{max} に近い初期の反応速度を測定し, 酵素活性を求める方法.

3 JSCC 勧告法, JSCC 常用基準法（表 9-3）

酵素活性測定では緩衝液, pH, 基質, 温度など測定条件が変わると

活性が変わるため，日本臨床化学会（JSCC）では測定の諸条件を決め，酵素活性測定法の標準化を行っている．現在 JSCC によって決められた基準となる測定法を JSCC 勧告法という．しかし，実際に検査室で測定するには難しい条件もあるため，勧告法の一部を改良し検査室で実際に利用されているのが JSCC 常用基準法である．酵素活性測定において JSCC によって勧告法が定められているのは 8 種類の酵素である．

C　酵素の検査

学習の目標

★生理的意義・測定法・臨床的意義をセットで覚えよう．

- □ AST の生理的意義
- □ AST の測定法
- □ ALT の生理的意義
- □ ALT の測定法
- □ LD の生理的意義
- □ LD の測定法
- □ LD のアイソザイム
- □ LD の臨床的意義
- □ CK の生理的意義
- □ CK の測定法
- □ CK のアイソザイム
- □ CK の臨床的意義
- □ ALP の生理的意義
- □ ALP の測定法
- □ ALP の臨床的意義
- □ γ-GT の生理的意義
- □ γ-GT の測定法
- □ コリンエステラーゼの生理的意義
- □ コリンエステラーゼの測定法
- □ コリンエステラーゼの臨床的意義
- □ アミラーゼの生理的意義
- □ アミラーゼの測定法
- □ アミラーゼのアイソザイム
- □ アミラーゼの臨床的意義
- □ リパーゼ
- □ 酸ホスファターゼ

1 AST

1．生理的意義

①aspartate aminotransferase（AST）は，アミノトランスフェラーゼであり，アスパラギン酸と 2-オキソグルタル酸との間にアミノ

基の転移反応を触媒する転移酵素である.

②AST はピリドキサルリン酸（ビタミン B_6）を補酵素とする.

③ホロ型 AST とアポ型 AST：ピリドキサルリン酸をもつ酵素はホロ型 AST，もたない酵素はアポ型 AST といい，酵素活性を示すのはホロ型 AST である.

④AST は以下の反応を触媒する.

L-アスパラギン酸＋2-オキソグルタル酸 $\overset{AST}{\rightleftarrows}$

オキサロ酢酸＋L-グルタミン酸

⑤AST の臓器分布は心筋，肝，骨格筋，腎に比較的多く分布している. AST は逸脱酵素で，組織の崩壊ないし炎症による膜の透過性の亢進があると血中に逸脱し，活性が上昇する.

2. 測定法

JSCC 常用基準法は Karmen 法がもとになっており，共役反応での NADH の減少量を 340 nm で測定する方法である.

●JSCC 常用基準法（紫外部法，Karmen 改良法）（図 9-2）

L-アスパラギン酸＋2-オキソグルタル酸 $\overset{AST}{\longrightarrow}$

オキサロ酢酸＋L-グルタミン酸

オキサロ酢酸＋NADH＋H$^+$ $\overset{MDH}{\longrightarrow}$ リンゴ酸＋NAD$^+$

（NADH の減少量を 340 nm で測定）

（MDH：リンゴ酸デヒドロゲナーゼ）

操作法：血清に緩衝液（0.2 M リン酸カリウム緩衝液 pH 7.4），アスパラギン酸，MDH，NADH の混合液を加えて予備加温し，血清に存在する NADH を消費するピルビン酸，LD の反応を終了させ，NADH の減少が停止した時点で 2-オキソグルタル酸を加え，その後の吸光度減少を 340 nm で経時的に測定する.

JSCC 法では試薬中にピリドキサルリン酸が含まれていないので，ホロ AST のみを測定しているが，臨床上問題となることはない.

3. 測定上の注意事項

①検体の安定性：比較的安定であり，冷蔵で 1～2 週間，凍結保存で 1 カ月間安定.

②溶血：赤血球中の AST 活性は，血清に比べ約 40 倍あるため，溶血検体は正誤差となる.

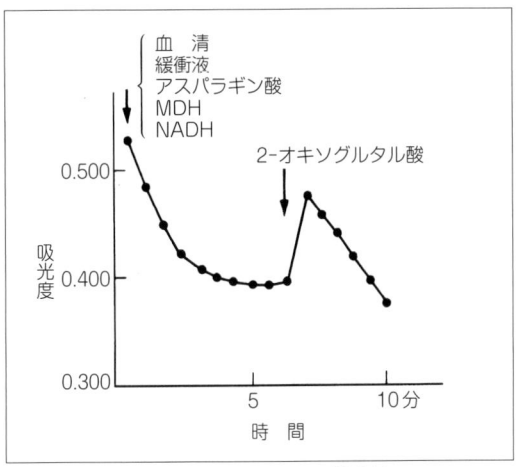

血　清
緩衝液
アスパラギン酸
MDH
NADH

2-オキソグルタル酸

0.500

吸光度

0.400

0.300

5　　　　10分

時　間

図 9-2　AST の JSCC 勧告法

　③激しい運動では筋由来の AST が逸脱するため正誤差となる.
　④年齢による変化：乳児,学童期で成人値よりも高めを示す.

4. 基準範囲
（JSCC 常用基準法）10〜30 U/L

5. AST アイソザイム
　①AST には 2 種のアイソザイムがある. 細胞上清に含まれる AST
　　(c-AST) と, ミトコンドリアに存在する AST (m-AST) である.
　②m-AST は c-AST に比べ血中に遊出しにくく,半減期が短い. 半
　　減期は, c-AST が 17 時間, m-AST が 5 時間である.
　③健常者の AST のうち 15〜30% が m-AST である.

6. 臨床的意義
　［増加］急性心筋梗塞,急性肝炎,筋肉疾患
　①m-AST は肝, 胆道疾患と心筋梗塞などの細胞破壊や壊死を伴っ
　　た疾患において, その重篤度・予後の判定に役立つ.
　②肝炎で m-AST, m-AST/total AST の上昇する症例は,劇症肝炎
　　や重篤な肝炎に多く,予後が悪い.

ALT

1．生理的意義

①alanine aminotransferase（ALT）は，アラニンと 2-オキソグルタル酸との間にアミノ基の転移反応を触媒する転移酵素である．

②ALT はピリドキサルリン酸（ビタミン B_6）を補酵素とする．

③ALT は以下の反応を触媒する．

$$\text{L-アラニン} + 2\text{-オキソグルタル酸} \overset{\text{ALT}}{\rightleftharpoons}$$

$$\text{ピルビン酸} + \text{L-グルタミン酸}$$

④ALT の臓器分布は特に肝に多く，次いで腎，心筋に存在する．ALT は逸脱酵素で，組織の崩壊・炎症による膜の透過性の亢進があれば血中に逸脱し，血中の活性が上昇する．特に肝障害によって逸脱し，著しく増加する．

2．測定法

● JSCC 常用基準法（紫外部法，Karmen 改良法）

$$\text{L-アラニン} + 2\text{-オキソグルタル酸} \overset{\text{ALT}}{\longrightarrow}$$

$$\text{ピルビン酸} + \text{L-グルタミン酸}$$

$$\text{ピルビン酸} + NADH + H^+ \overset{\text{LD}}{\longrightarrow} \text{乳酸} + NAD^+$$

$$\text{（NADH の減少量を 340 nm で測定）}$$

3．測定上の注意事項

①検体の安定性：ALT は AST に比べやや不安定で，冷蔵保存で 1 週間，凍結保存で 2〜3 週間である．

②透析患者血清ではピリドキサルリン酸が低下するため低値を示す．

③年齢による変化：AST と同様に乳児，学童期で成人値よりも高めを示す．

4．基準範囲

（JSCC 常用基準法）3〜30 U/L

5．臨床的意義

［増加］急性肝炎（心筋梗塞や筋疾患ではあまり上昇しない）

$$
\begin{array}{ccc}
\underset{|}{\overset{CH_3}{C}}=O & & \overset{pH\ 6.0\sim8.5}{\underset{pH\ 9.5\sim10.0}{\overset{LD}{\rightleftharpoons}}} & \underset{|}{\overset{CH_3}{H-C-OH}} + NAD^+ \\
COO^- & & & COO^-
\end{array}
$$

ピルビン酸 　　　　　　　　　　　　　　　乳酸

図 9-3　ピルビン酸と乳酸の酸化還元反応

3 乳酸デヒドロゲナーゼ（LD）

1．生理的意義

①乳酸デヒドロゲナーゼ（lactate dehydrogenase；LD）は，解糖系の代謝産物であるピルビン酸と乳酸の酸化還元反応を触媒する（図 9-3）．

②反応には補酵素として NAD–NADH 系が必要である．

③LD は全身の細胞に存在しているが，特に心筋，肝，骨格筋，腎に多く分布し，また赤血球，血小板にも多く存在するので，臓器特異性は低い．健常者血清の LD は主として赤血球由来のものであるが，臓器から逸脱した LD も含まれる．

④LD アイソザイム分析により臓器特性を判断できる．

2．測定法

ピルビン酸を基質とし NADH の減少量を測定する方法と，乳酸を基質とし NADH の増加量を測定する方法がある．国際臨床化学会（IFCC）勧告法，JSCC 勧告法では乳酸を基質とする方法が採用されている．

●JSCC 常用基準法

$$
乳酸 + NAD^+ \xrightarrow[pH\ 8.8]{LD} ピルビン酸 + NADH + H^+
$$

（NADH の増加量を 340 nm で測定）

※ IFCC 法では pH 9.5 を採用しており，pH をよりアルカリ側にすることで，LD_1 を優位に測定できる条件となっている．

3．測定上の注意事項

①検体の安定性：室温保存なら 1 週間安定，−40～−80℃凍結保存も可能．LD はアイソザイムにより安定性が異なり，H 型が安定でM 型が不安定である．4℃，−20℃保存では LD_4，LD_5 が失活し

表 9-4　LD の臨床的意義

高度上昇（500 U/L 以上）	軽度上昇（210〜500 U/L）	低下
急性肝炎，劇症肝炎，心筋梗塞，急性骨髄性白血病，悪性貧血，悪性リンパ腫	リンパ性白血病，慢性骨髄性白血病，肝硬変，筋ジストロフィ	H 型サブユニット欠損症，免疫グロブリン結合性 LD

やすい．LD_1 は比較的安定である．

②2 mol/L 尿素阻害：LD_1 は失活しないが，LD_5 は失活する．

③熱阻害（56℃，15 分）：LD_1 は失活しないが，LD_5 は失活する．

④検体の保存：全血で室温放置すると，赤血球中から逸脱し正誤差となる．採血後はすみやかに血清分離をする．

⑤溶血：赤血球内 LD 量は血清に比べ約 160 倍と高いため，溶血で正誤差となる．

4．基準範囲

（JSCC 常用基準法）110〜210 U/L

5．臨床的意義

LD の上昇は，組織・臓器の損傷を意味し，特に心筋梗塞，悪性腫瘍，肺疾患，溶血性疾患で上昇が著しい（表 9-4）．

〈参考事項〉LD/AST 比と疾患の関連性

LD と AST はともに臓器特異性が低いが，その比をとることでアイソザイムを検査することなく損傷臓器を推定できる．

[LD/AST 比]　20 以上（血球系）：悪性貧血，溶血性貧血，白血病，悪性腫瘍

5〜20（筋系）：心筋梗塞，筋ジストロフィ，膠原病

5 以下（肝系）：急性肝炎，慢性肝炎

6．LD アイソザイム

①LD には H（心筋）型と M（骨格筋）型の 2 種のサブユニット 4 個から構成される 5 種類のアイソザイムがある．電気泳動法で，陽極側から LD_1（HHHH），LD_2（HHHM），LD_3（HHMM），LD_4（HMMM），LD_5（MMMM）に分離される．

②臓器によってアイソザイムの比率が異なり，心筋では LD_1 が多く，肝および骨格筋では LD_5 が多い．

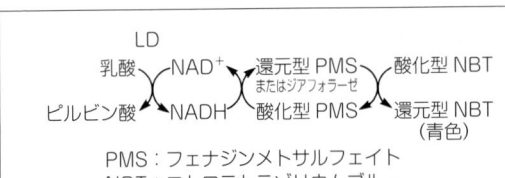

図 9-4 LD アイソザイム発色の原理

(1) アイソザイム分画法

アガロースゲルを用い電気泳動後, 酵素染色を行う (図 9-4).

(2) 異常分画パターン

①LD サブユニット欠損症:H または M サブユニットが遺伝的に欠落し, LD_1 または LD_5 のみしかみられない欠損症.

[H サブユニット欠損症] 重篤な症状はみられない.

[M サブユニット欠損症] 運動後のミオグロビン尿を主訴とし, CK, AST が著増する.

②LD サブユニット変異:H′, M′ バリアントといわれ, アミノ酸組成の異なるサブユニットが合成される. 正常のサブユニットとの組み合わせで複数のバンドが形成される. 臨床的には無症状.

③LD 結合性免疫グロブリン:LD と免疫グロブリンの特異的な複合体. 肝疾患, 悪性腫瘍, 循環器疾患などでみられるが, 健常者でもまれにみられる (0.08%).

(3) LD アイソザイムの半減期

LD_1:79 時間

LD_2:75 時間

LD_3:31 時間

LD_4:15 時間

LD_5: 9 時間

(4) LD アイソザイムの基準範囲

LD_1:20〜31%

LD_2:30〜37%

LD_3:21〜27%

LD_4: 6〜12%

LD_5: 4〜11%

表 9-5　各種疾患と LD 活性・アイソザイムの異常

疾患	LD 活性	LD_1	LD_2	LD_3	LD_4	LD_5
心筋梗塞	↑↑	↑	↑			
溶血性貧血	↑	↑	↑			
巨赤芽球性貧血	↑↑↑↑	↑	↑			
筋ジストロフィ	↑	↑	↑			
白血病，悪性リンパ腫	↑		↑	↑		
肺梗塞	↑		↑	↑	↑	
うっ血性心不全	↑				↑	↑
肝炎，肝硬変	↑↑				↑	↑
多発性筋炎	↑				↑	↑

(5) 臨床的意義（表 9-5）

4　クレアチンキナーゼ (CK)

1．生理的意義

①クレアチンキナーゼ（creatine kinase；CK）は，骨格筋，脳，心筋に多く含まれており，肝，腎や赤血球には少ない．

②CK は筋肉に必要なエネルギーを補給している．

③CK は ATP のリン酸をクレアチンに転移して，クレアチンリン酸を生じる．

$$\text{クレアチン＋ATP} \underset{\text{CK　pH 7.4}}{\overset{\text{CK　pH 9.0}}{\rightleftharpoons}} \text{クレアチンリン酸＋ADP}$$

生体内では，ATP を産生する方向（左向き）に傾いている．

2．測定法

①測定法は右向き反応でクレアチンリン酸，ADP を測定する方法と，左向き反応でクレアチン，ATP を測定する方法に分類される．右向き反応を利用した方法は感度が低く，左向き反応のほうが高い．

②JSCC 常用基準法は左向き反応で，生成した ATP をグルコース測定系につなげる方法である．

●JSCC 常用基準法（生成する ATP を測定する方法）（Rosalki 変法）

$$\text{ADP＋クレアチンリン酸} \xrightarrow{\text{CK}} \text{ATP＋クレアチン}$$

$$ATP＋グルコース\xrightarrow{HK}ADP＋グルコース-6-リン酸$$

$$グルコース-6-リン酸＋NADP^+\xrightarrow{G6PD}$$
$$6-ホスホグルコン酸＋NADPH＋H^+$$

（NADPH の増加量を 340 nm で測定）

（HK：ヘキソキナーゼ，G6PD：グルコース-6-リン酸デヒドロゲナーゼ）

3．測定上の注意事項

①検体の安定性：CK は不安定な酵素で，室温，冷蔵保存で失活しやすい．ただし，CK が失活しても，測定反応液中に SH 試薬〔N-アセチルシステイン（NAC），ジチオスライトール（DTT），還元型グルタチオンなど〕が添加されていると活性が回復するので，血清を 4℃で数日間保存しても，CK 活性は変化しない．

②血漿検体：CK は Mg^{2+} によって活性化されるため，抗凝固剤の使用で活性が低下するが，試薬中に十分な Mg が添加されているため，実際には影響は少ない．

③骨格筋由来の CK が運動によって逸脱し高値となるため，運動習慣の有無に注意する．筋肉注射でも高値を示す．

4．基準範囲

（JSCC 常用基準法）

男性：36〜216 U/L

女性：18〜165 U/L

男性のほうが筋肉量が多いため高値である．

5．CK アイソザイム

CK は 2 個のサブユニットからなる 2 量体で，サブユニットは M（骨格筋）型と B（脳）型の 2 種類がある．BB（CK_1），MB（CK_2），MM（CK_3）の 3 種のアイソザイムが存在する．

BB 型 ……脳
MB 型 ……心筋　　　に存在する．
MM 型……心筋と骨格筋

（1）免疫阻害法

抗ヒト CK-M 抗体を用いて，M サブユニットの酵素活性を阻害し，B サブユニット活性を測定する方法．血中に BB 型はほとんど存在しないので，B サブユニット活性測定は，CK-MB を測定することとなる．

（2）CK-MB 蛋白定量法

抗原抗体反応で CK-MB を蛋白量として特異的に測定する方法.

（3）電気泳動法

B サブユニットの等電点は酸性側，M サブユニットの等電点はアルカリ性側にあるため電気泳動で分離することができる. アガロースゲルを支持体として電気泳動後，テトラゾリウム塩で染色すると，陽極側から，CK_1（BB），CK_2（MB），CK_3（MM）に分画される.

（4）基準範囲

　（免疫阻害法）CK-MB 活性　25 U/L 以下

　（電気泳動法）CK_1（BB）1％以下，CK_2（MB）4％以下，CK_3（MM）
　　　　　　　　 95％以上

6．ミトコンドリア CK（m-CK）

細胞上清以外にミトコンドリアにも CK が存在する. ミトコンドリア CK（m-CK）は CK_3（MM）の陰極側に泳動される高分子の CK で，悪性腫瘍での出現率が高い.

7．免疫グロブリン結合型 CK（マクロ CK）

CK に免疫グロブリンが結合したもの. CK-BB は IgG と，CK-MM と m-CK には IgA との結合が多く認められ，悪性腫瘍で多く出現する.

8．臨床的意義

［増加］急性心筋梗塞，進行性筋ジストロフィ，クラッシュ症候群（挫滅症候群），甲状腺機能低下症

①心筋梗塞では発作後 4～10 時間で上昇しはじめ，約 16～36 時間でピークに達し，3～6 日で基準範囲に回復する. CK-MB は心筋梗塞確定診断のための検査法である生化学的心筋マーカーの一つである.

②CK-BB は，新生児において新生児仮死と脳障害の推定に用いられる.

〈参考事項〉心筋マーカー（→p.328～331）

①心筋細胞傷害を診断するマーカーとして，筋原線維を構成するミオシン軽鎖，トロポニン T，トロポニン I がある.

②血中トロポニン T は横紋筋の収縮器官を構成する筋原線維蛋白の 1 つで，発作後約 3 時間で有意に上昇する（分子量 37,000）.

アルカリホスファターゼ（ALP）

1．生理的意義

①ホスファターゼは，リン酸モノエステルを加水分解する酵素．

②至適 pH がアルカリ側（pH 8〜10 付近）にあるものをアルカリホスファターゼ（alkaline phosphatase；ALP），酸性側（pH 4〜6 付近）にあるものを酸ホスファターゼ（acid phosphatase；AcP）とよぶ．

③ALP は Zn^{2+} をもつ金属酵素で Mg^{2+} で活性化される．

④ALP は腎の近位尿細管，小腸粘膜，肝，胎盤などで活性が高い．

2．測定法

（1）4-ニトロフェニルリン酸を基質とする方法（JSCC 常用基準法）

4-ニトロフェニルリン酸を基質とし，酵素反応によって生じた 4-ニトロフェノールを rate assay 法で測定する方法．

$$4\text{-ニトロフェニルリン酸} \xrightarrow{\text{ALP　pH 9.9}} 4\text{-ニトロフェノール}＋\text{リン酸}$$

緩衝液：EAE（2-エチルアミノエタノール）緩衝液（pH 9.9）

（2）IFCC 法

JSCC 常用基準法の改定が進められている．IFCC 法は，国際的に通用する国際臨床化学連合（IFCC）基準測定操作法である．

IFCC 法では，基質に 4-ニトロフェニルリン酸，緩衝液に 2-アミノ-2-メチル-1-プロパノール（AMP）を用いるが，活性値が 1/3 になること，小腸，胎盤型 ALP の影響を受けない．

3．測定上の注意事項

①検体の安定性：室温，冷蔵保存で 4 日くらいまでは血清中の pH が高くなるため，保存により活性が上昇し，以後次第に低下する．

②血漿検体：クエン酸，EDTA，フッ化物，シュウ酸などを抗凝固剤とした血漿は，酵素活性を阻害するため使用できない．

4．基準範囲

（1）4-ニトロフェニルリン酸法（JSCC 常用基準法）

男性：102〜249 U/L

女性：82〜211 U/L

（2）IFCC 法（AMP 法）

成人：38〜113 U/L（IFCC 値＝JSCC 値×0.35）

［変動要因］

①年齢による変化：骨の成長と関係し，小児では成人の約2倍で，思春期に2〜3倍と高値となり，以後急速に低下し，20歳前後で成人の値となる．

②生理的変動：妊婦では妊娠30週以降に胎盤由来のALPが出現し，血清ALPは基準値の2〜3倍となり，分娩後2〜3週間でもとに戻る．

③血液型による変動：唾液分泌型B型およびO型のヒトは，食事摂取で小腸由来のALPが出現するため高値となる．特に脂肪摂取後は2倍に上昇することもある．

5．ALP アイソザイム

①肝，骨，胎盤，小腸由来のほか，肝細胞膜のフラグメント中のALP（高分子ALPとよばれる），免疫グロブリン結合型ALP（臓

 ALP 活性測定の常用基準法の改定

1．ALP 活性測定の勧告法の試薬組成

	JSCC 勧告法	IFCC 勧告法
緩衝液	2-エチルアミノエタノール（EAE）	2-アミノ-2-メチル-1-プロパノール（AMP）
濃度（mol/L）	1.0	0.75
pH	pH9.9（30℃）	pH10.2（37℃）
Mg^{2+}（mmol/L）	0.5	2.0
N-ヒドロキシエチルエチレンジアミン三酢酸（HEDTA）	－	2.0
Zn^{2+}（mmol/L）	－	1.0
4-ニトロフェニルアニリン（4-NPP）基質濃度	15.0	16.0
測定温度（℃）	30.0	30.0

（松下　誠：最新臨床検査学講座　臨床化学検査学．浦山　修・他（編），医歯薬出版，2016，p.251を改変）

2．改定による長所と短所

長所：①健常者において偽陽性率が減少する．
　　　②海外との相互利用が容易となる．

短所：①測定値が1/3程度となり，基準範囲が変わる．
　　　②従来の国内データとの比較には換算が必要になる．

表 9-6 ALP アイソザイム

	ALP$_1$	ALP$_2$	ALP$_3$	ALP$_4$	ALP$_5$	ALP$_6$
臓器由来	高分子肝由来	肝由来	骨由来	胎盤由来	小腸由来	免疫グロブリン結合型
		臓器非特異的				
意義	閉塞性黄疸で増加	肝胆道系疾患で増加	骨新生で増加. 悪性腫瘍の骨転移で増加	妊娠中に出現	肝硬変, 腎不全, 糖尿病で増加. B, O型の分泌型	潰瘍性大腸炎での出現率が高い.
耐熱性（残存率）						
56℃, 5分	40	40	20	100	30	
65℃, 10分	0	0	0	100	0	
ノイラミニダーゼ処理による電気泳動速度への影響	+	+	+	+	−	

器由来は明らかではない)の6分画のアイソザイムに分かれる(**表 9-6**).

②特殊なアイソザイムとして，ALP$_4$ と同じ移動度を示す胎盤様型 ALP，肺がん患者血清中に見出された腫瘍産生 ALP（Regan アイソザイム，Nagao アイソザイム）がある．

③成人では肝由来の ALP$_2$ が，小児では骨由来の ALP$_3$ が主である．

④ALP アイソザイム分析法（電気泳動法）：日常検査ではアガロースゲルを支持体とし，5-ブロモ-4-クロロ-3-インドリルリン酸を基質とし，酵素反応により遊離してくるインジゴ青を測定する酵素染色法がある．

6. 臨床的意義

[増加] 骨疾患（くる病，骨軟化症，骨肉腫，がんの骨転移），肝・胆道疾患（閉塞性黄疸，肝がん，肝膿瘍，胆管炎），副甲状腺機能亢進症，Hodgkin 病，サルコイドーシス，アミロイドーシスなど

[低下] 壊血病，クレチン症

[各アイソザイムが増加する場合]

ALP$_1$：閉塞性黄疸，転移性肝がん，胆道疾患

ALP$_2$：肝炎，肝硬変，肝がん，薬物中毒性肝炎

ALP$_3$：骨疾患一般，副甲状腺機能亢進症，悪性腫瘍の骨転移

ALP$_4$：妊娠後期

ALP$_5$：肝硬変，腎不全，糖尿病

ALP$_6$：潰瘍性大腸炎

6 γ-グルタミルトランスフェラーゼ（γ-GT）

1．生理的意義

①γ-GT（γ-glutamyltransferase）は，グルタチオンの代謝に関与する酵素で，γ-グルタミル基をアミノ酸やペプチドに転移させる転移酵素である．

②腎に最も多く存在し，次いで膵臓，肝臓，血清などに存在する．

2．測定法

合成基質（γ-グルタミル-α-ナフチルアミド，γ-グルタミル-β-ナフチルアミド，γ-グルタミル-p-ニトロアニリド，γ-グルタミル-3-カルボキシ-4-ニトロアニリドなど）を用いる方法が考案されたが，γ-グルタミル-3-カルボキシ-4-ニトロアニリドを基質とする方法がIFCC勧告法，JSCC勧告法に採用されている．

γ-グルタミル-3-カルボキシ-4-ニトロアニリド

+グリシルグリシン

$\xrightarrow{\text{γ-GT}}$

γ-グルタミル-グリシルグリシン

+5-アミノ-2-ニトロベンゾイト（黄色）

3．測定上の注意事項

①検体の安定性：γ-GTは冷蔵で約1カ月は安定．凍結保存では活性が低下する．

②長期にわたる飲酒者は高値である．また過食の習慣，服薬歴によって影響を受ける．

4．基準範囲

男性：13〜64 U/L

女性：9〜32 U/L

男性のほうが高値である．

5．臨床的意義

［増加］閉塞性黄疸，胆汁性肝硬変，肝がん，アルコール性肝障害，脂肪肝（肝胆道系疾患に対して特異性が高い）

［低下］先天性低 γ-GT 血症

 # 7 コリンエステラーゼ（ChE）

1．生理的意義

①コリンエステラーゼ（cholinesterase；ChE）は，コリンエステルをコリンと有機酸に加水分解する酵素で，動物にのみ存在する．

②肝で合成され，その合成能はアルブミンの生合成と平行する．

③血清コリンエステラーゼの生理機能は明らかではないが，筋弛緩剤のサクシルコリンや局所麻酔薬であるジブカイン，キシロカインを分解することができる．

2．コリンエステラーゼの分類

（1）アセチルコリンエステラーゼ（acetyl choline esterase）

①特異基質としてアセチル-β-メチルコリン，アセチルコリンに作用し，酢酸とコリンに分解する．

②神経組織，筋肉，赤血球などに存在し，神経細胞の刺激伝達作用を有する．

（2）コリンエステラーゼ（pseudo choline esterase）

①特異基質としてベンゾイルコリン，至適基質としてブチリルコリンとアセチルコリンに作用し，有機酸とコリンに分解する．

②血清，肝，膵，心臓などに存在する．

3．測定法

JSCC 勧告法（図 9-5）．

4．測定上の注意事項

①検体の安定性：室温保存で 1 週間，冷蔵保存で 2 週間，凍結保存で数カ月安定．

②血漿を検体としたとき：抗凝固剤はヘパリン以外使用できない．Ca^{2+} が除かれるとコリンエステラーゼ活性が低下する．

③有機リン剤は強力なコリンエステラーゼ阻害剤であるため，殺虫剤などによる器具，試料の汚染には十分注意する．

④コリンエステラーゼが異常低値の場合，ジブカイン阻害率（0.03 mmol/L ジブカイン），フルオライド阻害率（4 mmol/L NaF）を

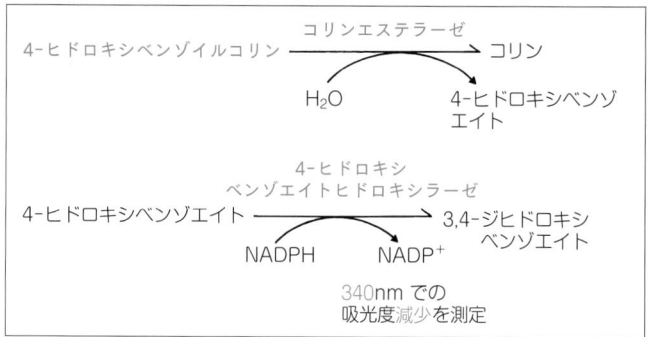

図 9-5　コリンエステラーゼ測定法（JSCC 勧告法）

求め，変異型の判定を行う．

5．基準範囲

（JSCC 勧告法）

男性：240〜486 U/L

女性：201〜421 U/L

6．臨床的意義

コリンエステラーゼは蛋白合成能の評価に用いられる．

［増加］ネフローゼ症候群，甲状腺機能亢進症，脂肪肝，肥満，糖尿病

［低下］有機リン剤中毒（農薬，殺虫剤），肝疾患（特に肝硬変で顕著），家族性コリンエステラーゼ欠損症

 アミラーゼ（AMY）

1．生理的意義

①アミラーゼ（amylase；AMY）は体内に広く存在するが，唾液腺，膵が主な産生臓器である．

②多糖類の消化酵素として働く加水分解酵素である．

③アミラーゼの一部は血中に出現し，分子量が約 5 万程度と比較的小さいため，腎の糸球体で濾過されて尿中に排泄される．

④多糖類に対するそれぞれの作用部位により，α-アミラーゼ，β-アミラーゼ，γ-アミラーゼ，iso-アミラーゼなどがある．

⑤血中，尿中に存在するアミラーゼは α-アミラーゼで，唾液腺およ

び膵臓由来のアミラーゼである.

⑥α-アミラーゼ：デンプンあるいはグリコーゲンの 1-4α-グリコシド結合を不規則に水解し，デキストリンを生成し，最終的にマルトースやグルコースを生成する.

⑦分子中に Ca^{2+} を含み，Cl^- で活性化される.

2．測定法

合成オリゴ糖を基質とした測定法による．合成オリゴ糖基質は，還元末端修飾オリゴ糖，非還元末端・還元末端修飾オリゴ糖に大別される.

(1) 還元末端修飾オリゴ糖

還元末端を 4-ニトロフェノール（PNP）や 2-クロロ-4-ニトロフェノール（CNP）で修飾したオリゴ糖を用いる場合で，オリゴ糖の種類として G5〜G7 が用いられる．酵素反応によって遊離した PNP あるいは CNP を 405 nm で測定する.

$$PNP（CNP）-G5 \xrightarrow{\alpha-アミラーゼ} G2-PNP（CNP）+G3-PNP（CNP）$$

$$\xrightarrow{\alpha-グルコシダーゼ} PNP（CNP）+5G$$

（PNP または CNP 増加量を 405 nm で測定）

(2) 非還元末端・還元末端修飾オリゴ糖

還元末端を PNP や CNP で修飾し，非還元末端もベンジル，3-ケトブチリデン，ベンジリデンなどで修飾し，非還元末端が共役酵素の α-グルコシダーゼによって分解されるのを防ぐ.

・4-ニトロフェニル-o-ベンジルマルトペンタオシド（BG5P）法

$$BG5P \xrightarrow{アミラーゼ} BG3+4-ニトロフェニル \alpha-マンノシド$$

$$4-ニトロフェニル \alpha-マンノシド +H_2O$$
$$\xrightarrow[\alpha-グルコシダーゼ]{グルコアミラーゼ} グルコース+PNP$$

（PNP 増加量を 405 nm で測定）

(3) JSCC 常用基準法（非還元末端 4.6-エチリデン修飾）

・4.6-エチリデン-4 ニトロフェニル-マルトペンタオシド（4,6E-G7-PNP）を基質とする方法

$$4,6E-G7-PNP \xrightarrow{アミラーゼ} 4.6E-Gx+G(7-x)-PNP$$

$$G(7-x) - PNP \xrightarrow{\alpha-グルコシダーゼ} G(7-x) + PNP$$

（PNP 増加量を 405 nm で測定）

3．測定上の注意事項

①唾液の混入を避ける．

②測定方法による問題点：還元末端修飾オリゴ糖である PNP–G5 を用いて測定する方法では，共役酵素の α-グルコシダーゼにも反応性があるため，ブランク反応の上昇がみられる．

③検体の安定性：冷蔵で 1～2 週間安定，凍結保存では 3 カ月安定．電気泳動法によるアイソザイム分画では主分画が減少し，亜分画が増える．

④血漿検体：反応には Ca^{2+} が必要なため，EDTA，NaF 血漿では低値となる．

4．アミラーゼアイソザイム

①アミラーゼアイソザイムには，唾液腺由来（S 型）と膵由来（P 型）アミラーゼがある．分子量は S 型が 62,000（糖鎖が多い）と 56,000（糖鎖が少ない）で，P 型が 54,000（糖鎖がない）である．いずれのアミラーゼもアルブミンより小さいため，腎糸球体で濾過され尿中に排泄される．

②分析法：アガロース電気泳動．電気泳動法では S 型は pre-γ 位，P 型は fast-γ 位（S 型より－側）に泳動される．ただし，主分画のほかに亜分画が認められることが多い．血中および尿中に両分画ともみられるが，一般に血清では P 型＜S 型の場合が多く，尿中では P 型＞S 型である．

（1）アイソザイム分画法

アガロースを支持体として，陽極側と陰極側の緩衝液が異なる不連続系緩衝液を用いて電気泳動をし，発色は共役酵素のグルコース 6 リン酸デヒドロゲナーゼで生じた NADPH を介してホルマザンを発色させる．

（2）免疫阻害法

S 型アミラーゼと選択的に結合する 2 種類の抗体を組み合わせることにより，P 型アミラーゼに対して交差反応を起こすことなく，S 型アミラーゼを特異的に阻害するので，P 型アミラーゼ活性のみが測定できる．現在最も主流な分析法である．

表 9-7 アミラーゼ（AMY）の臨床的意義

AMY 増加		
P 型増加	S 型増加	P 型・S 型増加
急性膵炎，慢性膵炎，膵がんなど	流行性耳下腺炎，アミラーゼ産生腫瘍（肺がん，卵巣がん，骨髄腫など）	慢性腎不全，マクロアミラーゼ血症，術後の患者
AMY 低下		
P 型減少	S 型減少	
慢性膵炎（非代償性），膵がん（末期），膵切除後	唾液腺摘出，Sjögren 症候群	

（3）インヒビター法

小麦由来のインヒビターを用い測定する方法．小麦由来のインヒビターの阻害率は S 型 80％，P 型 20％であるため正確性に問題がある．

5．基準範囲

（1）アミラーゼ活性

（JSCC 常用基準法）

［血清］　44〜132 U/L

［尿］　　50〜500 U/L

成人の血清アミラーゼ値は性別，年齢に比較的影響されない．ただし新生児ではほとんど活性がなく，5〜10 歳でほぼ成人値を示す．

（2）アミラーゼアイソザイム

（免疫阻害法）P–AMY　15〜50 U/L

（電気泳動法）［血清］　P 型約 40％，S 型約 60％

S 型は新生児では大人の約 1/10 で，5 歳頃に成人値となる．P 型は生後 3 カ月まではほとんど検出されない．10 歳頃に成人値となる．

6．臨床的意義

膵炎や膵外分泌の異常により血中に逸脱する（表 9-7）．膵疾患の早期診断，経過観察に用いられる．

〈参考事項〉

①アミラーゼの半減期は約 3 時間と短く，血清アミラーゼは急性膵炎の発症後数時間以内から上昇しはじめ，1〜2 日でピークに達し，6 日でもとの値に戻る．尿アミラーゼは血清アミラーゼより数時間遅れて増加，比較的長期にわたって異常値を維持する．

②マクロアミラーゼ：血中アミラーゼがなんらかの原因により高分

子化したもので，免疫グロブリンとの結合によるものが多い．血清アミラーゼは高値，尿中アミラーゼは正常である．

 # リパーゼ（lipase）

血中には膵リパーゼのほか，リポ蛋白リパーゼ，肝性リパーゼが存在する．血中で測定されるのは膵リパーゼである．

1．生理的意義
①膵リパーゼは中性脂肪のエステル結合を加水分解し，グリセリンと脂肪酸に分解する．
②膵リパーゼは膵臓の腺房細胞で生成され膵液中に分泌される．
③ヒトではほとんど膵に局在するため膵疾患の診断に用いられる．

2．測定法
日常検査で用いられているのは，①1,2-o-ジラウリル-rac-グリセロ-3-グルタル酸-（6-メチルレゾルフィン)-エステル（DGGMR）を基質とする方法，②JSCC常用基準法候補法とされる1,2-ジオレオイルグリセロール（DG）を基質とする方法の2つである．

3．基準範囲
（DGGMR基質法）　11〜53 U/L
（DG基質法）　5〜35 U/L

4．臨床的意義
膵管の狭窄や膵液のうっ滞，膵組織の破壊により血中に逸脱上昇する．急性・慢性膵炎の診断に有用．
［増加］急性・慢性膵炎，膵がん初期，肝胆道系疾患
［低下］膵切除後，膵がん末期，糖尿病

 # 酸ホスファターゼ（AcP）

1．生理的意義
①酸ホスファターゼ（acid phosphatase；AcP）は前立腺，赤血球，脾などの各組織に広く分布しているが，特に前立腺に多く含まれる．
②血中の酸ホスファターゼは肝，前立腺，脾由来であり，健常者では活性が低い．
③血中酸ホスファターゼは前立腺がんで著増するが，特に骨転移が

ある場合には著しく上昇する.

④酒石酸抵抗性酸ホスファターゼ活性（EIA 法で測定）は骨吸収マー
　カーとして測定されている（→p.271「11 章　骨代謝」参照）.

⑤前立腺由来のものは L-酒石酸によって 95％程度阻害を受ける.
　反応液中に L-酒石酸を加えて測定し，総活性との差から前立腺由
　来の酸ホスファターゼ活性を求められるが，特異性が低い．前立
　腺由来は他の組織由来の酸ホスファターゼと抗原性が異なるた
　め，抗原抗体反応を利用し蛋白量を測定する ELISA 法が現在は主
　流である.

2．測定法

　①2-クロロ-4-ニトロフェニルリン酸（CNP-P）を基質とし，AcP
により加水分解されて生じた 2-クロロ-4-ニトロフェノール（CNP）
を 400 nm で測定する方法，②2,3-ジクロロ-4-ニトロフェニルリン
酸（DCNP-P）を基質とし生じた 2,3-ジクロロ-4-ニトロフェノール
（DCNP）を 400 nm で測定する方法がある.

●DCNP-P 法

$$DCNP\text{-}P \xrightarrow[\text{pH 5.3}]{AcP} \text{リン酸} + DCNP$$

（DCNP の増加量を 405 nm で測定）

3．測定上の注意事項

　①検体の安定性：血中の酸ホスファターゼは，血液を放置すること
　　でアルカリ化し急激に活性が落ちるため，血清分離後速やかに測
　　定する．分離した血清に 20％酢酸ナトリウムを 100：1 の割合で
　　加え酸性とすることで 1 週間ほど安定である.

　②溶血：血球中には血清に比べて 67 倍の酸ホスファターゼが含ま
　　れるため，溶血では正誤差となる.

　③血小板由来の酸ホスファターゼは酒石酸抵抗性であるため，酒石
　　酸抵抗性酸ホスファターゼ活性測定では正誤差となる（血小板増
　　多症で影響する）.

4．基準範囲

総活性：3.5〜13.1 U/L
酒石酸抵抗性酸ホスファターゼ：0.3〜1.2 ng/mL

5．臨床的意義

［増加］骨転移性前立腺がん

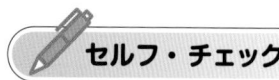

セルフ・チェック

A 次の文章で正しいものに○，誤っているものに×をつけよ．

	○	×
1. AST の活性化にはビタミン B$_{12}$が必要である．	□	□
2. 血中 ALP は成人では骨由来，小児では肝由来が主である．	□	□
3. ALT は特に心筋梗塞の診断に有用である．	□	□
4. 流行性耳下腺炎で血清アミラーゼが上昇する．	□	□
5. マクロアミラーゼでは血中・尿中アミラーゼともに高値である．	□	□
6. 肝硬変ではコリンエステラーゼは低下する．	□	□
7. 有機リン剤はコリンエステラーゼの活性化剤である．	□	□
8. CK は転移酵素である．	□	□
9. ミトコンドリア CK は悪性腫瘍で出現する．	□	□
10. CK-MM は心筋梗塞の発作時に特異的に上昇する．	□	□
11. LD$_1$は心筋に存在し，血中半減期が最も短い．	□	□
12. LD の反応には補酵素として FAD-FADH 系を必要とする．	□	□
13. −20℃保存では LD$_5$が最も失活しやすい．	□	□
14. LD$_5$は肝障害で急激な増加を示す．	□	□
15. ALP は Zn を含有し，Mg イオンで活性化する．	□	□
16. AST にはミトコンドリア分画にアイソザイムがある．	□	□
17. 健常者で m-AST は AST の 15〜30％を占める．	□	□
18. リパーゼはウイルス性肝炎の診断に有用である．	□	□
19. γ-GT は肝で合成され，胆管から血中に逸脱し，閉塞性黄疸で上昇する．	□	□
20. 前立腺由来の酸ホスファターゼは L-酒石酸で阻害されない．	□	□

A 1-×（ビタミン B$_6$），2-×（成人→肝，小児→骨），3-×（肝疾患），4-○，5-×（尿中は正常），6-○，7-×（阻害剤），8-○，9-○，10-×（CK-MB），11-×（半減期は最も長い），12-×（NAD-NADH 系），13-○，14-○，15-○，16-○，17-○，18-×（膵炎），19-○，20-×（阻害される）

B

1. 日本臨床化学会〈JSCC〉勧告法で，ヘキソキナーゼとグルコース-6-リン酸脱水素酵素の共役により測定されるのはどれか.【66P36】
   - [ ] ① CK
   - [ ] ② AST
   - [ ] ③ ALP
   - [ ] ④ γ-GT
   - [ ] ⑤ アミラーゼ

2. アミラーゼアイソザイムで正しいのはどれか.【66P32】
   - [ ] ① S 型は尿に排泄されない.
   - [ ] ② 急性膵炎では S 型が上昇する.
   - [ ] ③ P 型は S 型よりも分子量が大きい.
   - [ ] ④ 流行性耳下腺炎では P 型が上昇する.
   - [ ] ⑤ 腎不全では P 型，S 型ともに上昇する.

3. 酵素の国際単位の算出に必要ないのはどれか.【65P34】
   - [ ] ① 血清量
   - [ ] ② 最終液量
   - [ ] ③ 測定波長
   - [ ] ④ モル吸光係数
   - [ ] ⑤ 1 分間の吸光度変化量

4. 日本臨床化学会〈JSCC〉勧告法の試薬中に酵素が含まれるのはどれか.2 つ選べ.【65A36】
   - [ ] ① LD
   - [ ] ② ALP
   - [ ] ③ γ-GT
   - [ ] ④ アミラーゼ
   - [ ] ⑤ コリンエステラーゼ

B 1-①, 2-⑤, 3-③, 4-④と⑤

5. 日本臨床化学会〈JSCC〉勧告法で吸光度の減少から活性値を求めるのはどれか. 2つ選べ.【65P37】
- □ ① CK
- □ ② LD
- □ ③ AST
- □ ④ アミラーゼ
- □ ⑤ コリンエステラーゼ

6. LDアイソザイムについて正しいのはどれか.【64A39】
- □ ① 2量体である.
- □ ② LD_4 は0℃で安定である.
- □ ③ LD_5は溶血によって上昇する.
- □ ④ LD_1の半減期は約8時間である.
- □ ⑤ 2種類のサブユニットからなる.

7. 酵素反応で正しいのはどれか.【64P39】
- □ ① 非拮抗阻害では最大反応速度は変化しない.
- □ ② 拮抗阻害では基質濃度が高いほど阻害率が高くなる.
- □ ③ 1次反応領域の酵素反応速度は基質濃度に関係なく一定である.
- □ ④ Michaelis-Menten の式は酵素量と基質濃度の関係を表している.
- □ ⑤ 酵素活性の測定は酵素反応速度が酵素量に比例することを利用している.

8. 日本臨床化学会〈JSCC〉勧告法の試薬中にN-アセチルシステインを含むのはどれか.【64A40】
- □ ① CK
- □ ② LD
- □ ③ ALP
- □ ④ ALT
- □ ⑤ アミラーゼ

5-③と⑤, 6-⑤, 7-⑤（①:Vmaxは低下, ②:基質濃度が低いほど阻害率は高い, ③:基質濃度に比例, ④:基質濃度と反応速度の関係）, 8-①

9. 日本臨床化学会〈JSCC〉勧告法で合成基質が使用されているのはどれか. 2つ選べ.【64P40】
   - □ ① CK
   - □ ② LD
   - □ ③ ALP
   - □ ④ AST
   - □ ⑤ γ-GT

10. 血清コリンエステラーゼのフルオライド阻害率測定に用いられるのはどれか.【63P41】
   - □ ① NaF
   - □ ② エゼリン
   - □ ③ ジブカイン
   - □ ④ パラチオン
   - □ ⑤ サクシニルコリン

11. 日本臨床化学会〈JSCC〉勧告法による酵素活性測定で可視部測定項目はどれか.【62P38】
   - □ ① CK
   - □ ② LD
   - □ ③ ALP
   - □ ④ ALT
   - □ ⑤ AST

10 薬物，毒物（血中薬物モニタリング）

A 検査目的

学習の目標

★主なTDM対象薬物を覚えよう．
□ 検査目的　　　　　　　　□ トラフ濃度
□ TDM対象薬物

1. therapeutic drug monitoring（TDM）

　同じ薬剤であっても，個人においてその代謝動態や効果はさまざまである．血中治療用薬物濃度をモニターすることは，ある種の薬物療法に際し有効な治療および医原性の事故の防止の面から非常に大切である．これを therapeutic drug monitoring（TDM）という．

　トラフ（trough）濃度とは，薬物を反復投与したときの定常状態における最低血中薬物濃度である．血中濃度の経時的推移のなかで変動の小さい時点であり，モニタリングするのに適している．

2. 血中薬物濃度検査が必要な薬物

　①薬理作用が血中濃度と相関する．
　②過剰投与が重篤な有害作用を起こす．
　③体内動態の個人差が大きい．
　④吸収障害や排泄障害がある患者に投与する薬物．
　現在，表10-1に示すような薬物が主な検査対象となっている．

表 10-1　主な TDM 対象薬物の種類と薬剤名

種類	薬剤名
ジキタリス製剤 (強心薬)	ジゴキシン
抗不整脈薬	プロカインアミド，リドカイン，フレカイニド，ジソピラミド，メキシレチン，ベラパミル，シベンゾリン，ピルシカイニド
抗てんかん薬	フェノバルビタール，カルバマゼピン，ゾニサミド，フェニトイン，バルプロ酸
気管支拡張薬	テオフィリン
抗菌薬	アミノ配糖体抗菌薬：アミカシン，ゲンタマイシン，トブラマイシン，アルベカシン グリコペプチド系抗菌薬：バンコマイシン，テイコプラニン
気分安定薬	リチウム
免疫抑制薬	シクロスポリン，タクロリムス
抗がん薬	イマチニブ，メトトレキサート

B　生体内の薬物動態

学習の目標

★薬物の吸収について理解しよう.

□ 薬物の動態　　　　　　　　　□ バイオアベイラビリティ
　　　　　　　　　　　　　　　　　　（生物学的利用能）

薬物の動態は，吸収，分布，代謝，排泄である（図 10-1）.

1　吸収

　薬が効果を発揮するためには，血液中に薬が吸収され，標的組織に到達する必要がある．最も多く用いられているのは経口投与だが，そのほか注入投与，舌下投与，経直腸投与などがある.

1．経口投与

　①多くの薬物は小腸で吸収され，肝臓に達してから血液にのって標的部位に達する．薬物は必ずしも投与された全量が吸収されるわ

```
①薬物の経口投与
  ↓
②胃での溶解および腸への移動　胃内 pH および，胃からの排出速度が関係
  ↓
③腸管からの吸収　消化管の膜透過が関係
  ↓
④肝臓および腸管における代謝　薬物代謝酵素が関係
  ↓
⑤全身への分布
  ↓
⑥排泄
```

図 10-1　生体内の薬物動態

（芝　紀代子（編著）：新版　健康食品の基礎知識．じほう，2015，p.117 一部改変）

　けではなく，肝臓で代謝を受ける．この過程を初回通過効果とよ
　ぶ．
②バイオアベイラビリティ（bioavailability：生物学的利用能）とは，
　服薬した薬物のうちどのぐらい全身血流にのって利用されるかを
　表す指標である．
　　例）バイオアベイラビリティが60％である薬を100 mg投与した
　　　　場合，100 mg×0.6＝60 mgの薬が血流にのって利用される．
③薬物は腸での吸収後に初回通過効果を受けるため，バイオアベイ
　ラビリティを考えるためには，初回通過効果まで考慮する．
　　例）初回通過効果を考慮したバイオアベイラビリティ
　　　　腸の膜を透過する薬の割合（吸収率：Fa）60％
　　　　初回通過効果を受けない薬の割合（初回通過効果回避率：Fh）
　　　　50％
　　　　バイオアベイラビリティ＝Fa×Fh
　　　　この薬100 mgを服用した場合，100 mg×0.6×0.5＝30 mg
　　　　の薬が血流にのって利用される．

2 分布

①多くの薬物はアルブミンなどの血漿蛋白と一定の割合で結合して
　いる．
②薬効を発揮するのは非結合型であり，代謝や排泄を受けるのも非
　結合型である．

3 代謝

経口投与された多くの薬物は，小腸で吸収されてから門脈に入った後肝臓に運ばれ，代謝，不活化される．その中心的酵素がシトクロムP450（CYP450）である．多くの薬物は脂溶性なので，シトクロムP450 の酸化反応によって薬物の構造を変えることで水溶性を向上する．

4 排泄

多くの薬物は腎臓から尿に排泄されるが，薬物によっては肝臓から胆汁とともに排泄される薬物もある．

C 血中薬物測定法

---学習の目標---

★検体と測定方法を覚えよう．

□ 検体の種類　　　　　　　　　□ 血中薬物測定法

1．検体の種類

①薬物濃度測定には通常は血清あるいは血漿を用いる．

②免疫抑制薬（シクロスポリンやタクロリムスなど）は血中の濃度が低くなると血漿から血球に移行し，血漿中濃度が不安定なため，これらの薬剤では全血を用いる．

2．測定方法

血中薬物の測定は，特異度と感度がともに高いことが要求される．また，必要によっては緊急性も同時に要求される．現在，対象とされる薬物については，分離分析法と免疫学的測定法が主に用いられる．

（1）分離分析法

①ガスクロマトグラフィ（GC）：分離能に優れ，代謝産物をも測定できる．しかし，前処理が必要で操作が煩雑で時間がかかる．

②高速液体クロマトグラフィ（HPLC）：GC とほぼ同様な特徴をもつ．非常に広汎な薬物濃度測定に適用できるので汎用されている．

（2）免疫学的測定法

①蛍光偏光免疫測定法（fluorescence polarization immunoassay；FPIA）：血中薬物と蛍光物質で標識した薬物を一定量の抗体と競合的に反応させ，これに偏光した励起光を当て，その蛍光の偏光性を測定するものである．遊離の状態ではブラウン運動をしているため，発する蛍光は偏光性がない．抗体と結合するとブラウン運動が小さくなり，偏光性が出る．専用機器が必要であるが，ルーチン検査に適し，現在最も広く利用されている．

②微粒子酵素免疫法（microparticle enzyme immunoassay；MEIA）：抗体固相化単体に微粒子を用いた EIA 法で，自動測定機器により測定される．

D　毒物・劇物の分析

学習の目標

★緊急検査として重要．
□ 毒物・劇物の分析方法

　救命救急センターに搬送される重篤な急性中毒患者において，定性・定量を含めた薬物・劇物検査は必須の緊急検査である．日本中毒学会の「分析のあり方検討委員会」が 15 品目の分析対象中毒を選定し，各救命救急センターに配備された分析機器と定性分析キットで対応すべき中毒に関する提言をしている（**表 10-2**）．

1．分析方法

簡易乱用薬物検査キット，質量分析には GC/MS，LC/MS が用いられている．その他，迅速・簡便に検査できる定性検査キットが市販されている．

2．検査材料

血液，尿，唾液，毛髪，食品など

表 10-2　日本中毒学会が提言した分析対象中毒物質 15 品目

薬毒物名	簡易検査とキット名	特異的解毒薬・拮抗剤	定量分析が有用な中毒
三，四環系抗うつ薬	Triage[1]		
バルビタール類	Triage		○
ベンゾジアゼピン系	Triage	フルマゼニル	
ブロモバレリル尿素※	有機リン系農薬検出キット[2]		
アセトアミノフェン	アセトアミノフェン検出キット[2]	アセチルシステイン	○
サリチル酸	呈色反応		○
テオフィリン	アキュメーター・テオフィリン[3]		○
有機リン系農薬	有機リン系農薬検出キット[2]	硫酸アトロピン，ヨウ化プラリドキシム	
カーバメート系農薬	Agri-screen AT-10Ticket[4]	アトロピン	
グルホシネート	ペーパークロマトグラフィー		○
パラコート・ジクワット	呈色反応，パラコート検知管[5]		○
メタノール	メタノール検知管[5]	エタノール，ホメピゾール	○
ヒ素	メルコクァントヒ素テスト[6]	ジメルカプロール	○
青酸化合物	青酸検知管[5]	ヒドロキソコバラミン，チオ硫酸ナトリウム，亜硝酸ナトリウム，亜硝酸アミル	
メタンフェタミン	Triage，スマートクリップ[7]		

上記キットの販売元は以下の通りである.
1) (株)シスメックス，2) (株)関東化学，3) (株)日研化学，4) (株)和光純薬，5) 光明理化学工業，6) (株)メルク，7) (株)セントラル科学貿易
※ブロムワレリル尿素（別名）
（福本真理子：意識障害を引き起こす中毒とその分析．生物試料分析，40(4)：217，2017.）

抗体医薬品

　免疫細胞の B 細胞はがん細胞などの異物に対して，これらの異物（抗原）を殺すため，目印に結合する抗体をつくる．ほとんどのがん細胞は他の正常な細胞にはない特定の目印をもっているので，それに結合して殺すことができる抗体は医薬品として期待できるという発想から生まれたのが，抗体医薬品である．また，病気の原因の組織で過剰につくられる蛋白質を抗原として認識して結合する抗体医薬品もある．

　医薬品としてのモノクローナル抗体には，マウス抗体，キメラ抗体，ヒト化抗体，完全ヒト抗体がある．マウス抗体はヒトの体内に入ると異物と認識されてアレルギー反応を起こすことがある．遺伝子工学の手法を用いて，抗原に結合する先端の部分だけにマウスの抗体を残して，残りはヒトの抗体に変えたキメラ抗体やヒト化抗体，近年ではさらにヒトと同様に多種多様な完全ヒト抗体をつくるマウスを作製することができ，抗体の医薬品としての可能性がますます広がっている．

セルフ・チェック

A　次の文章で正しいものに○，誤っているものに×をつけよ．

		○	×
1.	血中の治療薬物の測定を TDM という．	□	□
2.	血中薬物の測定は緊急検査としても重要である．	□	□
3.	すべての薬物の血中濃度を測定することが望ましい．	□	□
4.	血中薬物の測定法の主力は EIA である．	□	□
5.	薬物の吸収，排泄能は個人差がある．	□	□

A　1-○，2-○，3-×（血中薬物濃度検査が必要なのは，1）治療量と中毒量が接近している，2）投与後の血中濃度に個人差が大きい，3）吸収障害や排泄障害がある患者に投与するとき），4-×（分離分析（GC，HPLC など）や免疫学的測定法（FPIA など）），5-○

6. フェニトインは抗てんかん薬である． □ □
7. バンコマイシンは抗不整脈薬である． □ □
8. タクロリムスの血中濃度を測定する際には全血を用いる． □ □
9. 投与された薬物の全量が吸収される． □ □
10. 毒物・劇物の分析はすべて質量分析による． □ □

B

1. 血中薬物濃度測定〈TDM〉の対象とならない薬物はどれか．
【66A43】
  □ ① 抗凝固薬
  □ ② 抗不整脈薬
  □ ③ 免疫抑制薬
  □ ④ 抗てんかん薬
  □ ⑤ アミノ配糖体抗菌薬

2. 血中薬物濃度測定が有用とされる薬物の特徴はどれか．2つ
選べ．【65A44】
  □ ① 至適投与量の範囲が広い．
  □ ② 薬物アレルギーを起こす．
  □ ③ 至適投与量の個人差が小さい．
  □ ④ 薬理作用が血中濃度と相関する．
  □ ⑤ 過剰投与が重篤な有害作用を起こす．

3. 血球への移行率が高い薬物はどれか．【64A41】
  □ ① ジゴキシン
  □ ② バルプロ酸
  □ ③ タクロリムス
  □ ④ テオフィリン
  □ ⑤ バンコマイシン

6-○，7-×（抗菌薬），8-○，9-×（全量は吸収されない），10-×（簡易定性検
査もある）
B 1-①（①：プロトロンビン時間という明確な薬効の指標があるため），2-④
と⑤，3-③（免疫抑制剤は血球への移行率が高い）

4. 血中濃度モニタリングを**必要としない**のはどれか.【64P41】
  - □ ① アスピリン
  - □ ② ジゴキシン
  - □ ③ タクロリムス
  - □ ④ テオフィリン
  - □ ⑤ リチウム

5. 全血を測定試料とするのはどれか.【61P39】
  - □ ① ジゴキシン
  - □ ② タクロリムス
  - □ ③ テオフィリン
  - □ ④ ゲンタマイシン
  - □ ⑤ フェノバルビタール

6. 血中薬物濃度測定が有効とされるのはどれか. **2つ選べ**.
  - □ ① 至適投与量の幅が狭い.
  - □ ② 至適投与量の個人差が小さい.
  - □ ③ 治療域と中毒域が離れている.
  - □ ④ 排泄障害がある患者に投与する.
  - □ ⑤ 薬物アレルギーの有無を判断する.

7. 薬剤とその種類の組合せで正しい組合せはどれか.
  - □ ① メトトレキサレート——抗菌薬
  - □ ② リチウム————————抗てんかん薬
  - □ ③ シクロスポリン————免疫抑制薬
  - □ ④ リドカイン——————ジキタリス製剤
  - □ ⑤ フェノバルビタール——抗不整脈薬

8. 血中薬物モニタリング<TDM>を**行わない**のはどれか.
  - □ ① メトトレキサート
  - □ ② シクロスポリン
  - □ ③ テオフィリン
  - □ ④ フェニトイン
  - □ ⑤ プレドニゾロン

4-① (①:解熱鎮痛消炎薬), 5-②, 6-①と④, 7-③, 8-⑤ (⑤:ステロイド薬)

11　骨代謝

A　骨代謝

学習の目標

★骨形成と骨吸収を覚えよう.
□ 骨代謝

①骨は絶えず代謝を繰り返し，新しいものに作り替えられている．
骨代謝は骨芽細胞によって新しい骨が形成される骨形成と，破骨
細胞によって古い骨を壊す骨吸収によって調整されている．

②骨の成分は，水分 10～30％，無機成分 50～60％（主にリン酸カ
ルシウム，炭酸カルシウム），有機成分 25～35％（主に I 型コ
ラーゲン）からなる．

B　骨代謝マーカー

学習の目標

★各マーカーの特徴を覚えよう.
□ 骨代謝マーカー
□ 骨吸収マーカー
□ I 型コラーゲン架橋 N-テ
　ロペプチド（NTX）
□ I 型コラーゲン C-テロペ
　プチド（CTX）
□ 酒石酸抵抗性酸ホスファ
　ターゼ 5b（TRAcP-5b）
□ デオキシピリジノリン
　（DPD）
□ 骨形成マーカー
□ 骨型アルカリホスファ
　ターゼ
□ I 型プロコラーゲン N プ
　ロペプチド（P I NP）
□ 骨マトリックス関連マー
　カー
□ 低カルボキシル化オステ
　オカルシン（ucOC）

　骨代謝マーカーは骨芽細胞が産生する酵素，また骨の吸収や骨の形成の際に生じるコラーゲン代謝産物からなる．骨代謝マーカーは，骨吸収マーカー，骨形成マーカー，骨マトリックス関連マーカーに分けられる．

骨代謝マーカーの測定意義

　わが国において，急速な高齢化に伴い骨粗鬆症の患者が年々増加しており，2018 年度には約 1,300 万人いると推測される．
　『骨粗鬆症の予防と治療ガイドライン　2015 年版』（日本骨粗鬆症学会・他）によると，骨代謝マーカーの測定は
　①治療の必要性に対する患者の理解をさらに高めたい場合
　②薬物治療を予定している場合
　③治療薬の選択に役立てたい場合
　④骨粗鬆症の病態などを評価する場合
に役立つとされている．

骨代謝マーカーの測定の基本

　『骨粗鬆症の予防と治療ガイドライン　2015 年版』（日本骨粗鬆症学会・他）では，骨代謝マーカーの測定の注意点として下記をあげている．
　①早朝空腹時での検体採取を基本とする．
　②骨折発生 24 時間以内に評価する．
　③前治療の影響が残っていることを考慮する．
　④急激な生活習慣の改善があれば安定するのを待つ．
　⑤測定機関や方法による基準値をもとに判断する．

骨吸収マーカー（表 11-1）

1 コラーゲン分解物

　破骨細胞による骨吸収時に I 型コラーゲンの分解によって，N 末端側の I 型コラーゲン架橋 N-テロペプチド（NTX：type I collagen cross-linked N-telopeptide）と C 末端側の I 型コラーゲン架橋 C-テ

表 11-1　原発性骨粗鬆症診療で測定に健康保険が適用される骨代謝マーカー

	検体	マーカー	略語	測定法
骨吸収マーカー	血清	Ⅰ型コラーゲン架橋 N-テロペプチド	NTX	EIA
		Ⅰ型コラーゲン架橋 C-テロペプチド	CTX	EIA, ECLIA
		酒石酸抵抗性酸ホスファターゼ-5b	TRACP-5b	EIA
	尿	デオキシピリジノリン	DPD	EIA, CLEIA
		Ⅰ型コラーゲン架橋 N-テロペプチド	NTX	EIA, CLEIA
		Ⅰ型コラーゲン架橋 C-テロペプチド	CTX	EIA
骨形成マーカー	血清	骨型アルカリホスファターゼ	BAP	EIA, CLEIA
		Ⅰ型プロコラーゲン-N-プロペプチド	P I NP	RIA (Intact P I NP)
				ECLIA (total P I NP)
骨マトリックス関連マーカー	血清	低カルボキシル化オステオカルシン	ucOC	ECLIA

EIA：enzyme immunoassay（酵素免疫測定法），ECLIA：electrochemiluminescent immunoassay（電気化学発光免疫測定法），CLEIA：chemiluminescent enzyme immunoassay（化学発光酵素免疫測定法），RIA：radioimmunoassay（放射性免疫測定法）

DPD，NTX，CTX，ucOC は CKD ステージ3以上の腎機能障害の影響を受ける．

[骨粗鬆症の予防と治療ガイドライン作成委員会（編）：骨粗鬆症の予防と治療ガイドライン 2011 年版．ライフサイエンス出版，2011 より引用したものを，骨粗鬆症の予防と治療ガイドライン作成委員会（編）：骨粗鬆症の予防と治療ガイドライン　2015 年版．p.155 より転載（保険点数は割愛した）http://www.josteo.com/ja/guideline/doc/15_1.pdf（2018 年11月9日閲覧）]

ロペプチド（CTX：type Ⅰ collagen cross-linked C-telopeptide）が血中に放出される．

1．検体
血清または尿

2．分析法
NTX：EIA 法

CTX：EIA 法，ECLIA 法

3．基準範囲
血清 NTX：7.5〜16.5 nmol BCE/L（BCE：骨型コラーゲン相当量）

尿 NTX：9.3〜54.3 nmol BCE/mmol・Cr

血清 CTX：0.100〜0.653 ng/L（EIA 法）

尿 CTX：40.3〜301.4 µg/mmol・Cr

4．測定上の注意点
①日内変動があるため，血清は午前9時までに採血を行う．

②尿は早朝第二尿を用いる．

③NTX，CTX は腎機能低下の影響を受ける．

5．臨床的意義

NTX，CTX：骨粗鬆症，悪性腫瘍（乳癌，肺癌，前立腺癌）の骨転移の補助診断に用いられる．

② 酒石酸抵抗性酸ホスファターゼ（tartrate-resistant acid phosphatase；TRAcP）

①酸ホスファターゼは 6 つのアイソザイムが存在する．

②そのうち 5b 型は破骨細胞に豊富に含まれ，酸によって骨を溶かす作用があり，5b 型は高濃度の酒石酸にも活性が低下しない．破骨細胞の骨吸収活性と相関する．

1．検体

血清

2．分析法

EIA 法

3．基準範囲

120～420 mU/dL（血清）

4．臨床的意義

［高値］骨粗鬆症，悪性腫瘍の骨転移

③ デオキシピリジノリン（deoxypyridinoline；DPD）

①デオキシピリジノリンはコラーゲン架橋物質であり，コラーゲン線維の成熟と安定化に関与する．

②骨吸収時のコラーゲン分解時に血中に放出され，そのまま尿中に排泄される．

③尿中では 40％が遊離型，60％がペプチド結合型である．

1．検体

尿

2．分析法

EIA 法

3．基準範囲

2.8～7.6 nmol/mmol・Cr（尿）（30～44 歳女性）

4．測定上の注意点

①早朝第二尿を用いる．

②日内変動があり，夜～午前に高く，午後低値を示す.

③成長期は高値となる.

④腎機能低下の影響を受ける.

5. 臨床的意義

[高値] 骨粗鬆症，副甲状腺機能亢進症

4 骨形成マーカー（表11-1）

1 骨型アルカリホスファターゼ（bone alkaline phosphatase；BAP）

骨型アルカリホスファターゼは骨芽細胞によって産生され，ピロリン酸や有機リン酸を加水分解してリン酸を生じる.

1. 検体

血清

2. 分析法

骨型アルカリホスファターゼに対するモノクローナル抗体を用いたEIA法（ただし，近年では測定法の主流はCLEIA）.

3. 基準範囲

7.9～29.0 U/L（EIA法）

2.9～14.5 µg/L（CLEIA法）

4. 測定上の注意

骨型アルカリホスファターゼは，成長期である小児・思春期で活性が高くなる.

5. 臨床的意義

[高値] 骨折の修復時，悪性腫瘍の骨転移，副甲状腺機能亢進症，くる病

2 I型プロコラーゲンNプロペプチド（PINP）

①I型コラーゲンは骨芽細胞内でプロコラーゲンとして合成された後，特異的なNおよびC-プロテアーゼにより分子の両端が切断されコラーゲン線維を形成する.

②切断されたN末端側のペプチドはI型プロコラーゲンNプロペプチド（PINP：procollagen type I amino-terminal propeptide），C末端側はI型プロコラーゲンCプロペプチド（PICP：procollagen type Ⅰ carboxy-terminal propeptide）とよばれる.

③PⅠNP は分子量 3,500 の細長い蛋白質で，3 量体からなるが，温度，時間に依存して単量体に変化する．3 量体のみは intact PⅠNP として RIA 法で測定される.

④PⅠNP 産生量を知るうえでは，3 量体とそれが変化した単量体を合わせて測定し，評価する toal PⅠNP の方が正確との見方がある.

1．intact PⅠNP

（1）検体
血清

（2）分析法
RIA 2 抗体法

（3）基準範囲
男性：19.5〜71.2 μg/L（血清）
閉経前女性：14.9〜68.8 μg/L（血清）

2．total PⅠNP

（1）検体
血清

（2）分析法
ECLIA 法

（3）基準範囲
男性（30〜83 歳）：18.1〜74.1 ng/mL
女性（閉経前 30〜44 歳）：16.8〜70.1 ng/mL
　　　（閉経後 45〜79 歳）：26.4〜98.2 ng/mL

3．測定上の注意点
溶血で低値となる.

4．臨床的意義
①コラーゲンの合成速度を反映する.
②PⅠNP はほかのマーカーより骨粗鬆症に対する反応が早く変動率も高いため，治療効果の判定に用いられる.

骨マトリックス関連マーカー（表 11-1）

① 低カルボキシル化オステオカルシン（undercarboxylated osteocalcin；ucOC）

①骨基質にはコラーゲン以外に非コラーゲン蛋白が含まれるが，オステオカルシン（osteocalcin；OC）は非コラーゲン蛋白の約 20％を占め，最も量が多い．

②オステオカルシンは，その分子中に 3 個の γ-カルボキシグルタミン酸（Gla：グルタミン酸の γ 位炭素がビタミン K 依存性に γ-カルボキシル化されたもの）残基を含む．この Gla を介してハイドロキシアパタイトと結合する．

③オステオカルシンは骨回転，特に骨形成と相関するので，低代謝回転の検出に有用である．

④γ-カルボキシグルタミン酸化されなかったために骨基質への取り込みが行われず血中に放出されたものを，低カルボキシル化オステオカルシン（ucOC）とよぶ．ビタミン K の不足が原因．

⑤ucOC は骨密度とは異なる骨折リスク因子で，ビタミン K 不足状態を判定するのに用いられる．

1．検体
血清

2．分析法
ECLIA 法

3．基準値
4.5 ng/mL 未満（カットオフ値）

4．測定上の注意点
①溶血で低値となる．
②腎機能低下の影響を受ける．

5．臨床的意義
［高値］ビタミン K 欠乏症，大腿骨頸部骨折のリスク．

セルフ・チェック

A 次の文章で正しいものに○, 誤っているものに×をつけよ.

	○	×
1. 骨芽細胞は骨形成に関与する.	□	□
2. 低カルボキシル化オステオカルシンはビタミンKが不足した場合に血中に放出される.	□	□
3. 破骨細胞は骨吸収を担う.	□	□
4. 骨代謝マーカーは, 骨形成マーカー, 骨吸収マーカー, 骨マトリックス関連マーカーに大別される.	□	□
5. プロコラーゲンペプチドはコラーゲン線維が破壊されて放出される.	□	□
6. デオキシピリジノリンはコラーゲン架橋物質である.	□	□
7. NTX は, コラーゲン線維生成時に血中に放出される.	□	□
8. CTX は, 腎機能低下により尿中濃度が見かけ上低値となる.	□	□

B

1. 尿中デオキシピリジノリン〈DPD〉について正しいのはどれか. 2つ選べ.【66A44】
   - □ ① 骨粗鬆症で低値を示す.
   - □ ② 男性は女性よりも高値を示す.
   - □ ③ 悪性腫瘍の骨転移で低値を示す.
   - □ ④ 健常者では成長期に高値を示す.
   - □ ⑤ 原発性副甲状腺機能亢進症で高値を示す.

A 1-○, 2-○, 3-○, 4-○, 5-×（形成されて放出）, 6-○, 7-×（破壊時に放出）, 8-○
B 1-④と⑤

2. 骨吸収マーカーはどれか．2 つ選べ．【66P33】
   - □ ① オステオカルシン〈OC〉
   - □ ② 骨型アルカリホスファターゼ〈BAP〉
   - □ ③ 酒石酸抵抗性酸ホスファターゼ〈TRAcP-5b〉
   - □ ④ デオキシピリジノリン〈DPD〉
   - □ ⑤ プロコラーゲン・ペプチド

3. 骨形成マーカーはどれか．2 つ選べ．【65P40】
   - □ ① オステオカルシン〈OC〉
   - □ ② デオキシピリジノリン〈DPD〉
   - □ ③ 骨型アルカリホスファターゼ〈BAP〉
   - □ ④ I 型コラーゲン架橋 N-テロペプチド〈NTX〉
   - □ ⑤ 酒石酸抵抗性酸性ホスファターゼ活性〈TRAcP-5b〉

4. 骨形成マーカーはどれか．【64A42】
   - □ ① ペントシジン
   - □ ② デオキシピリジノリン
   - □ ③ プロコラーゲン III ペプチド
   - □ ④ 骨型アルカリホスファターゼ
   - □ ⑤ I 型コラーゲン架橋 C-テロペプチド

5. 骨芽細胞の増殖で血中濃度が上昇するのはどれか．【63A41】
   - □ ① オステオカルシン
   - □ ② デオキシピリジノリン
   - □ ③ I 型コラーゲン架橋 C-テロペプチド
   - □ ④ I 型コラーゲン架橋 N-テロペプチド
   - □ ⑤ 酒石酸抵抗性酸性ホスファターゼ活性

6. 骨吸収マーカーはどれか．2 つ選べ．【62P40】
   - □ ① オステオカルシン〈OC〉
   - □ ② デオキシピリジノリン〈DPD〉
   - □ ③ 骨型アルカリホスファターゼ〈BAP〉
   - □ ④ I 型コラーゲン架橋 N 末端テロペプチド〈NTx〉
   - □ ⑤ I 型プロコラーゲン C 末端プロペプチド〈PICP〉

2-③と④，3-①と③，4-④，5-①（①：骨芽細胞で合成され，一部血中に放出される骨形成マーカー），6-②と④

12 ホルモン

A ホルモンの種類と性質

 定義

　ホルモンとは，体内のある部分（原則として内分泌器官）の細胞によって常に産生されており，刺激に応じて血液によって離れた部位に運ばれて，特定の標的細胞に働き，身体の正常な状態を維持するように作用する物質と定義されている．ビタミンや酵素と同様，微量で強力な生物学的活性を呈する．このように血中に化学物質を放出する分泌形式を内分泌といい，その化学物質を合成・貯蔵する組織を内分泌腺という．

 ホルモンの種類と性質 （表 12-1）

表 12-1　ホルモンの生理作用と疾患

組織		ホルモン	種別	生理作用	主な疾患との関係
視床下部		GHRH, GHRIH, PRH, PIH, TRH, CRH, GnRH	ペプチド	各種刺激ホルモンの生成促進または抑制	
下垂体	前葉	成長ホルモン (GH)	ペプチド	タンパク質合成促進, 血糖上昇, 脂肪分解	高値：先端巨大症, 下垂体性巨人症 低値：下垂体機能低下症, 下垂体性小人症
		性腺刺激ホルモン (ゴナドトロピン) 卵胞刺激ホルモン (FSH)	ペプチド糖タンパク	卵胞の発育と成熟, エストロゲン合成分泌を促進 (女性), 精巣で精細管の発育, 精子形成促進 (男性)	高値：性腺機能低下・不全症 低値：下垂体機能低下・不全症
		黄体形成ホルモン (LH) または間質細胞刺激ホルモン (ICSH)	ペプチド糖タンパク	排卵の誘起と卵胞の黄体化およびプロゲステロンの合成・分泌促進 (女性), アンドロゲンの合成・分泌の促進 (男性)	高値：性腺機能低下・不全症 低値：下垂体機能低下・不全症
		甲状腺刺激ホルモン (TSH)	ペプチド糖タンパク	甲状腺の発育, 機能促進, 甲状腺ホルモン (T₃, T₄) の分泌・分泌を促進	高値：橋本病, クレチン病, 特発性粘液腫瘍などの甲状腺機能低下症 (FT₄低値) 低値：Basedow病などの甲状腺機能亢進症 (FT₄高値)
		副腎皮質刺激ホルモン (ACTH)	ペプチド	副腎皮質ホルモンの生成・放出促進, コルチゾールやコルチコンにより抑制 (負のフィードバック)	高値：Addison病 (コルチゾール低値) 低値：Cushing症候群 (コルチゾール高値)
		プロラクチン (PRL)	ペプチド	乳腺の発育・乳汁分泌促進, 黄体の発育・維持 (女性), 前立腺・精巣の発育促進 (男性)	高値：プロラクチノーマ, 乳汁分泌無月経症候群, 原発性甲状腺機能低下症
	中葉	メラニン細胞刺激ホルモン (MSH)	ペプチド	メラニン生合成促進, 暗順応の短縮	

表12-1　ホルモンの生理作用と疾患（つづき）

組織		ホルモン	種別	生理作用	主な疾患との関係
下垂体	後葉	バソプレシン (AVP)	ペプチド	集合管での水の再吸収を促進（浸透圧低下）。過剰分泌では血圧上昇利尿抑制作用。末梢血管収縮	高値：AVP産生腫瘍、抗利尿ホルモン不適合分泌症候群 (SIADH)、脱水症、高カルシウム血症 低値：中枢性尿崩症
		オキシトシン	ペプチド	子宮収縮、乳汁分泌作用	
副甲状腺		副甲状腺ホルモン (PTH)	ペプチド	血漿 Ca^{2+} 上昇	高値：原発性副甲状腺機能亢進症（高 Ca 血症）
甲状腺		サイロキシン (T_4) トリヨードサイロニン (T_3)	アミノ酸誘導体	糖代謝の増加などにより成長促進、代謝亢進	高値：FT_3、FT_4が増加：Basedow 病 FT_3、FT_4が減少：原発性甲状腺機能低下症、橋本病、粘液水腫、クレチン病
		カルシトニン	ペプチド	骨吸収抑制	高値：甲状腺髄様がん、肺小細胞がん、カルチノイド、慢性腎不全 低値：甲状腺全摘後
副腎	髄質	カテコールアミン 　アドレナリン 　ノルアドレナリン 　ドパミン	アミノ酸誘導体	交感神経刺激（全身作用） 末梢血管への作用 運動調節、ホルモン調節	高値：褐色細胞腫、神経芽細胞腫
	皮質	糖質（グルコ）コルチコイド コルチゾール コルチゾン	ステロイド	基礎代謝維持、血糖上昇など糖代謝、消炎、抗アレルギー作用（コルチゾール）抗体産生抑制	高値（コルチゾール）：Cushing 病（ACTH 高値） 低値（コルチゾール）：Addison 病（ACTH 高値）
		電解質（ミネラル）コルチコイド アルドステロン 11-デオキシコルチコステロン	ステロイド	Na^+の再吸収促進、K^+の排泄促進、細胞外液量を増加。血圧上昇、水の再吸収促進	高値（アルドステロン）：腎血管性高血圧症（レニン高値）、原発性アルドステロン症（レニン低値）

表 12-1　ホルモンの生理作用と疾患（つづき）

組織		ホルモン	種別	生理作用	主な疾患との関係
副腎	皮質	副腎アンドロゲン デヒドロエピアンドロステロン	ステロイド	男性ホルモン作用	
腎臓		レニン	ペプチド	（アンジオテンシン系を介し）血圧上昇	高値：レニン産生腫瘍
		エリスロポエチン	ペプチド	赤血球生成	高値：エリスロポエチン産生腫瘍，腎血管狭窄，水腎症，低酸素症 低値：真性赤血球増加症，慢性腎不全
精巣		アンドロゲン [男性ホルモン] テストステロン アンドロステロン	ステロイド	男性の第二次性徴の発現，生殖機能維持	高値：睾丸腫瘍，卵巣腫瘍，副腎腫瘍，先天性副腎皮質過形成，多囊胞性卵巣症，甲状腺機能亢進，Cushing 症候群，Turner 症候群 低値：精巣機能低下症，前立腺がん，緊張性筋ジストロフィ，肝硬変，Addison 病，下垂体機能低下症
卵巣	卵胞	エストロゲン [卵胞ホルモン] エストロン (E1) エストラジオール (E2) エストリオール (E3)	ステロイド	女性の第二次性徴の発現，生殖機能維持，性周期前半を維持	高値：エストロゲン産生腫瘍，卵巣過剰刺激症候群，先天性副腎過形成症 低値：卵巣機能不全，閉経後
	黄体	プロゲステロン [黄体ホルモン]	ステロイド	排卵抑制，基礎体温上昇	高値：先天性副腎過形成，Cushing 症候群，副腎がん 低値：Addison 病，黄体機能不全，異常妊娠（流産，胎盤機能不全）
胎盤		hCG (ヒト絨毛性ゴナドトロピン)	ペプチド	黄体肥厚・存続（妊娠維持）	高値：妊娠，胞状奇胎，侵入奇胎，絨毛がん，異所性 hCG 産生腫瘍 低値：流産，子宮外妊娠

表 12-1　ホルモンの生理作用と疾患（つづき）

組織		ホルモン	種別	生理作用	主な疾患との関係
消化器	胃	ガストリン	ペプチド	胃塩酸分泌の促進	
		グレリン	ペプチド	成長ホルモン分泌の促進 食欲の増進	
	十二指腸	セクレチン	ペプチド	膵液分泌の促進	高値：十二指腸潰瘍、肝硬変、腎不全 低値：悪性貧血、膵がん
	小腸	インクレチン	ペプチド	インスリン分泌の促進	
		コレシストキニン	ペプチド	膵液分泌の促進 胆嚢の収縮（胆汁の分泌促進）	
	膵β細胞	インスリン	ペプチド	筋のグルコースの取り込みと肝における グリコーゲン合成の促進、糖新生の抑制、脂肪組織におけるグルコースの取り込みおよび脂肪合成の促進	高値：2型糖尿病、インスリノーマ 低値：1型糖尿病
	膵α細胞	グルカゴン	ペプチド	肝におけるグリコーゲンの分解、糖新生の促進	高値：グルカゴン産生腫瘍
	膵δ細胞	ソマトスタチン	ペプチド	グルカゴン、インスリンの分泌抑制	高値：ソマトスタチノーマ、異所性ソマトスタチン産生腫瘍
心臓		心房性ナトリウム利尿ペプチド（ANP）	ペプチド	心房の圧・容量負荷調整	高値：本態性高血圧症、腎不全、心筋梗塞、うっ血性心不全、原発性アルドステロン症 低値：尿崩症、甲状腺機能低下症、脱水時
		脳性ナトリウム利尿ペプチド（BNP）	ペプチド	心室の圧・容量負荷調整	高値：腎不全、弁膜症、高血圧症、狭心症、心不全、急性心筋梗塞

（齋藤邦明：最新臨床検査学講座　臨床化学検査学．浦山　修・他（編），医歯薬出版，2016，pp.283-284 をもとに追加・改変）

B　ホルモンの作用と調節機序

::: 学習の目標
★ホルモンの特徴を覚えよう．
□ ホルモンの分類　　　　　　□ 視床下部−下垂体系
□ ホルモンの機能　　　　　　□ ホルモンの作用発現
□ フィードバック機能
:::

ホルモンの分類

　構造により，ペプチド・蛋白質性，アミノ酸由来の低分子，ステロイドホルモンの3種類に分けられる．

ホルモンの機能

　体内の恒常性の維持，成長，分化や成熟の調節を行う．

ホルモンの生体機能調節の特徴

①1つのホルモンが多様な作用，機能をもつ．
②複数のホルモンが協調して働く．拮抗的に働く場合もある．
③甲状腺，副腎皮質，性腺から分泌されるホルモンは，視床下部−下垂体のホルモンにより分泌・調節を受ける（フィードバック機能）．

視床下部−下垂体系（図12-1）

　視床下部，下垂体は種々のホルモン分泌をコントロールする司令塔に相当し，身体の恒常性を維持するうえでなくてはならない臓器である．

ホルモンの作用発現

　標的細胞にある特異的な受容体との結合によって作用し，生理活性を発現する．受容体は細胞膜と細胞内に存在している（図12-2）．

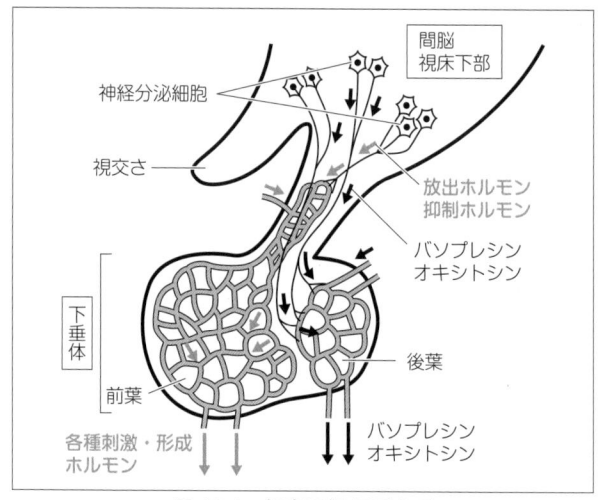

図 12-1　視床下部-下垂体系
（木下　勉・他：zero からの生命科学　改訂 4 版. 南山堂. 2015. p.149）

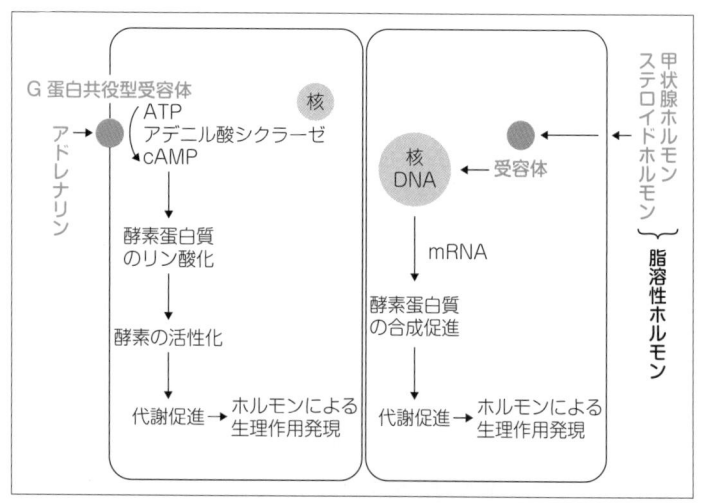

図 12-2　ホルモンの作用発現
（芝　紀代子：臨床検査技師　先手必勝！弱点克服完全ガイド　2nd ed. メジカルビュー社.
2013. p.244）

1．細胞膜受容体に結合して作用を現すホルモン

①膜受容体の種類には，G 蛋白共役型，イオンチャネル型，チロシンキナーゼ型があり，圧倒的に多いのは G 蛋白共役型である．

②G 蛋白共役型でサイクリックアデノシン 3',5'-1 リン酸（cAMP）を介するもの（**図 12-2 左**）がアドレナリンである．

③インスリンはチロシンキナーゼ型受容体と結合する．

2．細胞内受容体に結合して作用を現すホルモン

①ホルモン受容体-複合体が核内に入るもの．細胞質に入ったホルモンがそのまま核内に入り，細胞核内受容体と結合し，その複合体が DNA に結合して，転写を促進し，機能蛋白質が合成され，ホルモン活性作用が発揮される（**図 12-2 右**）．

②脂溶性ホルモンである甲状腺ホルモン，ステロイドホルモン．

C　ホルモン検査と臨床的意義

学習の目標

★各ホルモンの作用と臨床的意義をしっかり覚えよう．

<table>
<tr><td>□ ホルモンの測定法</td><td>□ 副腎髄質ホルモン</td></tr>
<tr><td>□ 視床下部ホルモン</td><td>□ 性ホルモン</td></tr>
<tr><td>□ 下垂体前葉ホルモン</td><td>□ 膵臓ホルモン</td></tr>
<tr><td>□ 下垂体後葉ホルモン</td><td>□ 腎臓ホルモン</td></tr>
<tr><td>□ 甲状腺ホルモン</td><td>□ 消化管ホルモン</td></tr>
<tr><td>□ カルシトニン</td><td>□ アディポサイトカイン</td></tr>
<tr><td>□ 副甲状腺ホルモン</td><td>□ ナトリウム利尿ペプチド</td></tr>
<tr><td>□ 副腎皮質ホルモン</td><td></td></tr>
</table>

ホルモンの測定法

IRMA，EIA，CLEIA，RIA，ECLIA などにより測定する．

視床下部ホルモン

1．生理的意義

　視床下部では，主に下垂体前葉ホルモンの放出または抑制作用をもつホルモンを合成・分泌する．それらは下垂体門脈を経て下垂体前葉に達する．視床下部ホルモンはすべてペプチド構造である．

- ・GHRH：成長ホルモン放出ホルモン
- ・GHRIH：成長ホルモン放出抑制ホルモン（ソマトスタチン：SRIF）
- ・PRH：プロラクチン放出ホルモン
- ・PIH：プロラクチン放出抑制ホルモン（ドパミン）
- ・TRH：甲状腺刺激ホルモン放出ホルモン
- ・CRH：副腎皮質刺激ホルモン放出ホルモン
- ・GnRH：性腺刺激ホルモン（ゴナドトロピン）放出ホルモン

 下垂体前葉ホルモン

　下垂体前葉ホルモンは，視床下部ホルモンにより合成・分泌が調節される．

❶ 成長ホルモン（growth hormone；GH）

1．生理的意義

①視床下部の成長ホルモン放出ホルモン（GHRH）により促進的に，成長ホルモン放出抑制ホルモン（GHRIH）（ソマトスタチン）により抑制的に調節されている．また，胃から分泌されるグレリン※などによっても分泌が促進される．

　※グレリン：胃から分泌されるペプチドホルモンで，下垂体に働き成長ホルモンの分泌を促進，視床下部に働き食欲を増進させる．絶食により血中濃度が上昇する．

②成長に対する作用：軟骨異形成を促進し，骨端板の幅を広げて骨の成長を促す．
③代謝に対する作用：蛋白質合成を促進する．糖質に対しては肝臓でグリコーゲンの分解を促進し血糖を上昇させる．脂質に対して脂肪の分解を促進して血中の脂肪酸を上昇させる．

④成長に必要なホルモンであり，さまざまな代謝作用をもつ．IGF-1（Insulin-like Growth Factor I）はソマトメジンCともよばれ，GHの作用により主に肝臓で産生されるホルモンである．GHの分泌異常を反映するため，「先端巨大症および下垂体性巨人症の診断と治療の手引き」（間脳下垂体機能障害に関する調査研究班）には診断基準の一つとして記載されている．

2．測定上の注意事項

①30分間の安静後に採血をする（ストレスで分泌が亢進するため）．
②ストレス，運動，食事，一部の薬剤（β遮断薬など）によって高値を示す．
③高血糖，肥満，血中遊離脂肪酸，甲状腺機能低下で減少する．
④男性より女性のほうが高値（エストロゲンの影響）である．

3．臨床的意義

［高値］　成長ホルモン産生腫瘍，下垂体性巨人症（骨端軟骨線が閉鎖前に発症），先端巨大症（骨端軟骨線が閉鎖後に発症），低栄養状態（神経性食欲不振症など）

［低値］　下垂体機能低下症，下垂体性小人症，成長ホルモン分泌不全（L-DOPA試験，アルギニン負荷試験，インスリン負荷試験を行い，2種類以上で反応性が低い場合に診断）

② プロラクチン（prolactin：PRL）

1．生理的意義

①プロラクチンは乳汁の産生と分泌を促進する．
②プロラクチン分泌調節は，視床下部のプロラクチン放出ホルモン（PRH）により促進，プロラクチン抑制ホルモン（PIH）であるドパミンにより抑制される．

2．臨床的意義

［高値］　プロラクチノーマ（プロラクチン産生腫瘍），乳汁分泌無月経症候群

［低値］　下垂体機能低下症の一部

③ 性腺刺激ホルモン（ゴナドトロピン）

1．生理的意義

①黄体形成ホルモン（luteinizing hormone；LH）と卵胞刺激ホルモン（follicle stimulating hormone；FSH）がある．LH，FSHの分

泌は，視床下部のゴナドトロピン放出ホルモン（GnRH）の刺激
作用と，性腺ステロイド（テストステロンおよびエストラジオー
ル）の抑制作用により調節される．排卵期以外はネガティブ
フィードバック機構によって調節されているが，排卵期ではエス
トロゲンが急激に大量に分泌されると，それが刺激になって
GnRHの分泌が増え，それによりLHの分泌は急増し，FSHの分
泌も増加するポジティブフィードバック機構により調節される．

②LH, FSHはα, βサブユニットからなる．αサブユニットはLH,
FSHのほか，TSH, hCGと4つのホルモンに共通する．βサブユ
ニットは個々のホルモンに固有である．

③FSH：女性では卵巣に働いて卵胞の発育と成熟および卵胞ホルモ
ンの合成・分泌を促進する．男性では精巣で精細管の発育や精子
形成を促進する．

④LH：女性では排卵の誘発，黄体の形成，黄体ホルモンの合成・分
泌を促進する．男性では精巣間質細胞に働いて男性ホルモンの合
成・分泌を促進する．

⑤「排卵日予測検査薬」として一般用検査薬（OTC検査薬）として
発売されている（コラム「尿中LH」参照）．

2．臨床的意義

［高値］　FSH, LHともに高値：性腺機能低下・不全症
［低値］　FSH, LHともに低値：下垂体機能低下・不全症

尿中LH

　尿中LH（黄体形成ホルモン）をとらえる「排卵日予測検査薬」が，2016
年12月に一般用検査薬（OTC検査薬）として発売された．OTCとは「体
外診断用医薬品のうち，一般用医薬品（一般用検査薬）として薬局または医
薬品販売業において取り扱うことが認められているもの」である．尿蛋白・
尿糖検査薬に次いで，1991年に尿中hCGによる妊娠検査薬がOTC化さ
れて以来，約25年もの間，新たな一般用検査薬が認められなかったので，
尿中LHが承認許可されたことは画期的なことである．

　排卵が近づくと下垂体前葉から分泌されるLHが急激に増えて，高いピー
ク（LHサージ）となる．このLHサージから36〜40時間後に排卵するの
で，最も妊娠しやすい時期である排卵日を約1日前に予測することができる
検査薬である．測定法はイムノクロマトグラフ法で，尿をかけるだけの簡単
操作で，わずか3分間ですぐに判定できる．

④ 甲状腺刺激ホルモン（thyroid-stimulating hormone；TSH）

1．生理的意義

①αサブユニット（LH, FSH, hCG と共通）とβサブユニットからできている．

②TSH の合成・分泌は視床下部ホルモンの甲状腺刺激ホルモン放出ホルモン（TRH）が主たる調節で，ソマトスタチンによる抑制も受ける．さらに甲状腺ホルモンのトリヨードサイロニン（T_3）のフィードバック機構で調節される．

2．臨床的意義

［高値］　甲状腺機能低下症（橋本病，クレチン病など）（FT_4 低値），TSH 産生腫瘍（FT_4 高値）

［低値］　甲状腺機能亢進症（Basedow 病，Plummer 病など）（FT_4 高値），中枢性甲状腺機能低下症（FT_4 低値）

⑤ 副腎皮質刺激ホルモン（adrenocorticotropic hormone；ACTH）

1．生理的意義

①ACTH はプロオピオメラノコルチンとよばれる大分子前駆体に由来するが，この前駆体からは ACTH のほか，リポトロピン，メラニン細胞刺激ホルモン，エンドルフィンなどが合成される．

②ACTH は副腎皮質に作用し，副腎皮質ホルモンの合成・分泌を促進するホルモンで，視床下部の副腎皮質刺激ホルモン放出ホルモン（CRH）や，副腎皮質ホルモンによるフィードバック機構により分泌調節されている．

2．測定上の注意事項

①30 分間の安静後に採血をする．

②検体の保存：EDTA 加採血後，氷冷し，血漿分離後に凍結保存する．

③日内変動が著しく，朝が高く，夜は低い．

3．臨床的意義

［高値］　コルチゾール高値：Cushing 病
　　　　　コルチゾール低値：Addison 病

［低値］　コルチゾール高値：Cushing 症候群
　　　　　コルチゾール低値：下垂体機能低下症

表12-2　下垂体前葉の機能異常

ホルモン	機能亢進		機能低下	
	病名	臨床症状	病名	臨床症状
ACTH	Cushing 病	中心性肥満, 満月様顔貌, 高血圧, 糖尿病, 骨粗鬆症, 色素沈着	(ACTH 単独欠損症)	易疲労性, 低血圧, 低血糖, 食欲不振, 体毛減少（女性）
TSH	二次性甲状腺機能亢進症	発汗, 手指振戦, 心悸亢進, 体重減少, 甲状腺腫	(TSH 単独欠損症)	短軀, 知能低下, 粘液水腫, 皮膚乾燥
GH	先端巨大症巨人症	発育過剰, 四肢末端, 内臓肥大, 発汗亢進, 糖尿病, 高血圧, 色素沈着	下垂体性小人症	発育不良, 易疲労性, 活動性低下, 低血糖
LH FSH	思春期早発症	性早熟, 短軀	GTH 単独欠損症 Prader-Willi 症候群	無月経, 性腺発育不全, 二次性徴発来の遅延, 性腺機能低下, 筋緊張低下, 知能低下, 肥満

（齋藤邦明, 竹田真由：最新臨床検査学講座　臨床化学検査学. 浦山　修・他（編）, 医歯薬出版, 2016, p.360）

6 視床下部・下垂体前葉疾患

下垂体前葉の機能異常による疾患は**表 12-2**に示した.

①下垂体前葉機能亢進症：下垂体性巨人症, 先端巨大症がある.

②下垂体前葉機能低下症：成長ホルモン分泌不全低身長症がある.

4 下垂体後葉ホルモン

バソプレシンとオキシトシンが分泌される. アミノ酸 9 個からなるペプチド（2 個のアミノ酸が異なる）で, 視床下部の視索上核と室傍核の大細胞性ニューロンで合成され, 軸索を通って後葉の神経末端に蓄えられている. 神経が興奮すると分泌される.

1 バソプレシン（vasopressin）

1．生理的意義

①抗利尿ホルモン（ADH）ともよばれる. バソプレシンは腎集合管における水の再吸収を増加させ, 抗利尿作用を発現する.

②大量に分泌されると血管平滑筋細胞を収縮させ，血圧を上昇させる．

2．測定上の注意事項

①バソプレシンは血小板中に多量に存在するので，EDTA-2Na 加採血後，必ず凍結保存すること．

②30 分間安静後に採血する（さまざまな要因で変動するため）．

3．臨床的意義

［高値］　抗利尿ホルモン不適合分泌症候群（SIADH）

［低値］　中枢性尿崩症

② オキシトシン（oxytocin）

1．生理的意義

・生理作用は，妊娠末期の子宮収縮作用（陣痛作用）と授乳期の乳腺筋上皮細胞の収縮作用である．

2．測定上の注意事項

・オキシトシンは EDTA およびオルトフェナントロリン加採血後，凍結保存すること．

3．臨床的意義

［高値］　切迫流産，胞状奇胎などの異常妊娠，異所性オキシトシン産生腫瘍

③ 視床下部・下垂体後葉疾患

①バソプレシンの過剰分泌では抗利尿ホルモン不適合分泌症候群（syndrome of inappropriate secretion of antidivretic hormone；SIADH）となる．

②バソプレシンが分泌不全の場合，大量の尿がつくられ尿崩症になる．

③下垂体機能障害：尿崩症である．1 日に 3〜4 L の尿量となることが多く，多尿のほか多飲，口渇となり，夜間尿が多い．

5 甲状腺ホルモン

1 サイロキシン（T₄），トリヨードサイロニン（T₃）

1．生理的意義

①甲状腺ホルモンには，サイロキシン（T₄）とトリヨードサイロニン（T₃）がある．サイロキシン（T₄）は生体内で1分子のヨウ素がとれたトリヨードサイロニン（T₃）に代謝され，生理活性を示す．

②血中のT₄，T₃の99％以上は甲状腺ホルモン結合蛋白と結合している．甲状腺ホルモン結合蛋白には，サイロキシン結合グロブリン（thyroxin-binding globulin；TBG），トランスサイレチン（trans-thyretin；TTR），アルブミンがあるが，そのうちTBGにT₄，T₃の70％が結合している．

③輸送蛋白と結合していない甲状腺ホルモンは遊離型（FT₃，FT₄）とよばれ，T₃の0.3％がFT₃，T₄の0.03％がFT₄として血中に存在し，TBGの濃度に関係なくほぼ一定に保たれる．総量ではT₄のほうが多いが，遊離型はT₃のほうが多く，活性はT₄よりT₃が約5倍強い．

④甲状腺機能評価は血中TSH，FT₃，FT₄などから総合的に評価する．

⑤作用
- ・代謝亢進作用があり，基礎代謝率が上昇する．
- ・成長・成熟作用がある．
- ・カテコールアミンの作用を増強する．

2．臨床的意義（図12-3）

2 甲状腺疾患

1．甲状腺機能亢進症

Basedow病：自己免疫的機序によりTSH受容体に対する抗体ができて受容体を刺激することによって甲状腺ホルモン分泌が亢進する．メルセブルグ（Merseburger）の3主徴といわれる，びまん性甲状腺腫，眼球突出，頻脈が三大症状で，近年では限局性粘液水腫が追加されている．女性は男性の4〜5倍の罹患率であり，20〜40歳代の女性に多い．

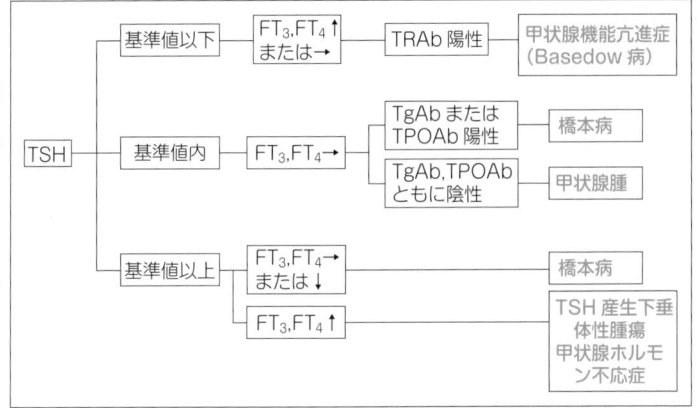

図 12-3　TSH，FT₃，FT₄からの甲状腺機能評価と関連疾患
TRAb：TSH レセプター抗体，TgAb：サイログロブリン抗体，TPOAb：甲状腺ペルオキシダーゼ抗体.

2．甲状腺機能低下症

胎児期あるいは生後まもなく機能低下した先天性のものをクレチン病，成人以降の後天性のものを粘液水腫という．

3．慢性甲状腺炎（橋本病）

自己免疫疾患の一つで，甲状腺に慢性の炎症が起こることにより，甲状腺の腫大や甲状腺機能の異常を生じる．

6 カルシトニン（calcitonin；CT）

1．生理的意義

①カルシトニンは甲状腺の傍濾胞細胞（C 細胞）で分泌される．

②血中カルシウムの恒常性維持に，PTH，ビタミン D とともに重要な働きをしている．主な働きは血中カルシウム濃度を低下させることで，さらに腎尿細管に作用し，リンの再吸収を抑制し，カルシウム，リンの排泄を促進させる．

2．測定上の注意事項

①血清，血漿で測定可能．

②男性のほうが女性より高値である．

③加齢とともに低下する．

④日内変動があり，昼過ぎが最も高く，夜間は低下する．

3．臨床的意義

［高値］　甲状腺髄様がん，肺小細胞がん，カルチノイド，慢性腎不全
［低値］　甲状腺全摘後

 ## 7　副甲状腺ホルモン（parathyroid hormone；PTH）

1．生理的意義

①上皮小体ホルモン，パラトルモン（parathormone）ともいう．
②PTH は骨からカルシウムおよびリン酸の放出を促進し，腎のカルシウムの再吸収とリンおよび重炭酸イオンの排出促進をする．
③ビタミンDを活性化し，腸管からのカルシウムの吸収を促進する．
④一方，副甲状腺にはカルシウムイオンを感知する受容体が存在し，血中 Ca 濃度低下に伴い PTH 分泌が促進し，逆に Ca 濃度上昇に伴い分泌が抑制される．

2．測定上の注意事項

①EDTA 加採血管で採血後，4℃で血漿分離を行う．
②日内変動があり，夜間は高値となる．

3．臨床的意義

［高値］　原発性副甲状腺機能亢進症，二次性副甲状腺機能亢進症，慢性腎不全
［低値］　特発性副甲状腺機能低下症，悪性腫瘍の骨転移（高 Ca 血症）

 ## 8　副腎皮質ホルモン（adrenocortical hormone）

　3 層からなる皮質の表層に位置する球状層からはミネラル（鉱質）コルチコイド（aldosterone：アルドステロン）が，中層の束状層からはグルコ（糖質）コルチコイド（cortisol：コルチゾール，ヒドロコルチゾン），髄質に最も近い網状層で副腎アンドロゲンが産生・分泌される．

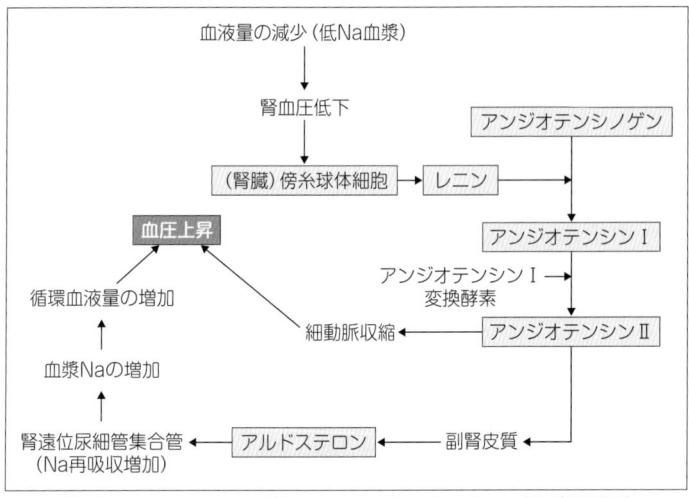

図 12-4　レニン-アンジオテンシン-アルドステロン系（昇圧系）

（吉岡耕一：臨床検査学講座　生化学　第 2 版. 医歯薬出版, 2006. p.179 改変）

① ミネラルコルチコイド：アルドステロン

1．生理的意義

①ミネラルコルチコイドにはアルドステロンがあり，アルドステロンは遠位尿細管に作用し，Na^+ を再吸収し，かわりに K^+ と H^+ が排出される．

②分泌促進因子はレニン-アンジオテンシン系，ACTH 系，K^+ などにより行われる．

③抑制因子にはドパミン，心房性ナトリウム利尿ペプチド（ANP）などがある．

④アルドステロンは肝臓や腎臓で排泄される．

2．レニン-アンジオテンシン-アルドステロン系（renin-angio-tensin-aldosterone system：RAA 系）（図 12-4）

①RAA 系は血圧の恒常性を維持する仕組みの一つである．RAA 系の反応は，血圧の低下（血液量の減少）が起こると腎血流量が減少する．すると腎血圧の低下が腎臓に伝わり，血圧を上げるために蛋白質分解酵素であるレニンが分泌される．

表 12-3　アルドステロンとコルチゾール分泌異常とその疾患

アルドステロン		
	レニン活性高値	レニン活性低値
高値	続発性アルドステロン症 （肝硬変，ネフローゼ症候群など） 腎血管性高血圧症 レニン産生腫瘍	原発性アルドステロン症
低値	Addison 病 アンジオテンシン変換酵素阻害薬投与	低レニン性アルドステロン症

コルチゾール		
	ACTH 高値	ACTH 低値
高値	Cushing 病（下垂体腺腫） 異所性 ACTH 産生腫瘍	Cushing 症候群（副腎腫瘍）
低値	Addison 病 Nelson 症候群	下垂体機能低下症 ACTH 単独欠損

・続発性アルドステロン症：Na の再吸収が増加，浸透圧が上昇するため，二次性の高血圧が発症する.
・Cushing 症候群：筋萎縮，脂肪の体幹への蓄積，満月様顔貌，高血圧，糖尿などを示す.
・Addison 病：コルチゾール，アルドステロン，副腎性アルドステロンのすべてが不足する. 低ナトリウム血症，高カリウム血症，皮膚や粘膜への色素沈着などを示す.

②レニンは血中のアンジオテンシノーゲンを活性化してアンジオテンシン I を産生する.
③アンジオテンシン I はアンジオテンシン I 変換酵素の働きでアンジオテンシン II に変換される. アンジオテンシン II は血管収縮作用やアルドステロンの分泌を促進する作用がある.
④アルドステロンは尿細管におけるナトリウムの再吸収を促進し，これによって循環血液量が増加し血圧が上昇する.

3．臨床的意義（表 12-3）

2 グルココルチコイド：コルチゾール

1．生理的意義

①グルココルチコイドは ACTH によって調節されるため，早朝に最高値，夜間に最低値となる.
②主要なものはコルチゾールである. コルチゾールの 90％以上がコルチコステロイド結合蛋白やアルブミンと結合している.

③血中のコルチゾールは肝臓や腎臓で代謝され，17-OHCS（17-ヒドロキシコルチコステロイド）として尿中で測定される.

④グルココルチコイドの生理作用は，糖代謝（血糖上昇），脂質代謝，蛋白質代謝，水電解質代謝や，また免疫機構に関与している.

2．測定上の注意事項

- ストレスにより分泌が亢進するため，30分間の安静の後，採血することが望ましい.

3．臨床的意義（表12-3）

3 副腎アンドロゲン

1．生理的意義

①男性ホルモンの中間代謝産物であるDHEA-S（デヒドロエピアンドロステロンサルフェート）やDHEA（デヒドロエピアンドロステロン）などが含まれる.

②男性ホルモンとしての活性は，テストステロンの約5％程度と低いが，血中に高濃度に存在するので作用の面からは重要である.

2．臨床的意義

［高値］　Cushing病，先天性副腎過形成
［低値］　Cushing症候群，Addison病，Sheehan症候群※など

※Sheehan（シーハン）症候群：分娩後の大出血またはショック後に下垂体の梗塞，壊死を生じ，下垂体前葉機能低下症を呈する.

9　副腎髄質ホルモン

1．生理的意義

①副腎髄質から分泌されるカテコールアミン（catecholamine）は，カテコール核をもつ生体アミンのドパミン（dopamine），ノルアドレナリン（noradrenaline），アドレナリン（adrenaline）の総称である（図12-5）.

②副腎髄質に最も多く分布し，交感神経や脳にも分布する.髄質ホルモンは交感神経系の興奮によって分泌され，交感神経と同様の作用を示す.

③カテコールアミンは，モノアミンオキシダーゼによってバニリルマンデル酸（VMA）に代謝され，尿中に排泄される.カテコール

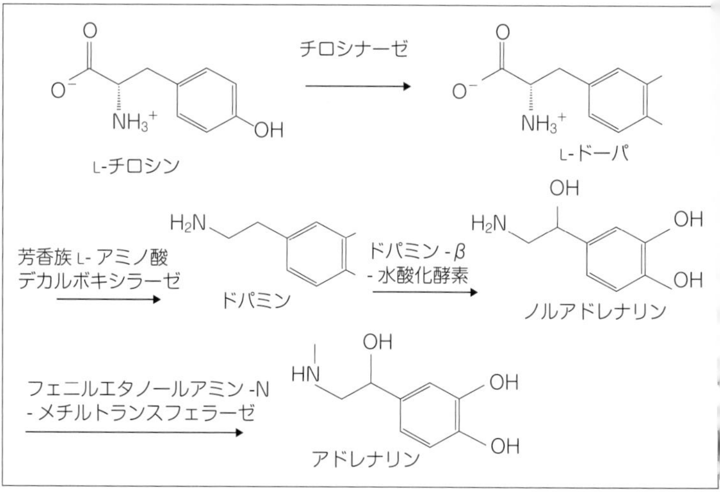

図 12-5　チロシンからカテコールアミンの生成

アミン産生腫瘍で尿に大量に排泄される.

2．分析方法

HPLC 法

3．臨床的意義

[高値]　褐色細胞腫（動悸，高血圧，発汗，頭痛，振戦などの症
状），神経芽細胞腫，甲状腺機能低下症，うつ病

[低値]　甲状腺機能亢進症，Addison 病，起立性低血圧

🧪 性ホルモン

性ホルモンはステロイドホルモンの一種で，女性ホルモン（エスト
ロゲン，プロゲステロン），男性ホルモン（アンドロゲン）に分けられ
る.

① エストロゲン

1．生理的意義

①女性ホルモンのエストロゲン（estrogen，卵胞ホルモン）は，卵
胞ホルモン作用をもつステロイドホルモン［エストロン（E_1），エ

表 12-4　性ホルモンの分泌異常と臨床的意義

ホルモン	高値	低値
エストロゲン	エストロゲン産生腫瘍 卵巣過剰刺激症候群 先天性副腎皮質過形成	卵巣機能不全，閉経後
プロゲステロン	先天性副腎過形成症 Cushing 症候群 副腎がん	Addison 病 黄体機能不全 異常妊娠（流産，胎盤機能不全）
アンドロゲン	精巣腫瘍 Cushing 症候群 先天性副腎過形成 多発性多毛症 卵巣腫瘍 甲状腺機能亢進症	性腺機能低下症 下垂体機能低下症 甲状腺機能低下症 肝硬変 前立腺がん 緊張性筋ジストロフィ
ヒト絨毛性 ゴナドトロピン	妊娠 胞状奇胎 絨毛がん	流産 子宮外妊娠

ストラジオール（E_2），エストリオール（E_3），エステトロールなど］の総称で，主な産生部位は卵巣と胎盤である．最も強い活性をもつのはエストラジオールである．

②女性の二次性徴の発現，子宮内膜の増殖を促進し，妊娠中はプロゲステロンとともに妊娠を継続させる役目をもつ．そのほか，骨代謝や心血管系の機能・調節にも機能する．

2．臨床的意義（表 12-4）

② プロゲステロン

1．生理的意義

①女性ホルモンのプロゲステロン（progesterone，黄体ホルモン）は，卵巣の黄体および妊娠中は胎盤から産生される．

②子宮内膜の肥厚，排卵後の基礎体温の上昇，乳腺を発達させ妊娠を継続させる．

2．臨床的意義（表 12-4）

③ アンドロゲン

1．生理的意義

①アンドロゲン（androgen）は，男性ホルモンの C19 ステロイドホルモンの総称であり，精巣において最も多く生成される．

②テストステロンとデヒドロエピアンドロステロン（DHEA）などがあるが，主な活性物質はテストステロンである.

③テストステロン（testosterone）は，精巣のライディッヒ細胞で産生される．テストステロンの標的組織において，ステロイド骨格の5位の位置が還元されジヒドロテストステロンに変換される.

④アンドロゲンは男性の二次性徴の発現，精子形成に必要である．また，蛋白質合成を促進し，特に骨格筋を発達させる.

2．臨床的意義（表 12-4）

④ ヒト絨毛性ゴナドトロピン（human chorionic gonado-tropin；hCG）

1．生理的意義

・hCG は，妊娠成立後に胎盤の絨毛組織から産生される性腺刺激ホルモンで，卵巣黄体に作用し，プロゲステロンの分泌を促進することで妊娠維持に働く.

2．臨床的意義（表 12-4）

・妊娠の早期診断のマーカーとして広く普及している.

膵臓ホルモン

　膵臓の Langerhans 島 α 細胞からグルカゴン，β 細胞からインスリン，δ 細胞からソマトスタチンが合成・分泌される.

① インスリン

1．生理的意義

①β 細胞で合成されたプロインスリン（A-B-C 鎖）が分泌顆粒内でインスリン（A-B 鎖）と C-ペプチド（C 鎖）に分離され，β 細胞に蓄積されたのち，細胞外へ放出される.

②インスリンは A 鎖，B 鎖の間を 2 カ所のジスルフィド結合（S-S結合），A 鎖に 1 カ所のジスルフィド結合を有する構造をもつ.

③肝での糖新生を抑制し，グリコーゲン合成を促進することにより，血糖値を低下させる．そのほか，蛋白質の合成促進，脂肪細胞では中性脂肪の合成・貯蔵を促進する.

④インスリンの基礎分泌と追加分泌：健常者は，血液中に少量のインスリンが常に分泌されており，これをインスリンの基礎分泌と

表 12-5　膵臓ホルモンの分泌異常と臨床的意義

ホルモン	高値	低値
インスリン	インスリン抵抗性のある 2 型糖尿病 肥満 インスリノーマ（インスリン産生腫瘍） Cushing 症候群 インスリン自己免疫症候群	1 型糖尿病 膵切除後 下垂体機能不全
C-ペプチド	インスリノーマ（インスリン産生腫瘍） インスリン抵抗性のある 2 型糖尿病 肥満 インスリン自己免疫症候群	1 型糖尿病 膵切除後 下垂体機能不全
グルカゴン	グルカゴノーマ（グルカゴン産生腫瘍） 急性膵炎 腎不全 肝硬変 2 型糖尿病	慢性膵炎 膵切除後 下垂体機能不全 グルカゴン欠損症
ソマトスタチン	ソマトスタチン産生腫瘍 褐色細胞腫 甲状腺髄様がん 肺がんなど	

　いう．そのため，食事の摂取に関係なく，血糖値が一定に保たれている．また，食後に血糖値が上昇すると大量のインスリンが分泌され，血糖値を一定に保つように調整されている．これをインスリンの追加分泌という．

2．臨床的意義（表 12-5）

2 C-ペプチド

1．生理的意義

①プロインスリンの分解により，インスリンと C-ペプチドが 1 分子ずつ分離される．

②インスリン投与中では，インスリン測定値が影響を受け，内因性インスリンの正しい評価ができない．このような場合，インスリン抗体の影響を受けない C-ペプチドが内因性インスリンの指標として利用される．

③C-ペプチドでは，インスリンと違い肝臓などで利用されず，インスリンの半減期が 4 分に対して C-ペプチドは 30 分と長いので，膵臓の分泌能を調べるうえで便利である．

④C-ペプチドは尿中に排泄されるため，血中 C-ペプチドのほか，

24 時間蓄尿 C-ペプチドの値もインスリン分泌量の評価に用いられる.

2．臨床的意義（表 12-5）

③ グルカゴン

1．生理的意義
①α 細胞より分泌されるホルモンで，インスリンの拮抗物質である.
②主に肝に作用し，グリコーゲン分解と糖新生を促進して，血糖値上昇をもたらす.

2．臨床的意義（表 12-5）

④ ソマトスタチン

1．生理的意義
①脳の視床下部，膵臓の Langerhans 島 δ 細胞，消化管の内分泌細胞から分泌される.
②その生理作用は成長ホルモン，インスリン，グルカゴン，ガストリンおよびセクレチンの分泌抑制である.

2．臨床的意義（表 12-5）

消化管ホルモン

① ガストリン

1．生理的意義
ガストリン（gastrin）は主に胃前底部の胃粘膜に分布する G 細胞から分泌されるホルモンで，胃酸分泌を刺激するホルモンである.

2．臨床的意義
［高値］　ガストリノーマ※（Zollinger-Ellison 症候群），萎縮性胃炎，悪性貧血，腎不全，酸分泌抑制薬服用時
［低値］　胃切除，逆流性食道炎，胃底腺ポリープ

※ガストリノーマ：膵臓や十二指腸壁に発生するガストリン産生腫瘍で，25～40％は下痢が初発症状で，50％は悪性である.

② セクレチン

1．生理的意義
①セクレチンは小腸粘膜で合成され，膵臓からの重炭酸塩の外分泌を亢進させるホルモンである．
②胃酸が十二指腸に達すると，pH 低下によりセクレチンが分泌される．

2．測定上の注意事項
・食事により高値になるので，空腹時に検体採取を行う．

3．臨床的意義
［高値］　胃・十二指腸潰瘍，Zollinger-Ellison 症候群（胃液分泌増加があるため，pH が低下してセクレチンが増加する）

③ インクレチン

1．生理的意義
①食事をすると小腸の細胞が刺激されて消化器ホルモンが分泌される．そのなかの膵臓の β 細胞を刺激してインスリンの分泌を増加させる働きをもついくつかのホルモンを，総称してインクレチンとよぶ．
②インクレチンには GLP-1（glucagon-like peptide-1）と GIP（glucose-dependent insulinotropic polypeptide）というホルモンがあるが，特に GLP-1 がインスリン分泌を増加させる働きがある．その働きは血糖値に依存しているので，血糖値が 80 mg/dL 以下では起こらない．
③GLP-1 は分泌された後に血液中にある DPP-4（dipeptidyl peptidase-4）によって分解される．
④DPP-4 阻害薬，GLP-1 受容体作動薬が糖尿病治療薬として使われている．

2．臨床的意義
［高値］　胃切除，2 型糖尿病

13　腎臓ホルモン

① レニン

1．生理的意義
- ペプチドホルモンで，アンジオテンシンの生成を刺激して，アルドステロンの分泌を促進する（図12-4）.

2．臨床的意義
- アルドステロンと同時測定して，アルドステロン/レニン活性比で臨床評価する（表12-3）.

② エリスロポエチン

1．生理的意義
- ペプチドホルモンで，骨髄の赤血球生成を誘発する.

2．臨床的意義
　[高値]　悪性高血圧，再生不良性貧血，骨髄異形成症候群，続発性赤血球増加症
　[低値]　腎性貧血，真性赤血球増加症

14　アディポサイトカイン（adipocytokine）

1．生理的意義
　①アディポサイトカインは，脂肪細胞から分泌される生理活性物質である．その生理活性から，善玉アディポサイトカインと悪玉アディポサイトカインに大きく分けられる.
　②善玉アディポサイトカイン
- アディポネクチン：インスリン感受性を上昇させる作用（血糖値を下げる）
- レプチン※：摂食を抑制する作用とエネルギー消費を上昇（肥満にならないように働く）

※レプチン：脂肪の増加に従い放出量が増え，適正な体重を継続できるが，肥満になると，レプチン抵抗性を引き起こし，レプチンが効きづらくなる．PTPRJ（protein tyrosine phosphatase receptor type J）がレプチン受容体の活性化を抑制しているためである.

③悪玉アディポサイトカイン
- アンジオテンシノーゲン：血圧を上昇させる作用
- TNF-α：インスリン抵抗性を増大
- プラスミノーゲンアクチベータインヒビター（PAI-1）：血液凝固作用

15 ナトリウム利尿ペプチド

心臓や血管，体液量の恒常性を維持するために重要な役割を担うペプチドホルモンである．ナトリウム利尿ペプチドには，心房性ナトリウム利尿ペプチド（ANP），脳性ナトリウム利尿ペプチド（BNP），C型ナトリウム利尿ペプチド（CNP）の3種類がある．

1 心房性ナトリウム利尿ペプチド（ANP）

1．生理的意義
①心房で合成し貯蔵されるペプチドホルモンである．
②血管拡張作用のほか，レニン-アンジオテンシン-アルドステロン系の血圧調整機構の抑制，腎臓の保護作用がある．

2．臨床的意義
［高値］うっ血性心不全，慢性腎不全，ネフローゼ症候群，Cushing症候群，甲状腺機能亢進症
［低値］尿崩症，脱水，甲状腺機能低下症，腎透析後

2 脳性ナトリウム利尿ペプチド（BNP）

1．生理的意義
①心筋ストレスにより増加する pro BNP は，蛋白質分解酵素の作用で生理活性を有した状態（BNP）と生理活性をもたない状態（NT-pro BNP）に分解後，血中に放出される．
②BNP の半減期が20分であるのに対して，NT-pro BNP は約2時間と長い．
③血管拡張作用，利尿作用をもち，心室の圧・容量負荷の調整に関与する．

2．臨床的意義（→p.328）
［高値］慢性心不全，腎不全

3 C型ナトリウム利尿ペプチド（CNP）

1. 生理的意義

血管壁の局所因子として平滑筋細胞の増殖に関与する.

2. 臨床的意義

CNPは線維芽細胞の増殖を強力に抑制するため，心臓線維化治療薬として期待されている.

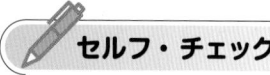

セルフ・チェック

A 次の文章で正しいものに○，誤っているものに×をつけよ.

	○	×
1. ホルモンはその標的細胞の受容体を介してその特異性を発揮する.	□	□
2. 成長ホルモンは下垂体前葉から分泌される.	□	□
3. 副腎から分泌されるホルモンはすべてステロイドホルモンである.	□	□
4. カルシトニンはカルシウム調節に関与する.	□	□
5. レニンは血圧の調整に関与している.	□	□
6. プロインスリンが分解されると，インスリンとC–ペプチドに分離する.	□	□
7. サイロキシン分泌は血清コレステロールを低下させる.	□	□
8. バソプレシンが低下すると尿崩症になり，血清Naが上昇する.	□	□
9. エストラジオールはペプチドホルモンである.	□	□
10. レプチンは動脈硬化を抑制する方向に働く.	□	□

A 1-○，2-○，3-×（副腎皮質はステロイドホルモン，副腎髄質はアミンホルモン），4-○，5-○，6-○，7-○，8-○，9-×（ステロイドホルモン），10-○

B

1. 膵 Langerhans 島から分泌されるのはどれか. **2つ選べ**. 【66P30】
   - □ ① グルカゴン
   - □ ② セクレチン
   - □ ③ エストロゲン
   - □ ④ ソマトスタチン
   - □ ⑤ コレシストキニン

2. 原発性副甲状腺機能亢進症で**認められない**のはどれか. 【66P34】
   - □ ① 病的骨折
   - □ ② 低リン血症
   - □ ③ 高カルシウム血症
   - □ ④ 代謝性アシドーシス
   - □ ⑤ 活性型ビタミン D_3 合成低下

3. グルカゴンによって促進するのはどれか. 【65A40】
   - □ ① 糖新生
   - □ ② 乳酸産生
   - □ ③ 糖の取り込み
   - □ ④ グリコーゲン合成
   - □ ⑤ 遊離脂肪酸の取り込み

4. バゾプレシンが低下するのはどれか. 【65P41】
   - □ ① 脱水症
   - □ ② 肝硬変症
   - □ ③ 腎性尿崩症
   - □ ④ 中枢性尿崩症
   - □ ⑤ ADH 不適合分泌症候群〈SIADH〉

B 1-①と④ (②：十二指腸, ③：卵巣, ⑤：小腸), 2-⑤ (原発性副甲状腺機能亢進症は PTH を過剰に分泌する疾患. ⑤：PTH は活性型ビタミン D_3 の合成を促進する), 3-①, 4-④

5. 低栄養状態で高値を示すのはどれか. 【65P42】
- ☐ ① レプチン
- ☐ ② アルブミン
- ☐ ③ 成長ホルモン
- ☐ ④ コリンエステラーゼ
- ☐ ⑤ 遊離トリヨードサイロニン〈FT$_3$〉

6. 血漿レニン活性が低値を示すのはどれか. 【65P44】
- ☐ ① 脱　水
- ☐ ② Addison 病
- ☐ ③ 利尿薬服用
- ☐ ④ 腎血管性高血圧症
- ☐ ⑤ 原発性アルドステロン症

7. 低血糖によって上昇するホルモンはどれか. 2つ選べ. 【64A43】
- ☐ ① アドレナリン
- ☐ ② インスリン
- ☐ ③ グルカゴン
- ☐ ④ テストステロン
- ☐ ⑤ バソプレッシン

8. 核内レセプターを介して作用するホルモンはどれか. 【64P43】
- ☐ ① インスリン
- ☐ ② ガストリン
- ☐ ③ バソプレッシン
- ☐ ④ ノルアドレナリン
- ☐ ⑤ トリヨードサイロニン〈T$_3$〉

5-③, 6-⑤, 7-①と③ (アドレナリンは交感神経を刺激し, グルカゴンの分泌を増加させる), 8-⑤ (脂溶性ホルモン)

9. 脂溶性ホルモンはどれか. 2つ選べ.【63P43】
- ☐ ① インスリン
- ☐ ② コルチゾール
- ☐ ③ サイロキシン
- ☐ ④ 成長ホルモン
- ☐ ⑤ プロラクチン

10. 心臓から分泌されるホルモンはどれか.【62A41】
- ☐ ① グレリン
- ☐ ② レプチン
- ☐ ③ ガストリン
- ☐ ④ バソプレッシン
- ☐ ⑤ 脳性ナトリウム利尿ペプチド〈BNP〉

11. コレステロールから生合成されないのはどれか.【62P42】
- ☐ ① アドレナリン
- ☐ ② コルチゾール
- ☐ ③ アルドステロン
- ☐ ④ テストステロン
- ☐ ⑤ エストラジオール

13 ビタミン

A ビタミンの種類と性質

 ビタミンの定義

ビタミンとは「微量有機栄養素である.すなわち正常な生理機能を営むために必要不可欠である.その必要量を体内でつくれないので体外から取り入れなければならない有機化合物のうち,必要量が微量なものの総称である」とされている(日本ビタミン学会).

 ビタミンの種類

ビタミンは,水に不溶である脂溶性ビタミンと水に溶ける水溶性ビタミンがある.
①脂溶性ビタミン:A,D,E,K
②水溶性ビタミン:B_1,B_2,B_6,B_{12},ナイアシン,パントテン酸,ビオチン,葉酸,C

 ビタミンの吸収経路

1. 脂溶性ビタミン

脂溶性ビタミンは,食事で摂取される脂質と基本的に同じ吸収経路である.胆汁酸などによって乳化され,混合ミセルとして体内吸収されてからカイロミクロンによってリンパ管で輸送される.

2. 水溶性ビタミン

水溶性ビタミンは,腸で吸収され,門脈に入り肝臓に運ばれる.

B　ビタミンの作用と分類

学習の目標

★各ビタミンの特徴と作用を覚えよう.

- [ ] 脂溶性ビタミン
- [ ] ビタミン A
- [ ] ビタミン D
- [ ] ビタミン E
- [ ] ビタミン K
- [ ] 水溶性ビタミン
- [ ] ビタミン B₁
- [ ] ビタミン B₂
- [ ] ビタミン B₆
- [ ] ビタミン B₁₂
- [ ] ナイアシン
- [ ] パントテン酸
- [ ] ビオチン
- [ ] 葉酸
- [ ] ビタミン C

1 脂溶性ビタミン

1 ビタミン A

ビタミン A とは,レチノール,レチナール,レチノイン酸の総称である.

1．代謝

①ビタミン A は,動物性食品からは主にレチニル(脂肪酸)エステルとして,植物性食品からプロビタミン A であるカロテノイドとして摂取される.

②レチニル脂肪酸エステルは,小腸上皮細胞の刷子縁膜に局在するレチニルエステル加水分解酵素によりレチノールとなって細胞内に取り込まれる.

③βカロチン(カロテノイドの一種)は,小腸吸収上皮細胞内の開裂酵素によって 2 分子のレチナール,次いでレチノールに変換される.

2．生理的意義

①レチノールは血中のビタミン A の 90％を占め,レチノール結合蛋白(RBP)と結合し,さらにトランスサイレチンと複合体を形成し循環している.

②レチノールは酸化されてレチナールとなり，さらにオプシンと結合してロドプシンを形成し，光受容器細胞の色素となる．

③レチナールはさらに酸化され，レチノイン酸となり，成長，生殖，感染予防，上皮細胞の正常化などの作用がある．

3．主な作用

①網膜中のロドプシンの形成（視覚サイクル）．

②皮膚粘膜・表皮細胞の分化．

③成長促進．

2 ビタミン D

ビタミン D は，植物性食品由来のエルゴカルシフェロール（ビタミン D_2），動物性食品由来のコレカルシフェロール（ビタミン D_3）のほか，ヒトの皮膚に存在するプロビタミン D_3（7-デヒドロコレステロール，プロカルシフェロール）から紫外線照射によってビタミン D_3 が生成される．ビタミンは体内でつくられない微量栄養素とされているが，ビタミン D は食品摂取のほか，体内で 80％ も合成され，また細胞の核内受容体への結合や遺伝子発現を介してその作用を発揮するため，ビタミン D はホルモンであるという考えがある．

1．代謝

①ビタミン D_3 は肝臓で水酸化され，25-ヒドロキシビタミン D となり，さらに腎臓で水酸化され，1α,25-ジヒドロキシビタミン D（活性型）となる．

②肝臓で 25-ヒドロキシビタミン D となり，肝臓や脂肪組織に備蓄され，血中濃度に応じて放出し，安定的な供給をサポートする．

2．主な作用

①骨における Ca・リンの代謝に関与．

②小腸からの Ca 吸収．

③腎における Ca 再吸収．

④骨芽細胞の産生に関与．

3 ビタミン E

ビタミン E は，4 種のトコフェロールと 4 種のトコトリエノールの計 8 種類の化合物の総称である．トコフェロールには α，β，γ，δ の 4 種類があるが，α-トコフェロール（海藻類，緑葉植物に広く分布）が最も生物活性が高く，ビタミン E の約 90％ を占める．

1．代謝

①ビタミン E は，脂質とともに腸管からリンパ管を経由して体内に吸収される．

②細胞膜，生体膜，リポ蛋白中の多価不飽和脂肪酸の酸化防止作用があり，抗酸化ビタミンとよばれる．

2．主な作用

①リポ蛋白の多価不飽和脂肪酸の過酸化物生成阻害．

②細胞膜，生体膜の抗酸化．

③赤血球・血小板を活性酸素から保護する．

④細胞の酸化を防ぐため，老化防止にも効果がある．

④ ビタミン K

ビタミン K には，植物性食品由来の K_1（フィロキノン），動物性食品・発酵食品由来の K_2（メナキノン）がある．メナキノンには何種類かの同族体が存在するが，代表的なものは主に微生物がつくるメナキノン-4，納豆に含まれるメナキノン-7 である．ワルファリン（抗凝固剤）は，血液凝固因子生成の際のビタミン K の作用を阻害する．

1．代謝

①ビタミン K は肝臓にて活性型となり，骨芽細胞の遺伝子発現を調整する．カルボキシラーゼの補酵素として，血液凝固蛋白やオステオカルシンに働く．

2．主な作用

①凝固因子（第 II，VII，IX，X 因子），血液凝固阻止因子（プロテイン C，S）の生合成．

②オステオカルシンの生合成．

 水溶性ビタミン

① ビタミン B_1（チアミン）

ビタミン B_1 は化学名をチアミンといい，天然には遊離型と 3 種類のリン酸エステル（チアミン 1 リン酸，チアミン 2 リン酸，チアミン 3 リン酸）として存在している．

1．代謝

①食物中のチアミンは小腸で吸収され，細胞膜トランスポーターを

介して細胞内へ，ミトコンドリアトランスポーターを介してミト
コンドリア内へ輸送される．

②チアミン2リン酸はαケト酸脱水素酵素，ピルビン酸カルボキシ
ラーゼ，トランスケトラーゼの補酵素となる．

③チアミン3リン酸は脳細胞の神経伝達に関与する．

④遊離チアミン，チアミン1リン酸は生理的作用を有さない．

2．主な作用

①エネルギー代謝に関わる酵素の補酵素として作用する．

②神経伝達に関与する．

② ビタミン B_2（リボフラビン）

ビタミン B_2 の化学名はリボフラビンである．リボフラビンにリン
酸が1つ結合したフラビンモノヌクレオチド（FMN）のほか，FMN
に AMP が結合したフラビンアデニンジヌクレオチド（FAD）がある．

1．代謝

①食物中のフラビンは蛋白質と結合しているが胃酸で遊離型とな
り，小腸でリボフラビンとなり吸収される．その後フラボキナー
ゼにより FMN へ，ピロホスホリラーゼにより FAD となり活性型
となる．

②フラビン酵素の補酵素として酸化還元反応を触媒する．脂質の過
酸化に関与するグルタチオンレダクターゼの補酵素となる．

2．主な作用

①発育や皮膚，角膜などの組織の機能を維持．

②主要代謝酵素として作用する（脂肪酸の分解，胆汁酸の代謝，不
飽和脂肪酸の生成など）．

③ ビタミン B_6

ビタミン B_6 活性をもつ化合物には，ピリドキシン，ピリドキサル，
ピリドキサミンの3種類がある．

1．代謝

・細胞内ではリン酸エステル型（ピリドキシンリン酸，ピリドキサ
ルリン酸，ピリドキサミンリン酸）が活性型である．小腸でアル
カリホスファターゼによって脱リン酸化され吸収されるが，肝臓
にて再びリン酸化され，活性型となる．

2．主な作用

①アミノ酸のアミノ基転移反応や脱炭酸反応などに関与．
②免疫機能の正常な働きの維持．
③皮膚の抵抗力の増進．
④赤血球のヘモグロビンの合成．
⑤神経伝達物質の合成．

④ ビタミン B_{12}

　ビタミン B_{12} はコバルトを含む化合物で，メチルコバラミン，アデノシルコバラミン，ヒドロキシコバラミン，シアノコバラミンがある．

1．代謝

・ビタミン B_{12} は胃底腺の壁細胞から分泌される内因子と結合し，回腸で吸収される．さらにデオキシアデノシル化されてデオキシアデノシルコバラミンとなり，またはメチル化されてメチルコバラミンとなり，それぞれメチルマロニル CoA 異性化酵素，メチオニン合成酵素の補酵素となる．

2．主な作用

①細胞核の DNA 合成に関与．
②アミノ酸や脂肪酸の代謝．
③抗悪性貧血因子

⑤ ナイアシン（ビタミン B_3）

　ナイアシンは，ニコチン酸，ニコチン酸アミドの総称で，ビタミン B_3 ともいう．
　ナイアシンはトリプトファンからも生合成される．

1．代謝

①食物中ではナイアシンはピリジンヌクレオシド（NAD, NADP）の形で存在している．
②調理，加工することにより分解され，動物性食品ではニコチンアミド，植物性食品ではニコチン酸となる．
③ニコチンアミド，ニコチン酸は体内でピリジンヌクレオチドに生合成される．

2．主な作用

①脱水素酵素の補酵素として，糖質・脂質・蛋白質の代謝，エネルギー産生に関与．

②脂肪酸やステロイドホルモンの生合成.

6 パントテン酸（ビタミン B$_5$）

　パントテン酸はビタミン B$_5$ ともよばれ，コエンザイム A，アシルCoA，アシルキャリアー蛋白，4'-ホスホパンテテインの形で細胞内に存在する.

　パントテン酸は CoA（補酵素 A）の構成成分である.

1．代謝
・食物中の CoA は消化されパントテン酸となり小腸で吸収され，肝臓で再びリン酸化され CoA となる.

2．主な作用
①CoA はアセチル基，アシル基の転移反応に関与し，糖代謝，脂質代謝（β 酸化）関連酵素の補酵素となる.
②食品中に広く分布し，欠乏症はまれである.

7 ビオチン（ビタミン B$_7$，ビタミン H）

　ビオチンは，ビタミン B$_7$，ビタミン H ともよばれるビタミンである.

1．代謝
・ビオチンは生体内では蛋白質と結合しているが，消化の過程でビオチンが遊離し，主に空腸から吸収される.

2．主な作用
①ピルビン酸，プロピオニル CoA，アセチル CoA などの基質の炭素転移反応を行うカルボキシラーゼの補酵素.
②皮膚や粘膜の維持.爪や髪の維持.

8 葉酸

　葉酸はビタミン M，ビタミン B$_9$，プテロイルグルタミン酸ともよばれる.ビタミン B$_{12}$ とともに赤血球をつくるので，造血のビタミンともいわれる.

1．代謝
　食品中では葉酸のほとんどがポリグルタミン酸型として存在しており，調整，消化の過程でモノグルタミン酸型に変換され，小腸から吸収される.細胞内で再びポリグルタミン酸型となり，補酵素として機能する.

2．主な作用
①アミノ酸・蛋白質の代謝に関与.
②核酸の生合成を促進.
③葉酸は細胞分裂や成熟に関与しているため, 胎児にとって重要な
　栄養成分である. 妊婦が葉酸を十分摂取することにより, 神経管
　閉鎖障害（無脳症や二分脊椎症）の発症リスクを軽減できるとい
　われている※.

※日本先天異常学会は, 妊娠を計画している女性または妊娠中と考え
　られる女性が, 妊娠前4週〜妊娠12週の期間に毎日葉酸を400 μg
　を摂取すると胎児に神経管閉塞障害が起きるリスクが低下するとし
　た. これらの女性に葉酸サプリメントの摂取を推奨している.

⑨ ビタミンC

　ビタミンCの化学名はアスコルビン酸で, 生体内では還元型のL-
アスコルビン酸または酸化型のL-デヒドロアスコルビン酸の形で存
在している.

1．代謝
・アスコルビン酸はNa依存性アスコルビン酸トランスポーターを,
　デヒドロアスコルビン酸はグルコーストランスポーターを介して
　吸収される. デヒドロアスコルビン酸は細胞内でアスコルビン酸
　に還元される.

2．主な作用
①ビタミンCは抗酸化物質として機能するため, がんや動脈硬化の
　予防, 老化防止に注目されているビタミンである.
②鉄の吸収・貯蔵.
③コラーゲンの合成：小胞体膜に結合したリボソームから合成され
　たコラーゲンは, ポリペプチド鎖が3本で三重構造をとってい
　る. プロコラーゲンに含まれるプロリン, リシンを水酸化する酵
　素を助ける働きをビタミンCが行う. プロリン, リシンが水酸化
　されることによって, 3本のコラーゲン線維が重合した三重らせ
　ん構造ができる.
④感染による抵抗性の増加.
⑤細胞呼吸に関する酸化・還元反応.

C ビタミンの過剰症と欠乏症

　ビタミンの過剰症と欠乏症を**表 13-1** にまとめる. 脂溶性ビタミンでは過剰症と欠乏症が,水溶性ビタミンでは欠乏症が問題となる.

表 13-1　ビタミンの過剰症・欠乏症

		過剰症	欠乏症
脂溶性	ビタミン A	胎児の催奇形(妊娠初期の過剰摂取)食欲不振,嘔吐,めまい	夜盲症,暗順応低下,結膜乾燥症,成長停止,生殖不能,感染症に対する抵抗性低下
	ビタミン D	高 Ca 血症:多尿,食欲不振,嘔吐(重度で石灰化や腎機能低下)	くる病,骨軟化症,骨粗鬆症,低 Ca 血症によるテタニー症状
	ビタミン E	高脂血症	溶血性貧血,無 β リポ蛋白血症
	ビタミン K	なし	出血傾向,新生児メレナ
水溶性	ビタミン B$_1$	なし	脚気,Wernicke 脳症,高ピルビン酸血症
	ビタミン B$_2$	なし	口唇炎,口角炎,口内炎,皮膚症状
	ビタミン B$_6$	なし	口唇炎,口角炎,口内炎,神経炎,脂肪肝,高コレステロール血症
	ビタミン B$_{12}$	なし	悪性貧血,巨赤芽球性貧血
	ナイアシン	なし	ペラグラ,カルチノイド症候群
	パントテン酸	なし	貧血,疲労,神経障害
	ビオチン	なし	皮膚炎,卵白障害
	葉酸	なし	神経管閉鎖不全,二分脊椎症,巨赤芽球性貧血
	ビタミン C	なし	壊血病,小児壊血病(Möller-Barlow 病),出血傾向

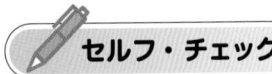

A 次の文章で正しいものに○，誤っているものに×をつけよ．

<table>
<tr><td></td><td>○</td><td>×</td></tr>
</table>

1. レチノール結合蛋白が低下するとビタミンA濃度は
   増加する． □ □
2. 活性型ビタミンDは副甲状腺ホルモンにより合成が
   阻害される． □ □
3. ビタミンEは抗酸化ビタミンともよばれる． □ □
4. ビタミンKはオステオカルシンの活性化を介して
   骨形成を調整する． □ □
5. ビタミンB$_{12}$は体内で合成されない． □ □
6. ビタミンB$_{12}$の吸収には胃の壁細胞から分泌される
   内因子が必要である． □ □
7. ビタミンCはカルシウムの吸収に関与する． □ □
8. パントテン酸はCoAの構成成分である． □ □
9. レチノールの欠乏症は夜盲症である． □ □
10. コバラミンの欠乏症は壊血病である． □ □

A 1-× (減少)，2-× (合成が亢進する)，3-○，4-○，5-○，6-○，7-× (鉄の吸収に関与)，8-○，9-○，10-× (悪性貧血)

B

1. アミノトランスフェラーゼのホロ化に必要なのはどれか.
【66P37】
   - □ ① コバラミン
   - □ ② ピリドキシン
   - □ ③ リボフラビン
   - □ ④ トコフェロール
   - □ ⑤ ニコチンアミド

2. ビタミンの欠乏と疾患の組合せで正しいのはどれか.
【66P42】
   - □ ① ビタミンA欠乏症——くる病
   - □ ② ビタミンB₁欠乏症——悪性貧血
   - □ ③ ビタミンB₁₂欠乏症——Wernicke脳症
   - □ ④ ビタミンD欠乏症——夜盲症
   - □ ⑤ ビタミンK欠乏症——新生児メレナ

3. 水溶性ビタミンはどれか.【65P38】
   - □ ① カルシフェロール
   - □ ② トコフェロール
   - □ ③ メナキノン
   - □ ④ リボフラビン
   - □ ⑤ レチノール

4. ビタミンとその欠乏症との組合せで正しいのはどれか.
【63P31】
   - □ ① ビタミンA———皮膚炎
   - □ ② ビタミンB₁———ペラグラ
   - □ ③ ビタミンB₁₂———夜盲症
   - □ ④ ビタミンC———脚　気
   - □ ⑤ ビタミンD———骨粗鬆症

B 1-②(AST, ALTには活性型酵素のホロ型と不活性型酵素のアポ型があり,
アポ型をホロ化するのにビタミンB₆が必要),2-⑤(③:Wernicke脳症はビタ
ミンB₁欠乏により起こる.ビタミンB₁欠乏症はアルコール依存症の人に多い.
⑤:メレナとは「消化管出血」という意味),3-④,4-⑤

5. ビタミンとその化学名の組合せで**誤っている**のはどれか.
【61P42】

  □ ① ビタミン A————————レチノール
  □ ② ビタミン B_2————————リボフラビン
  □ ③ ビタミン B_{12}————コバラミン
  □ ④ ビタミン C————————アスコルビン酸
  □ ⑤ ビタミン E————————ニコチン酸

6. ビタミンについて正しいのはどれか.【60P43】

  □ ① ビタミン D_3は破骨作用を有する.
  □ ② ビタミン B_{12}は分子中に Mn を含む.
  □ ③ ニコチン酸は NAD の構成成分である.
  □ ④ トコフェロールは水溶性ビタミンである.
  □ ⑤ β-カロチンはビタミン E の前駆物質である.

5-⑤, 6-③

14　疾患マーカー

A　肺疾患

　肺は呼吸をするための器官で, 呼吸によって空気から酸素を体内に取り入れ, 体内から二酸化炭素を取り出して吐き出す役割を担っている.

KL-6

①KL-6（シアル化糖鎖抗原 KL-6, sialylated carbohydrate antigen KL-6）はムチンの一種であるシアル酸糖鎖抗原の一つである.

②Ⅱ型肺細胞上皮, 呼吸細気管支上皮細胞, 気管支腺漿液細胞などに発現する.

③間質性肺炎では増殖したⅡ型肺細胞上皮に強く発現することから血中濃度も増加する.

④間質性肺炎の活動性や線維化の指標として注目されている.

1．分析法

ECLIA 法, CLEIA 法, ラテックス凝集比濁法など

2．基準範囲

500 U/mL 以下

3．臨床的意義

①間質性肺炎の活動性や線維化の指標
②間質性肺炎と非間質性肺炎との鑑別

アンジオテンシン変換酵素（ACE）

①アンジオテンシン変換酵素（angiotensin converting enzyme；

　　ACE）はアンジオテンシン I を生理活性のあるアンジオテンシン
　　II に変換する酵素である.
②レニン-アンジオテンシン-アルドステロン系による血圧の調整に
　関与する（→p.297，**図 12-4**）.
③ACE 活性と血圧には直接関連はないが，降圧剤として ACE 阻害
　薬やアンジオテンシン II 受容体拮抗薬が用いられる.

1．分析法

　笠原法（p-ヒドロキシ馬尿酸-L-ヒスチジン-L-ロイシンを基質とす
る方法）

2．基準範囲

　8.3～21.4 U/L

3．測定上の注意

①ACE は活性中心に Zn^{2+} を含むため，EDTA やクエン酸を用いた
　血漿では測定できない.
②ACE 阻害薬服用者では低活性となる.

4．臨床的意義

［高値］サルコイドーシス，Gaucher 病，非定型抗酸菌などの呼吸
器疾患，活動期の慢性肝炎，腎不全，糖尿病性網膜症など
［低値］肺気腫

B　感染症

学習の目標

★感染症マーカーを覚えよう.
□ 感染症　　　　　　　　　　□ プレセプシン
□ (1→3) β-D-グルカン　　　□ エンドトキシン
□ プロカルシトニン

　環境に存在する病原性の微生物がヒト体内に侵入して諸症状を引き
起こすのが感染症である.

（1→3）β-D-グルカン

①真菌細胞壁を特徴づける主要な細胞膜成分である.
②深在性真菌症の迅速診断, 治療法の選択および効果の判定に用いられる.

1. 測定法

①カブトガニの血球から抽出されたG因子が特異的に反応することを応用して測定.
②発色合成基質法, 比濁時間分析法があり, キット化されている.

2. 基準範囲

20 pg/mL 以下（発色合成基質法）
11 pg/mL 以下（比濁時間分析法）

3. 臨床的意義

［高値］深在性真菌症

プロカルシトニン

①肺腺がんの腫瘍マーカーとして開発されたが, 敗血症関連蛋白として用いられている.
②カルシトニンの前駆体であり, 通常血中に分泌されないが, 細菌感染時には全身の臓器で分泌され, 安定したまま血中に存在するので細菌性敗血症の早期マーカーとして用いられる.
③ウイルス性感染症や真菌感染症では増加しにくい.

1. 測定法

ECLIA 法

2. 基準範囲

0.05 ng/mL 以下

3. 臨床的意義

［高値］細菌性敗血症

プレセプシン

　プレセプシンは, 白血球やマクロファージの細胞表面受容体であるCD14 の N 末端断片で, 分子量約 13 kDa の低分子蛋白である.

1．測定法
CLEIA 法

2．参考基準範囲
314 pg/mL 未満

3．細菌性敗血症診断のカットオフ値
500 pg/mL

4．臨床的意義
　プレセプシンは，従来の敗血症マーカー（プロカルシトニンや CRP）に比べ，外科手術や大きな外傷などの影響を受けにくいこと，そして重症度をより高精度で反映することなどから，細菌性敗血症の早期診断に寄与するバイオマーカーとして注目されている．

　［高値］細菌性敗血症

4 エンドトキシン

①エンドトキシンはグラム陰性菌の細胞壁の外膜に存在する毒素である．

②エンドトキシンを産生できるグラム陰性菌の代表的なものは大腸菌，サルモネラ菌，緑膿菌などである．

1．測定法
比濁時間分析法

2．基準範囲
5 pg/mL 以下（比濁時間分析法）

3．臨床的意義
　［高値］グラム陰性桿菌感染症，敗血症，菌血症

C 心疾患

　心疾患は日本での死因の第2位であるが［第1位は悪性新生物（がん）］，1つの臓器として考えると心臓病の死亡数が第1位である.

1 脳性ナトリウム利尿ペプチド（BNP）・脳性ナトリウム利尿ペプチド前駆体 N 端フラグメント（NT-proBNP）

①脳性ナトリウム利尿ペプチド（brain natriuretic peptide；BNP）は，心室から分泌されるホルモンで，水・Na^+の再吸収抑制作用（利尿作用），血管拡張作用やレニン・アルドステロン分泌抑制作用などがある.

②心不全患者ではその重症度に応じて上昇することから，心不全の病態把握に用いられる.

③同じ BNP 遺伝子からは，転写・翻訳後，BNP 前駆体（proBNP [1-108]）が生成され，その後生理的に非活性の NT-proBNP（proBNP の N 端から 76 個のアミノ酸 [1-76]）と生理活性を有する BNP（残りの 32 個のアミノ酸 [77-108]）に切断される. つまり，BNP と NT-proBNP は心筋から等モルで分泌される（**図14-1**）.

1. 分析法

①BNP：CLEIA 法（血漿）

分解を阻止するため EDTA と蛋白質分解酵素阻害剤により採血

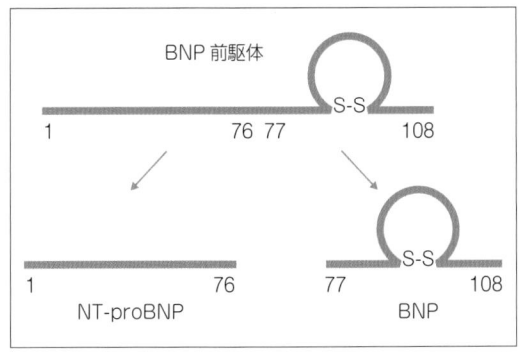

図 14-1 BNP と NT-ProBNP 構造の模式図
（日本心不全学会：BNP に関する学会ステートメント. http://www.
asas.or.jp/jhfs/topics/bnp201300403.html）

後，低温で血漿分離する.
②NT-proBNP：CLEIA 法（血漿・血清）

2．基準範囲

BNP：18.4 pg/mL 未満

NT-proBNP：55 pg/mL 未満（23～48 歳）. 中年期以降は性差あり
（男性＜女性）.

3．心不全除外診断のカットオフ値

BNP：40 pg/mL 未満

NT-proBNP：125 pg/mL 未満

4．測定上の注意

BNP は採血後分解するため，採血後も安定で血清で測定できる NT-
proBNP 測定が注目されている.

5．臨床的意義

［高値］心不全（機能評価法として重要），急性心筋梗塞，狭心症，
心肥大，高血圧症，腎不全

 ## トロポニン

①トロポニンとは心筋線維を構成する収縮蛋白で，トロポニン T，
I，C があり，臨床的に測定されるのは T と I である.
②血液中への漏出は，心筋がダメージを受けていることを意味する.
③心筋損傷後 12～18 時間でピークとなり，正常に戻るまで 1～2 週

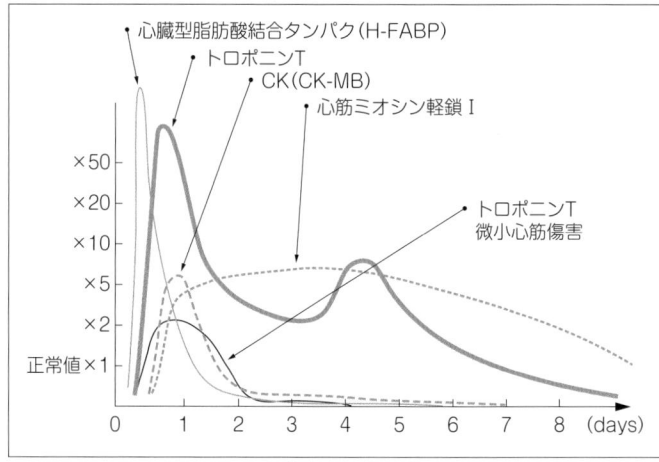

図 14-2　血液生化学的心筋マーカー

（日本臨床検査医学会ガイドライン作成委員会（編）：臨床検査のガイドライン　JSLM2015
検査値アプローチ／症候／疾患．日本臨床検査医学会，2015，p.271）

間かかるため，発症後数日経過しても検出可能（**図 14-2**）．

④トロポニン T とトロポニン I の診断的有用性はほぼ同じと考えて
よい．

1．測定法

ECLIA 法（血清トロポニン T）

2．基準範囲

0.014 ng/mL 以下（血清トロポニン T）

3．急性心筋梗塞診断のカットオフ値

0.100 ng/mL（血清トロポニン T）

4．臨床的意義

［高値］急性心筋梗塞，心筋炎，狭心症など

 ヒト心臓由来脂肪酸結合蛋白（H-FABP）

①脂肪酸結合蛋白（FABP）は細胞質に存在し，脂肪酸の運搬に関わ
る低分子蛋白．

②ヒト心臓由来脂肪酸結合蛋白（heart-type fatty acid-binding pro-
tein；H-FABP）は心筋細胞の細胞壁に存在する低分子可溶性蛋白

で，心筋梗塞発症の早期から増加し，発症後 5〜10 時間でピークに達し，24〜48 時間で基準範囲に戻る（図 14-2）.

③ミオグロビンよりも心筋特異性が高い.

1．分析法

①ラテックス凝集比濁法

②免疫クロマトグラフィ法：検体には全血を使用し，150 μL 滴下するだけで，判定までの時間は 15 分と，短時間で容易に判定が可能. 急性心筋梗塞診断に必要なH-FABPのカットオフ値が6.2 ng/mL なので，6.2 ng/mL 以上で陽性を示すように設計されている.

2．基準範囲

5.0 ng/mL 未満

3．急性心筋梗塞診断のカットオフ値

6.2 ng/mL

4．臨床的意義

［高値］急性心筋梗塞（発症後 2 時間以内の診断に優れている）

舌下錠・ニトログリセリン

　ニトログリセリンは，狭心症の発作の治療および予防薬として用いられている. 胸痛時にただちにニトログリセリン（舌下錠）1 錠を舌の下に入れて溶かすと，1〜2 分程度で効果は得られる. 舌下の静脈からニトログリセリンが吸収された後，肝臓を経由することなく直接循環血液中へ移行するので，速やかな効果が得られる. ニトログリセリンが加水分解して生じた硝酸は，さらに還元されて一酸化窒素（NO）となり，これが血管拡張を行うのである.

　ニトログリセリンは爆薬である. すでに 1800 年頃，爆発力の強大な薬品としてニトログリセリンがつくられていたが，それを安全に利用する方法はまだ開発されていなかった. 当時アルフレット・ノーベルは父の火薬工場で働いており，ニトログリセリンとケイ藻土の混合比を 3：1 にすれば，持ち運びでき，火をつけなければ爆発せず，また爆発力は変わらないことを見出し，ダイナマイトと名づけて売り出した.

　爆薬であるニトログリセリンに冠状動脈拡張作用のあることを見出したのは，やはり火薬工場での出来事である. ヨーロッパの火薬工場で，狭心症を患う従業員は自宅では発作が起きるが，工場では起こらないというエピソードに注目した医師が研究したことにより発見されたといわれている.

D　腎疾患

::: 学習の目標 :::

★腎疾患マーカーを覚えよう.
- ☐ 腎疾患
- ☐ シスタチン C
- ☐ 尿中 L 型脂肪酸結合蛋白 （L-FABP）
- ☐ N-アセチルグルコサミニダーゼ（NAG）
- ☐ α_1-ミクログロブリン （α_1-m）
- ☐ β_2-ミクログロブリン （β_2-m）

シスタチン C

① 全身の細胞から産生分泌される分子量 1.3 万の低分子蛋白であり，糸球体で濾過され，ほとんどが近位尿細管で再吸収され異化されるため血中には戻らない.

② 血中からの排出は糸球体による濾過のみなので，糸球体濾過量の指標となる.

シスタチン C を用いた糸球体濾過量の評価法

『CKD 診療ガイド 2012』（日本腎臓学会編）において，血清シスタチン C を用いた糸球体濾過推算式（eGFRcys）が記載された. 血清シスタチン C 値は筋肉量や食事，運動の影響を受けにくいため，従来の血清クレアチニンを用いた糸球体濾過量推算式（p.349）では評価が困難な場合（るいそうまたは下肢切断者などの筋肉量の少ない場合）に有用である.

さらに近年，これまでは適用外であった 18 歳未満の日本人小児においても，新たに血清シスタチン C に基づく eGFRcys が公表されている.

■eGFRcys の算出方法（認証標準物質 ERM-DA471 に基づく測定値を使用した場合にのみ適用可）

成人（18 歳以上）の場合

男性　eGFRcys（mL/分/1.73m²）
　　　＝（104×Cys-C$^{-1.019}$×0.996^{Age}）−8

女性　eGFRcys（mL/分/1.73m²）
　　　＝（104 × Cys-C$^{-1.019}$×0.996^{Age}×0.929）−8

1．分析法
ネフェロメトリー法，ラテックス凝集比濁法

2．基準範囲
0.53〜0.95 mg/L（ネフェロメトリー法）

0.59〜1.03 mg/L（ラテックス凝集比濁法）

3．臨床的意義
［高値］腎機能低下，腎不全，糸球体腎炎，腎硬化症

2 尿中L型脂肪酸結合蛋白（L-FABP）

①肝および腎の近位尿細管に特異的に発現する脂肪酸結合蛋白．

②L型脂肪酸結合蛋白（liver-type fatty acid-binding protein；L-FABP）は腎で再吸収されるため，通常尿中には排泄されないが，腎機能低下により再吸収されなくなると尿中に排泄される．

1．分析法
ELISA法

2．基準範囲
尿　8.4 μg/g・Cre 以下

3．臨床的意義
腎疾患（尿細管機能障害）の早期診断．予後判定にも有用である．

［高値］尿細管機能障害

3 N-アセチルグルコサミニダーゼ（NAG）

①N-アセチルグルコサミニダーゼ（N-acetyl-β-D-glucosaminidase；NAG）は，細胞内のライソソーム中に含まれる糖蛋白分解酵素の1種である．

②腎の近位尿細管に多く含まれている．

1．分析法
酵素法（6-メチル-2-ピリジル-N-アセチル-1-チオ-β-D-グルコサミニド法）

2．測定上の注意
前立腺液中のNAG濃度はきわめて高値であり，尿中NAG濃度に大きく影響するため，成人男性では早朝尿での精液混入や前立腺炎時の採尿に注意する．

3．基準範囲

尿　0.3〜11.5 U/L
　　 1.6〜15.0 U/g・Cre

［変動要因］

尿中 NAG 活性は朝高く，日中から夜間にかけて低くなる傾向がある．

4．臨床的意義

①NAG は腎尿細管や糸球体障害で尿中に出現し，とくに尿細管障害の程度の軽い時期から尿中に逸脱するといわれているため，腎病変の早期発見に有用である．

②腎移植後の経過観察や上部尿路感染の指標としても用いられる．

［高値］ネフローゼ症候群，急性腎不全，糸球体腎炎，糖尿病性腎症，薬物による腎障害（アミノグリコシド系抗菌薬，抗てんかん薬，腎毒性抗癌剤，NSAIDs など）

α_1-ミクログロブリン（α_1-m），β_2-ミクログロブリン（β_2-m）

① α_1-ミクログロブリン（α_1-m）

①約 20％の糖を含む分子量 30,000 の蛋白質である．

②肝臓から産生分泌された α_1-m の 50％は単量体 IgA と 1：1 モル比で共有結合している．

③α_1-m は腎糸球体基底膜で濾過され，近位尿細管より再吸収・異化されるので，正常ではほとんど尿中には排泄されない．

④血清 α_1-m は腎糸球体濾過能，肝機能の評価としても利用され，尿 α_1-m は尿細管障害のマーカーとして利用される．

1．分析法

ラテックス凝集免疫法

2．測定上の注意

α_1-m は尿中での安定性が高く，酸性尿においても測定値の低下がほとんどみられない．

3．基準範囲

血清　男性：12.5〜25.5 mg/L
　　　女性：11.0〜19.0 mg/L

尿　　男性：1.0〜15.5 mg/L
　　　　女性：0.5〜9.5 mg/L

4．臨床的意義

①α_1-m は，肝機能の高度低下により血中濃度が低下してくる．

②IgA が顕著に増加を示す多発性骨髄腫や多クローン性に増加する種々の疾患では増加を示す．

[血清で高値] 急性・慢性糸球体腎炎，ネフローゼ症候群，慢性腎不全，IgA 増加症，IgA 型多発性骨髄腫

[尿で高値] 糸球体腎炎，腎尿細管障害（カドミウム中毒，有機水銀中毒，移植腎，Fanconi 症候群），慢性腎不全

[血清・尿で低値] 劇症肝炎，肝硬変症，肝切除

2 β₂-ミクログロブリン（β_2-m）

①β_2-m は分子量約 1.2 kDa の低分子蛋白質で，糖鎖を含まない一本鎖ポリペプチドである．

②あらゆる細胞で産生されるが，血中の β_2-m は主としてリンパ系組織に由来する．

③通常，β_2-m は腎糸球体基底膜を容易に通過し，近位尿細管において大部分が再吸収され分解されるので，健常者ではごくわずかしか尿中に排泄されない．

④血清 β_2-m は腎糸球体濾過能，尿中 β_2-m は尿細管障害のマーカーとして利用される．

1．分析法

ラテックス凝集比濁法

2．測定上の注意

β_2-m は酸性尿での分解速度が速いので，尿の測定に関しては pH が 6.0 以上であること．

3．基準範囲

血清　0.9〜2.0 mg／L

尿　　1 日排泄量：40〜150 μg／日

　　　随時尿：150 μg/L 以下

4．臨床的意義

①尿細管に再吸収障害があると β_2-m が尿中に多量に排泄され，血中濃度が低下する．一方，腎糸球体濾過量が低下すると血中の β_2-m 濃度が上昇するため，両疾患の鑑別が可能である．

②尿中 β_2-m の評価は，血中濃度の増加の有無と，尿細管吸収能を総合的に評価する必要がある．

[血清で高値] 慢性腎炎，ネフローゼ症候群，血液透析

[尿で高値] 急性の尿細管障害，慢性の間質性腎炎，重金属中毒症，Fanconi 症候群，Wilson 病

[血清・尿で高値] 血球貪食症候群，悪性腫瘍，炎症性疾患：これらの細胞から過剰産生され，血清濃度が上昇し，腎の許容量を超えた場合は尿中濃度も上昇する．

E その他

1 アデノシンデアミナーゼ（ADA）

①アデノシンデアミナーゼ（adenosine deaminase；ADA）はプリン体代謝経路に関与する酵素であり，リンパ球が多く存在する胸腺，リンパ節，脾，肝，肺などに存在する．

②ADA には各種細胞・組織に存在する ADA1 と T リンパ球由来の ADA2 がある．

1．分析法

アデノシンを ADA によって加水分解し生じたアンモニアを測定する方法とイノシンを測定する酵素法がある．

2．基準範囲

血清　4.8〜23.1 U/L

3．測定上の注意事項

赤血球中には血清の 20 倍の ADA が含まれているため，溶血では正誤差となる．

4．臨床的意義

①急性肝炎で ADA1 による高値となる．回復期には ADA2 が主体となる．

②慢性肝炎，肝硬変，肝がんでは進行に伴い，ADA2 が上昇する.

③結核性胸膜炎では胸水中 ADA が上昇し，細菌性胸膜炎との鑑別に用いられる.

2　アルドラーゼ（ALD）

①アルドラーゼ（aldolase；ALD）はすべての細胞に存在する酵素であるが，骨格筋，心筋に多く含まれる A 型，肝，腎に多く含まれる B 型，脳，神経系に多く含まれる C 型がある.

②A 型，C 型は嫌気的解糖系に関与するが，B 型は糖新生にも関与する酵素である.

1．分析法

フルクトース–1,6–ビスリン酸を基質とする酵素法（A 型が高活性を示す測定条件となっており，筋疾患を検出することを目的としている）

2．基準範囲

2〜8 U/L

3．測定上の注意事項

溶血で高値となる.

4．臨床的意義

ALD は細胞・組織の崩壊時に血中に逸脱する．半減期が 4 時間と短いため，細胞の崩壊を鋭敏に反映する.

［高値］急性心筋梗塞（発症後 24〜48 時間でピークを示し，約 5 日で正常になる），心筋炎，Duchenne 型筋ジストロフィ，多発性筋炎，肝細胞がんなどの悪性腫瘍，溶血性貧血など

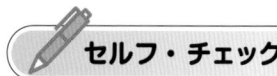

セルフ・チェック

A 次の文章で正しいものに○, 誤っているものに×をつけよ.

	○	×
1. KL-6 は間質性肺炎のマーカーとして用いられる.	□	□
2. サルコイドーシスでは血中 ACE が上昇する.	□	□
3. エンドトキシンはグラム陰性菌による敗血症の診断に用いられる.	□	□
4. ALD は血中半減期が 12 日と長い.	□	□
5. H-FABP は急性肝炎で増加する.	□	□

B

1. 細菌感染による敗血症で上昇しないのはどれか.【66P43】
- □ ① CRP
- □ ② プレセプシン
- □ ③ エンドトキシン
- □ ④ プロカルシトニン
- □ ⑤ (1→3)-β-D-グルカン

2. 心筋梗塞の心筋マーカーとして適切でないのはどれか.【66P35】
- □ ① LD₃
- □ ② CK-MB
- □ ③ トロポニン T
- □ ④ ミオシン軽鎖
- □ ⑤ 心臓型脂肪酸結合蛋白〈H-FABP〉

A 1-○, 2-○, 3-○, 4-× (4時間), 5-× (心筋梗塞の早期マーカー)
B 1-⑤, 2-① (①:LD₁および LD₂が上昇)

3．急性心筋梗塞の診断に用いられないのはどれか．【65P12】
- □ ① CK-MB
- □ ② ミオグロビン
- □ ③ 心筋トロポニンT〈cTnT〉
- □ ④ 心臓型脂肪酸結合蛋白〈H-FABP〉
- □ ⑤ 脳性ナトリウム利尿ペプチド〈BNP〉

4．急性心筋梗塞の診断に有用なマーカーはどれか．2つ選べ．
【64A44】
- □ ① アデノシンデアミナーゼ〈ADA〉
- □ ② 心臓型脂肪酸結合蛋白〈H-FABP〉
- □ ③ トロポニンT
- □ ④ 脳性ナトリウム利尿ペプチド〈BNP〉
- □ ⑤ プロカルシトニン

5．間質性肺炎のマーカーはどれか．【63A43】
- □ ① KL-6
- □ ② トロポニン
- □ ③ シスタチンC
- □ ④ プロカルシトニン
- □ ⑤ 心臓型脂肪酸結合蛋白〈H-FABP〉

6．疾患マーカーと病態の組合せで正しいのはどれか．【62P43】
- □ ① KL-6————————————細菌性肺炎
- □ ② シスタチンC————————肝不全
- □ ③ プロカルシトニン————————敗血症
- □ ④ 脂肪酸結合蛋白〈FABP〉————脳梗塞
- □ ⑤ 脳性ナトリウム利尿ペプチド〈BNP〉——腎不全

15 そのほかの検査

A 放射性物質を用いた検査

学習の目標

★放射線の性質を理解しよう.

□ 放射能・放射線の性質   □ 放射性物質を用いた検査

 放射能・放射線の性質

1．放射性同位元素（ラジオアイソトープ）

①同位体：原子番号が同じで質量数の異なる原子.

②放射性同位元素：同位体のうち，放射線を放出するもの.（⇔安定同位体）

③放射性同位元素から出る放射線は，α線，β線，γ線の3種類があり，α線，β線が放出されるときは原子核が他の原子核に変わる. 崩壊（壊変）に伴う放射線を**表15-1**にまとめる.

2．原子核崩壊（壊変）

①α崩壊（α壊変）：α線を放出し原子核が変わること. α線を放出すると，質量数が4，原子番号が2少ない原子核に変わる.

②β崩壊（β壊変）：電子が原子核から放出されたり吸収されたりする現象で，原子核を構成する陽子と中性子の入れ替わりが起こる. β崩壊には，β⁻崩壊（陰電子崩壊），β⁺崩壊（陽電子崩壊），軌道電子捕獲（EC）の3種類がある.

    β⁻崩壊（陰電子崩壊）：原子核内の中性子が電子とニュートリノを放出して陽子となる. 質量数は変わらず，原子番号が1増える.

    β⁺崩壊（陽電子崩壊）：原子核内の陽子が陽電子とニュートリノを放出して中性子となる. 質量数は変わらず，原子番号が1減る.

    軌道電子捕獲（EC）：原子核内の陽子が軌道電子を捕獲して中性子に変わる. 質量数は変わらず，原子番号が1減る.

③γ線の放出（γ遷移）：核崩壊により原子核は不安定な状態（励起

表 15-1 崩壊とそれに伴う放射線

崩壊の方式	変化する原子番号 (Z)	変化する質量数 (A)	崩壊に伴い放出される放射線	
			崩壊核より	娘核より
α	−2	−4	α粒子，γ線	転換電子，転換によるX線
β⁻	+1	0	β⁻粒子(しばしばX線)	低エネルギーγ線の放出による転換電子とX線
β⁺	−1	0	β⁺粒子 (ときにγ線)	X線
EC	−1	0	ときにγ線	X線
核異性体転移	0	0	γ線	転換電子，γ線

注：α崩壊，β崩壊する核種の75%はγ線を伴う

(藤井張生・原　正幸：臨床検査学講座　放射性同位元素検査技術学. 医歯薬出版, 2002, p.5)

表 15-2 主な核種の半減期

核種	半減期	核種	半減期
³H	12.3y	⁵⁹Fe	44.5d
¹⁴C	5,730y	¹²³I	13h
³²P	14.26d	¹³¹I	8d
⁴⁵Ga	164d	⁹⁹ᵐTc	6h

y：年, d：日, h：時間

状態）になり，安定な状態（基底状態）になるため，余分なエネルギーを電磁波として放出する．これをγ線とよぶ．

3．X線の発生

高速の電子がターゲット原子に衝突するときに，電子は熱と電磁波（X線）を放出する．

4．放射能と崩壊の法則

原子核が崩壊して他の原子核に変わる時に放射線を出す性質を放射能という．崩壊は偶発的に起こるので原子核の集団で考え，半分の量の原子核が崩壊する時間を半減期といい，核種によって決まっている（表 15-2）．

5．放射能の単位

毎秒 1 個の原子が崩壊する場合を 1 Bq（ベクレル）という．

6．放射線の透過力

①α線：質量が大きく電荷があるため貫通力が低く，紙で遮蔽できる．

②β線：空気中では数 cm〜数 m 飛ぶが，アクリル板やアルミニウ

ム板で遮蔽できる.

③γ線,X線：透過力が非常に強く,遮蔽には密度の高い鉛などが有効.

7．線量と単位

①照射線量（C/kg：クーロン/キログラム）：γ線,X線に対して用いられる単位で,どれほど照射されるか,また光子が飛んでくるかを空気 1 kg に対する電離量で表す.

②吸収線量（Gy：グレイ）：放射線の種類に関係なく決められた物質量で,放射線によってどれくらいのエネルギーが付与されるかを示す.

③等価線量（Sv：シーベルト）：人体の臓器ごとに局所的被ばく線量を表す単位.

④実効線量（Sv）：全身的な被ばく線量を表す単位.

⑤線量当量（Sv）：人体に対する放射線影響を評価する場合以外の放射線防護目的（モニタリングなど）の単位として用いられる.

2 放射性物質を用いた検査

1 検体検査法

1．ラジオアイソトープを患者に投与しない *in vitro* による方法

①放射免疫測定法（radioimmunoassay；RIA）：抗原に放射性同位元素を標識し,抗体に競合的に反応させる方法（表 15-3）.

②イムノラジオメトリックアッセイ法（immunoradiometric assay；IRMA）：抗体に放射性同位元素を標識する非競合法.RIA 法に比べて感度・特異性に優れている.

③放射受容体測定法（radioreceptor assay；RRA）：測定物質の生理学的活性を測定するために,レセプターを取り出してホルモンなどを測定する方法.

④現在 RIA の代わりに放射性物質を用いない電気化学発光免疫測定法（electro chemiluminescence immunoassay；ECLIA）,化学発光免疫測定法（chemiluminescent immunoassay；CLIA）など,RIA と同等かそれ以上の感度で測定できる方法が開発され利用されている.

表 15-3　RIA で測定可能な物質

	測定可能な物質
ホルモン	インスリン，TSH，BNP など
蛋白質	レニン，抗 DNA 抗体など
ウイルス	HBs 抗原抗体，HBe 抗原抗体，HBC 抗原抗体など
薬剤	シクロスポリンなど
腫瘍抗原物質	α-フェトプロテイン，CEA，CA19-9，CA125，PSA など

2. *in vivo* による方法（患者にラジオアイソトープを投与し検体を採取）

①循環血漿量：^{131}I 標識ヒト血清アルブミンを用い一定時間にどれだけ希釈されたかをみる検査（希釈試験）．

②循環赤血球量測定：^{51}Cr 標識赤血球を用いた希釈試験．

③鉄代謝，造血機能検査：^{59}Fe を指標として血症からの消失時間や鉄利用率の測定から造血機能をみる検査．

④赤血球寿命の測定：^{51}Cr 標識赤血球の崩壊する割合から求める．

⑤ビタミン B_{12} 吸収試験：Schilling Test．ビタミン B_{12} 中の Co を ^{57}Co，^{58}Co に置換したものと過剰量の非放射性ビタミン B_{12} を経口投与し，尿中排泄量を測定することでビタミン B_{12} の吸収率を間接的に測定する．

② 体外測定法

ラジオアイソトープを患者に与え，生体内の分布や移動を体外から計測する方法．

①臓器別の摂取率測定：甲状腺，腎など．

②動態機能検査：臓器局所での経時的変化を測定し機能をみる．レノグラフィ，心血管動態，脳循環の測定．

③シンチグラフィ：臓器別の局所分布，機能，血流の評価，病巣の存在診断に用いられる．甲状腺，肝，腎，骨，肺など．

表 15-4 に臓器別の主な検査をまとめる．

表 15-4　臓器の主な検査

臓器	検査	使用する放射性同位元素
甲状腺	甲状腺放射性ヨウ素摂取率測定	$Na^{123}I$
	甲状腺シンチグラフィ	$Na^{123}I$，$^{99m}TcO_4^-$
肝胆道系	肝コロイドシンチグラフィ	^{99m}Tc-硫黄コロイド，^{99m}Tc フチン酸
	肝・胆道シンチグラフィ	^{99m}Tc-ピリドキサルメチルトリプトファン
腎	レノグラフィ	^{99m}Tc-MAG_3
心臓	心 RI アンギオグラフィ	^{99m}Tc-RBC，^{99m}Tc-ヒト血清アルブミン
	心筋シンチグラフィ	$^{201}TlCl$（塩化タリウム），^{99m}Tc-MIBI
骨	骨シンチグラフィ	^{99m}Tc-MAG_3，^{131}I-馬尿酸 Na
腫瘍	腫瘍シンチグラフィ	^{67}Ga，$^{201}TlCl$，^{18}F-FDG-PET（フルオロデオキシグルコース PET）

MAG_3：メルカプトアセチルトリグリシン

3 取り扱いと安全管理

1．人体に対する放射線の影響

①身体的影響：被ばくした個人に現れる変化．症状の現れる下限の線量＝しきい線量．

②遺伝的影響：被ばくした個人の子孫に現れる障害．

③放射線感受性：細胞分裂が盛んな組織ほど，放射線の影響は高い．骨髄，リンパ組織（胸腺，脾臓，リンパ節），卵巣，精巣など．

2．安全取扱法

［被ばく防護のための 3 原則］

①線源からの距離を大きくすること．

②遮蔽物を設けること．

③作業時間を短くすること．

3．放射線の管理

①個人の放射線管理：被ばく線量の測定，健康診断．

②環境の放射線管理：管理区域やその周辺について定期的に放射線測定を行い，結果は 5 年間保管する．

B 機能検査

1 機能検査の目的

①臓器はそれぞれ生命維持に必要な一定の機能をもっている. この機能が正常であるか, 異常であるか, また, その異常がどの程度であるかを検査するのが機能検査である.

②通常の検査は, ある一時点における体液成分の測定によって各臓器の機能障害の程度の指標としているが, 機能検査とは臓器などの動的・質的な検査である. たとえば, ある物質を投与し, その代謝過程を経時的に追究することにより, 臓器の最大機能や予備能力をみる負荷試験や, 臓器を刺激または抑制する物質を投与し, それに対する反応を血液や尿成分を通じて観察する刺激試験などがある.

2 肝 (胆道) 機能検査 (図 15-1)

1 肝臓の機能

①栄養素の合成や貯蔵などの代謝 (糖質代謝, 脂質代謝, 蛋白質代謝).
②有害物質の解毒 (アルコールや薬剤の分解).
③脂肪分解や脂溶性ビタミンを吸収しやすい形に変える胆汁の生成.

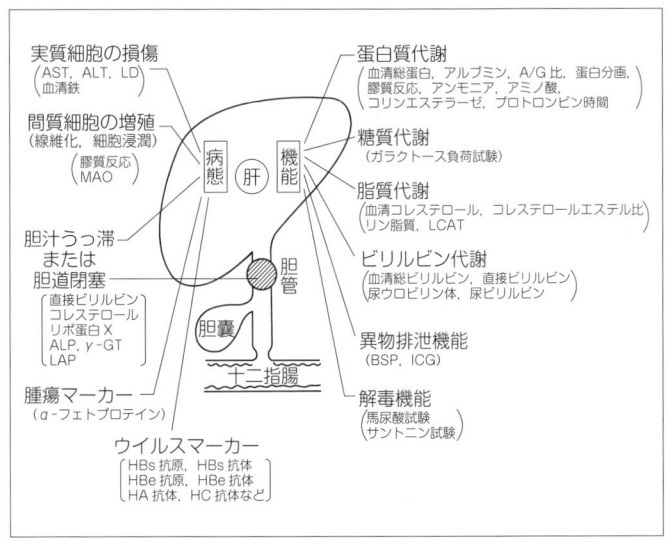

図 15-1　主な肝機能検査とその意義
（保崎清人：臨床検査学講座　臨床化学. 医歯薬出版, 2002, p.360）

② 胆嚢の機能

①肝でつくられた胆汁は胆嚢に貯留・濃縮され，食事による刺激により十二指腸へと放出される.

②胆汁に含まれる胆汁酸は脂肪を乳化することで消化吸収を促進する.

③ 肝（胆道）機能検査

1．Child-Pugh スコア

アルブミン，凝固因子の活性（PT），ビリルビン，脳症の有無，腹水の有無の 5 項目にスコアをつけ，肝機能を総合的に評価する指標として広く用いられている.

①合成能の指標：アルブミン，凝固因子の活性（PT）.

②代謝能の指標：ビリルビン，脳症の有無.

③アルブミンの低下，肝硬変の進行：腹水の有無.

2．合成能

肝でつくられる種々の物質から評価.

①総蛋白，アルブミン：慢性肝炎，肝硬変の診断項目.

②コリンエステラーゼ，プロトロンビン時間：劇症肝炎の診断項目.

3．代謝能

(1) 肝の解毒代謝能を評価

①直接ビリルビン：肝細胞の輸送障害，排泄障害，胆管から十二指腸への排泄障害で上昇.

②間接ビリルビン：ビリルビン生成亢進，肝細胞による取り込み障害，抱合不全で上昇.

③ICG 試験，アンモニア：肝細胞障害，門脈・大循環短絡がある場合に上昇，肝性脳症の診断指標.

(2) 肝の異物排泄機能を評価

● ICG（インドシアニングリーン）試験

①肝臓の解毒能力を調べる検査である．生体外色素である ICG を静

非アルコール性肝疾患

　アルコールの飲み過ぎにより脂肪肝になることはよく知られているが，非アルコール性の脂肪肝から脂肪肝炎や肝硬変に進行した状態までを含む一連の肝臓病のことを「非アルコール性脂肪性肝疾患」(nonalcoholic fatty liver disease から「NAFLD（ナッフルディー）」)といい，今注目されている疾患である．NAFLD のうち 80～90％は長い経過をみても脂肪肝のままで，病気はほとんど進行しない．これを NAFLD の病気を意味する「D (disease)」を除いて NAFL（ナッフル）という．この脂肪肝から徐々に進行する肝臓病のことを「非アルコール性脂肪肝炎」(nonalcoholic steato-hepatitis から「NASH（ナッシュ）」)という．

　非アルコール性というが，少量の飲酒をしている人にみられる脂肪肝も NAFLD に含まれる．1 日当たり純エタノールとして男性で 30 g 以上，女性では 20 g 以上のお酒を毎日飲み続けるとアルコール性肝障害を起こすことがあるといわれているので，これよりも 1 日の飲酒量が少ない人（女性ではその 2/3 よりも少ない人）にみられる脂肪肝も NAFLD に含まれる．

　アルコール性肝疾患と NAFLD を鑑別する簡易式 "The ALDNAFLD Index (ANI)" も提唱されている．

　ANI＝−58.5＋0.637×MCV（平均赤血球容積）＋3.91×AST/ALT−0.406×BMI＋6.35×（男性は 1，女性は 0）

　0 スコア以上ではアルコール性肝障害，0 スコア未満では NAFLD の可能性が強くなる．

脈から注射すると，ICGは血液中から90％以上が肝臓に取り込まれ，そのまま胆汁中へ排出される．副作用は少ない．

②実施方法：ICGの注射前に採血する．ICG静注後5分，10分，15分と3回採血，またはICG静注後15分1回採血をする．

③値の求め方
- ・消失率は静注後5分，10分，15分の各血中濃度からICGの半減期（t1/2）を求め，これに係数（＝0.693）を乗じて求める．
- ・停滞率は，注射前の血液と静注後15分値の血中濃度の比（％）で表す．

④基準範囲：ICG血中消去率15分値　　0〜10％
ICG血中停滞率　　0.168〜0.206

⑤臨床的意義：残存率15分値が30％以上のときは肝硬変．

● **BSP試験**

ショック，アレルギー反応，血管痛などの副作用を起こすため，現在は用いられていない．

3　腎機能検査

1　腎臓の機能

腎機能は生体内における細胞外液の組成を恒常的に維持するために，次のような重要な機能を有している．

①水，電解質，水素イオン濃度，浸透圧などの調節．

②終末代謝産物あるいは不必要な塩類などの老廃物の処理．

③蛋白質，アミノ酸，糖，ホルモンなどのような正常機能維持のために必要な成分の再吸収機能，アンモニア，水素イオンの生成・排出による体液バランス維持のための酸塩基平衡を保つ．

腎機能は，腎血流量検査，糸球体機能検査，尿細管機能検査によって評価される．

2　腎血流量検査

腎血流量の検査はパラアミノ馬尿酸クリアランスのほか，^{131}I-hippuranによるレノグラム，腎動脈のドプラーエコーでの測定も行われている．

1．パラアミノ馬尿酸（PAH）クリアランス

パラアミノ馬尿酸（PAH）は，糸球体での濾過と尿細管からの分泌ですべて排泄され，腎静脈濃度は0となる．そこで，PAHクリアランスは腎血漿流量（RPF）に相当する．

2．PSP排泄試験

PSP（フェノールスルホンフタレイン）静注後の15分値は腎血漿流量とよく相関するとして測定されていたが，採尿が不完全だと再現性がよくないことから，近年は用いられなくなった．

③ 糸球体機能検査

糸球体の機能は排泄機能の評価として，クリアランスが用いられる．クリアランスは単位時間当たりの物質を除去するのに必要な血液量で表す．

1．イヌリンクリアランス

外因性クリアランスで，糸球体濾過値を最も正確に反映する．

2．チオ硫酸ナトリウムクリアランス

外因性クリアランスで，真のGFRに近い．

3．内因性クレアチニンクリアランス

①クレアチニンは，体内で分解されずに糸球体を通過し，尿細管からの再吸収や分泌が行われずに腎から排泄されるため，糸球体濾過値（クリアランス）に用いられる．

②クレアチニンは体内にあるため内因性クリアランスという．

（1）計算

$$Ccre（mL/分）= \frac{U \times V}{P} \times \frac{1.73}{A}$$

P：血漿（血清）クレアチニン値，U：尿クレアチニン値，V：1分間の尿量，1.73：日本人の平均体表面積，A：体表面積（m²）

（2）基準範囲

〔40歳以下〕

男性：116.5±5.1 mL/分

女性：115.0±3.9 mL/分

4．クレアチニンによる推算糸球体濾過値（estimated glomerular filtration rate；eGFR）

（1）計算

①慢性腎臓病（CKD）の重症度分類に，尿蛋白定量値とともにGFR

が必要となったため提案された式.

②血清クレアチニン値と年齢，性別からクレアチニンクリアランス
を推定. 日本人独自の推定式である.

男性　eGFRcreat(mL/分/1.73 m^2)
　　　＝194×血清クレアチニン$^{-1.094}$×年齢$^{-0.287}$

女性は男性の式に 0.739 を乗ずる.

（2）基準範囲
90 mL/分/1.73 m^2 以上

5．シスタチン C による eGFR
→p.332 参照.

④ 尿細管機能検査

1．近位尿細管の再吸収能
①尿中 α_1-ミクログロブリン
②尿中 β_2-ミクログロブリン

2．近位尿細管の細胞障害
・尿中 L-FABP（L 型脂肪酸結合蛋白）（→p.333 参照）

3．濃縮能
・Fishberg 濃縮試験：検査前日午後 6 時以降の飲食を禁じ，翌日起
床時およびその後 1 時間ごとに 3 回採尿し，尿の比重を測定す
る. 正常では 3 回のうち 1 回は 1.022 以上.

4．尿細管障害の評価
・尿中 N アセチル β-D-グルコサミニダーゼ（NAG）

4 膵機能検査

① 膵臓の機能
①膵臓は，種々の消化酵素を十二指腸に分泌する外分泌機能と，イ
ンスリンやグルカゴンなどの糖代謝を支配するホルモンを血中に
分泌する内分泌機能がある.
②外分泌機能は腺細胞が，アミラーゼ，トリプシン，リパーゼなど
の消化酵素を分泌する.
③内分泌機能はランゲルハンス島細胞が分担している. α 細胞から

はグルカゴン（血糖上昇），β細胞からインスリン（血糖下降），δ細胞からソマトスタチン（グルカゴン，インスリンの分泌量の調整）が分泌され，血糖調節に深く関与している.

② 膵外分泌機能検査

1. BT-PABA 試験

①BT-PABA（N ベンゾイル-L-チロシル-p-アミノ安息香酸）を経口投与し，膵液で分解された PABA の尿中排泄量を測定することで，膵外分泌能をみる.
②検体：尿
③基準値：6時間排泄率　73.4〜90.4%
④臨床的意義：[低値] 慢性膵炎，膵癌，腎機能障害，肝硬変.
　　　　　　　腎機能障害患者，肝硬変患者でも PABA 排泄率が低下するので膵疾患特異性は低い.

③ 膵内分泌機能検査

1. 75g経口グルコース負荷試験(oral glucose tolerance test；OGTT)

→p.118 参照.

5 内分泌機能検査

① 内分泌腺の種類と機能

「12　ホルモン」（→p.280〜308）参照.

② 内分泌機能検査（負荷試験）

　内分泌疾患の診断を行うには，内分泌系の調節にフィードバック機構などが関与するため，上位ホルモンと標的臓器ホルモンの値だけでなく，ホルモン分泌の動態を把握するために種々の負荷試験が行われる.
　内分泌機能検査には分泌不全を疑う場合の分泌刺激試験と，ホルモン分泌過剰を疑う場合に行う分泌抑制試験の2種類がある.

■下垂体機能検査

　下垂体は，さまざまなホルモンの働きをコントロールしている部位

表 15-5　成長ホルモン負荷試験

	負荷試験	測定項目	判定
放出ホルモン負荷試験（下垂体直接刺激）	GHRH 試験	血中 GH	正常：30〜60 分後に最高値 低反応：最高値が 5 ng/mL 以下
その他の分泌刺激試験	インスリン低血糖試験	血中 GH	正常：負荷後の頂値は 60 分，10 ng/mL 以上 5 ng/mL は無反応
	アルギニン負荷試験	血中 GH	正常：負荷後の頂値は 60 分，10 ng/mL 以上 5 ng/mL は無反応
	L-DOPA 試験	血中 GH	正常：60〜90 分後に最高値 先端巨大症では無反応
	クロニジン試験，グルカゴン試験	血中 GH	
分泌抑制試験	ブドウ糖負荷試験	血中 GH	正常：2 時間以内に 5 ng/mL 以下まで抑制

GHRH；growth hormone releasing hormone：成長ホルモン放出ホルモン

である．前葉からは成長ホルモン，甲状腺刺激ホルモン，副腎皮質刺激ホルモン，性腺刺激ホルモンである卵胞刺激ホルモン・黄体形成ホルモン，プロラクチンの 6 種類，後葉からはバソプレシン（抗利尿ホルモン），オキシトシンの 2 種類のホルモンが分泌され，これらのホルモンが生体の機能維持を司っている．

　すべての前葉ホルモン分泌が障害されているものを汎下垂体機能低下症，複数のホルモンが障害されているものを部分型下垂体機能低下症，単一のホルモンのみが欠損するものを単独欠損症とよぶ．

　分泌亢進は通常単独のホルモンのみとなる．

＜下垂体前葉ホルモン＞

1．成長ホルモン（growth hormone；GH）

　　①成長ホルモン負荷試験（表 15-5）

　　②臨床的意義

　　　・GH 分泌過剰：先端巨大症，下垂体巨人症

　　　・GH 分泌不全：成長ホルモン分泌不全性低身長症

2．甲状腺刺激ホルモン（thyroid stimulating hormone；TSH）

　　①TSH 負荷試験（表 15-6）：血中 T_3，T_4 の増減は，他の系のネガティブフィードバック機構と異なり，視床下部よりも下垂体で強

表 15-6　TSH 負荷試験

	負荷試験	測定項目	判定
放出ホルモン負荷試験（下垂体直接刺激）	TRH 試験	血中 TSH	正常：15～30 分後に最高値
分泌抑制試験	T_3 抑制試験	T_3 を 8 日間投与し，その前後で ^{131}I または ^{123}I の up take を測定	正常：T_3 投与後の絶対値が 20% 以下または 1/2

TRH；tyrotropin releasing hormone：甲状腺刺激ホルモン放出ホルモン

〈影響される.
②臨床的意義
　a）TRH 負荷試験
　　・Basedow 病：無反応
　　・原発性甲状腺機能低下症：5 μU/l 以上の高値
　b）T_3 抑制試験
　　・Basedow 病では高値だが，無痛性甲状腺炎，亜急性甲状腺炎では極端な低値を呈するので，鑑別診断に有用.
　　・Basedow 病に対する抗甲状腺薬中止の時期の判定に最も信頼性の高い検査法.

3. 副腎皮質刺激ホルモン（adrenocorticotropic hormone；ACTH）

①ACTH 負荷試験（表 15-7）
②臨床的意義
　a）デキサメサゾン抑制試験
　　・Cushing 病：少量のデキサメサゾンでは抑制されないが，大量のデキサメサゾン（8～32 mg）では抑制される.
　　・副腎腫瘍，異所性 ACTH 症候群：大量でも抑制されない.

4. プロラクチン（prolactine；PRL）

①プロラクチン負荷試験（表 15-8）
②臨床的意義：PRL 分泌低下症，産褥期の乳汁分泌低下

5. 性腺刺激ホルモン（gonadotropic hormone）［ゴナドトロピン（gonadotropin）］－黄体ホルモン(lateinnizing hormone；LH)，卵胞刺激ホルモン（follice stimurating hormone；FSH）

①LH–FSH 負荷試験（表 15-9）
②臨床的意義：血中 LH，FSH 濃度の低下は，大部分下垂体機能障

表 15-7 ACTH 負荷試験

	負荷試験	測定項目	判定
放出ホルモン負荷試験（下垂体直接刺激）	CRH 試験	血中 ACTH, コルチゾール	正常：ACTH は 30 分で約 2 倍, コルチゾールは 60 分で約 2 倍
その他の分泌刺激試験	インスリン低血糖試験	血中 ACTH, コルチゾール	正常：ACTH は 30 分で最高値 正常：コルチゾールは 60～90 分後に最高値
	メトピロン試験（メチラポン試験）	尿中 17-OHCS（標準法）	正常：投与後の尿中 17-OHCS が 2 倍以上増加
		血中デオキシコルチゾール（迅速法）	正常：2～6 時間後に 2 倍以上増加
分泌抑制試験	デキサメサゾン抑制試験	尿中 17-OHCS（標準法）	正常：2.5 mg/日または前値の 50%以下
		血中コルチゾール, ACTH（迅速法）	正常：血中コルチゾール, ACTH 減少

CRH；cortcotropin releasing hormone：副腎皮質刺激ホルモン放出ホルモン

表 15-8 プロラクチン負荷試験

	負荷試験	測定項目	判定
放出ホルモン負荷試験（下垂体直接刺激）	TRH 試験	血中 PRL	正常：15 分後に最高値
その他の分泌刺激試験	スピリト（高ドーパミン薬）負荷試験	血中 PRL	正常：30 分で最高値
	クロルプロマジン（高ドーパミン薬）負荷試験	血中 PRL	正常：60～90 分後に最高値
分泌抑制試験	ブロモクリプチン試験	血中 PRL	正常：2 時間以内に抑制反応
	L-DOPA 負荷試験	血中 PRL	正常：90～120 分後に最低値

TRH；thyrotropin releasing hormone：甲状腺刺激ホルモン放出ホルモン

表 15-9　黄体ホルモン（LH）-卵胞刺激ホルモン（FSH）負荷試験

	負荷試験	測定項目	判定
放出ホルモン負荷試験（下垂体直接刺激）	GnRH試験	血中LH, FSH	正常：30分で最高値 FSHよりLHが反応大
その他の分泌刺激試験	クロミフェン試験	血中LH, FSH	正常：投与後5〜7日目に最高値

GnRH；gonadotropic releasing hormone：性腺刺激ホルモン放出ホルモン

表 15-10　バソプレシン負荷試験

	負荷試験	測定項目	判定
その他の分泌刺激試験	高張食塩液負荷試験（カーター・ロビンステスト）	浸透圧（血清, 尿）	正常：食塩液投与中あるいは30分以内に尿浸透圧が血漿浸透圧以上に上昇
分泌抑制試験	水負荷試験	尿量・浸透圧	正常：60〜90分で尿量最大 血漿浸透圧は2〜3%以下

害による.

＜下垂体後葉ホルモン＞

1．バソプレシン（vasopressin）[抗利尿ホルモン（antidiuretic horumone；ADH）

①バソプレシン負荷試験（表15-10）
②臨床的意義：高張食塩液負荷試験で，バソプレシンの上昇を認めれば心因性多飲症，分泌低下があれば尿崩症を疑う.

③ 各内分泌機能検査の測定法

各内分泌機能検査の測定法，検体，基準値を表15-11に示す.

表 15-11　各内分泌機能検査の測定法

1）成長ホルモン機能検査

検査名	検体	測定法	基準値
成長ホルモン（GH）	血清	EC LIA	男性：2.47 ng/mL 以下 女性：0.13〜9.88 ng/mL
ICF-I（ソマトメジン C）	血清	RIA 固相法 （IRMA）	年齢，性別によって異なる

2）甲状腺機能検査

検査名	検体	測定法	基準値
甲状腺刺激ホルモン （TSH）	血清	CLIA	0.2〜4.50 μIU/mL
遊離サイロニン（FT_4）	血清	CLIA	0.8〜1.6 ng/dL
遊離トリヨードサイロニン （FT_3）	血清	CLIA	2.2〜4.5 pg/dL
総サイロキシン（T_4）	血清	CLIA	5.0〜12.0 μg/dL
総トリヨードサイロニン （T_3）	血清	CLIA	0.6〜1.6 ng/mL
サイロキシン結合能 （TBC）	血清	ECLIA	0.80〜1.30
サイロキシン結合グロブリ ン（TBG）	血清	CLIA	14〜31 μg/mL
サイログロブリン（Tg）	血清	IRMA	5.0〜30.0 ng/mL
抗サイログロブリン抗体 （TgAb）	血清	CLIA	34 IU/mL 以下
抗マイクロゾーム抗体［抗 甲状腺ペルオキシダーゼ抗 体（TPOAb）］	血清	CLIA	4.3 IU/mL 以下
TSH レセプター抗体 （TRAb）	血清	レセプター 結合アッセ イ	第 1 世代法：10%未満
カルシトニン	血清	ECLIA	男性：9.52 以下 女性：6.40 以下（pg/mL）

3）副甲状腺機能検査

検査名	検体	測定法	基準値
副甲状腺ホルモン関連蛋白 （PTHrP）	血漿	IRMA（ビー ズ固相法）	1.1 pmol/L 未満
副甲状腺ホルモン	血漿	IRMA	9〜39 pg/mL

（次頁へつづく）

表 15-11　各内分泌機能検査の測定法（つづき）

4）副腎皮質機能検査

検査名	検体	測定法	基準値
コルチゾール	血清	ELISA	6.2〜19.4 μg/dL
デヒドロエピアンドロステロンサルフェート（DHEA-S）	血清	CLIA	性差があり，高齢になるほど低く，女性より男性が高い
11-OHCS	血清	蛍光法	7.0〜23.0 μg/dL（午前8〜10時採血）
アルドステロン	血漿(血清)，尿	IRMA	血漿（血清）随時：36〜240 pg/mL 尿：7.5 μg/日以下

5）副腎髄質機能検査

検査名	検体	測定法	基準値
カテコールアミン3分画	血漿	HPLC	アドレナリン<100（pg/mL）ノルアドレナリン100〜7,450（pg/mL）ドーパミン<20（pg/mL）
	尿	HPLC	アドレナリン3.4〜26.9（μg/日）ノルアドレナリン48.6〜168.4（μg/日）ドーパミン365.0〜961.5（μg/日）
バニリルマンデル酸（VMA）	血漿	HPLC	3.3〜8.6 ng/mL
	尿	HPLC	1.5〜4.3 mg/日
ホモバニリン酸（HVA）	血漿	HPLC	4.4〜15.1 ng/mL
	尿	HPLC	2.1〜6.3 mg/日
5-ヒドロキシインドール酢酸（5-HIAA）	血漿	HPLC	1.8〜6.1 ng/mL
	尿	HPLC	1.0〜6.0 mg/日

（次頁へつづく）

表 15-11　各内分泌機能検査の測定法（つづき）

6）性腺機能検査

検査名	検体	測定法	基準値
エストラジオール（E$_2$）	血清	ECLIA	男性：14.6〜48.8 pg/mL 女性 卵胞期前期：28.8〜196.8 pg/mL 卵胞期後期：28.8〜196.8 pg/mL 排卵期：36.4〜525.9 pg/mL 黄体期：44.1〜491.9 pg/mL 閉経後：47.0 pg/mL 以下
プロゲステロン（黄体ホルモン）	血清	ECLIA	性差，女性は性周期や妊娠週数によって異なる
ヒト絨毛性ゴナドトロピン（hCG）	血清	EIA	男性，非妊婦：0.7 mIU/mL 以下 妊娠 8 週が頂値
	尿	EIA	妊娠すると高値
ヒト絨毛性ゴナドトロピン βサブユニット（hCGβ）	血清	RIA（固相法）	0.1 ng/mL 以下
ヒト胎盤ラクトジェン（hPL）	血清	LAR	妊娠 29〜40 週で高値
テストステロン（TS）	血清	ECLIA	男性：284〜799 ng/dL 女性：6〜82 ng/dL
フリーテストステロン	血清	RIA	性差，年齢によって異なる

6 性腺機能検査

　性腺機能低下症には，性腺の機能に原因がある場合と，下垂体からの性腺刺激ホルモン（ゴナドトロピン）の分泌低下による場合がある．

1 男性

1．性腺機能低下症

①低アンドロゲン症：アンドロゲンの分泌低下により，精子形成能障害が起こる．

②低ゴナドトロピン性性腺機能低下症：ゴナドトロピンの分泌低下による精巣機能障害

③高ゴナドトロピン性性腺機能低下症：精巣系に起因し，精子形成

表 15-12　消化管機能検査

検査名	検体	測定法	基準値
ガストリン	血清	RIA・PEG 法	42〜200 pg/mL
セクレチン	血漿	EIA	5±2 pg/mL
コレシストキニン	血漿	RIA	12.9±5.9 pg/mL

　障害が起こる.

2．検査

・いずれも血中アンドロゲン, ゴナドトロピン測定を行い, 精巣機能低下にはヒト絨毛性ゴナドトロピン（hCG）負荷試験を行う.

② 女性

1．性腺機能低下症

①原発性無月経：18歳を過ぎても初潮がない. 染色体異常または性腺形成不全による.

②続発性無月経：3カ月以上月経が停止. 視床下部性, 下垂体性, 卵巣性, 子宮性などがある.

2．検査

①原発性無月経の場合, 外性器所見, 染色体検査により診断する.

②続発性無月経の場合, プロゲステロン負荷試験, エストロゲン・プロゲステロン負荷試験を行う. 血中 LH, FSH, PRL 測定を行う.

7 消化管機能検査

1．消化管機能検査の測定法（表 15-12）

2．臨床的意義

(1) ガストリン

[500 pg/mL 以上（空腹時）の高値] Zollinger-Ellison 症候群（過剰の胃酸分泌が持続するため, 難治性の胃・十二指腸潰瘍を形成する）

(2) セクレチン

[高値] 胃・十二指腸潰瘍, Zollinger-Ellison 症候群

(3) コレシストキニン

[高値] 急性膵炎, 閉塞性黄疸, 肝硬変

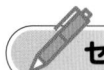

セルフ・チェック

A 次の文章で正しいものに○，誤っているものに×をつけよ．

	○	×
1. 同位体とは陽子数も中性子数も同じである．	□	□
2. 放射性同位元素は核種に特有の半減期に従い 放射能が減弱する．	□	□
3. β線は高速で流れる電子である．	□	□
4. γ線は質量も電荷ももたない．	□	□
5. γ線は電磁波である．	□	□
6. アルブミンとコリンエステラーゼは肝の蛋白質合成能を 反映する．	□	□
7. 胆道機能障害は直接ビリルビンおよび胆汁酸の上昇で 診断される．	□	□
8. 糖尿病の診断には経口 100 g グルコース負荷試験が 不可欠である．	□	□
9. GFR は糸球体濾過機能を反映し，正常では 約 100 mL/分である．	□	□
10. eGFRcreat を求める計算式は男女とも同じである．	□	□

B

1．半減期が最も長いのはどれか．
- □ ① ^3H
- □ ② ^{32}P
- □ ③ ^{51}Cr
- □ ④ ^{59}Fe
- □ ⑤ ^{131}I

A 1-×（中性子数が異なる），2-○，3-○，4-○，5-○，6-○，7-○，8-×（経口 75 g グルコース負荷試験），9-○，10-×（女性は男性の式に 0.739 を乗じて求める）

B 1-①

2. 正しいのはどれか. **2つ選べ**.
   - ☐ ① 放射能の SI 単位はベクレル（Bq）で表す.
   - ☐ ② ^{59}Fe の半減期は 8.04 日である.
   - ☐ ③ ラジオイムノアッセイには ^{3}H が多用される.
   - ☐ ④ 赤血球寿命の測定には ^{51}Cr が用いられる.
   - ☐ ⑤ ^{99m}Tc は β 線を放出する.

3. 誤っている組合せはどれか.
   - ☐ ① 甲状腺ヨード摂取率測定————^{131}I-ナトリウム
   - ☐ ② シリング試験————————^{57}Co-ビタミン B$_{12}$
   - ☐ ③ 血漿量測定—————————^{131}I-ヒトアルブミン
   - ☐ ④ 鉄吸収試験—————————^{59}Fe-クエン酸アンモニウム
   - ☐ ⑤ 赤血球寿命測定————————^{57}Co-シアノコバラミン

4. 放射線感受性が高いのはどれか.【66P31】
   - ☐ ① 筋肉組織
   - ☐ ② 結合組織
   - ☐ ③ 脂肪組織
   - ☐ ④ 神経組織
   - ☐ ⑤ リンパ組織

5. 肝臓の解毒機能の評価に用いられるのはどれか. **2つ選べ**.
   【66P44】
   - ☐ ① ICG 試験
   - ☐ ② 血清 ALP 値
   - ☐ ③ 血中アンモニア値
   - ☐ ④ 血清コレステロール値
   - ☐ ⑤ プロトロンビン時間〈PT〉

2-①と④（⑤：γ線），3-⑤（⑤：^{51}Cr 標識赤血球），4-⑤（放射線感受性は細胞分裂の頻度が高い組織ほど高い），5-①と③

6．慢性腎臓病〈CKD〉の病期分類に用いられる検査項目はどれ
　　か．2つ選べ．【66P38】
　　　□　① 尿浸透圧
　　　□　② 尿糖定量値
　　　□　③ 糸球体濾過量
　　　□　④ 尿蛋白定量値
　　　□　⑤ 尿素窒素/クレアチニン比

7．脱水時にみられるのはどれか．2つ選べ．【63P32】
　　　□　① 血圧上昇
　　　□　② 尿量減少
　　　□　③ レニン分泌低下
　　　□　④ アルドステロン分泌亢進
　　　□　⑤ バソプレッシン分泌低下

8．推算糸球体濾過量〈eGFR〉の計算に用いるのはどれか．2つ
　　選べ．【62P44】
　　　□　① 性　別
　　　□　② 尿　量
　　　□　③ 体表面積
　　　□　④ 血清クレアチニン値
　　　□　⑤ 尿中クレアチニン値

9．インスリン負荷試験で増加するのはどれか．【62A44】
　　　□　① LH
　　　□　② GH
　　　□　③ FSH
　　　□　④ TSH
　　　□　⑤ プロラクチン

6-③と④，7-②と④，8-①と④（血清クレアチニン値，年齢，性別が必要），9-
②（インスリン負荷試験は，インスリンによる低血糖に対し，インスリン拮抗ホ
ルモンの分泌反応をみる）

10. 1分間尿量 8.0 mL，尿クレアチニン濃度 5.0 mg/dL，血清クレアチニン濃度 0.8 mg/dL のとき，クレアチニンクリアランス〈CCr〉はどれか．ただし，体表面積補正はしないものとする．【61P44】

- □ ① 25 mL/分
- □ ② 50 mL/分
- □ ③ 75 mL/分
- □ ④ 100 mL/分
- □ ⑤ 125 mL/分

11. 腎糸球体障害の指標となる検査項目はどれか．2つ選べ．【61A15】

- □ ① エリスロポエチン
- □ ② クレアチニンクリアランス〈CCr〉
- □ ③ 尿中微量アルブミン
- □ ④ 尿中 N-アセチルグルコサミニダーゼ〈NAG〉
- □ ⑤ 尿中 β_2-ミクログロブリン

12. 誤っている組合せはどれか．

- □ ① グルコース負荷試験————————膵内分泌機能
- □ ② BT-PABA 試験————————肝合成能
- □ ③ ICG 試験————————肝異物排泄機能
- □ ④ イヌリンクリアランス————————腎糸球体機能
- □ ⑤ Fishberg 濃縮試験————————腎尿細管機能

10-② （CCr（mL/分）＝U×V/P＝5.0×8.0/0.8＝50），11-②と③（①：貧血，④，⑤：尿細管障害），12-②（②：膵外分泌機能）

索 引

和文

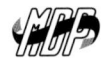

【編者略歴】

芝　紀代子

1963年　日本大学理工学部薬学科卒業
1967年　東京医科歯科大学医学部附属病院検査部教官助手
1978年　東京医科歯科大学医学部附属病院検査部講師
1992年　東京医科歯科大学助教授（医学部保健衛生学科）
2000年　東京医科歯科大学教授（医学部保健衛生学科）
2001年　東京医科歯科大学大学院教授（保健衛生学研究科）
2006年　文京学院大学教授（保健医療技術学部臨床検査学科）・学科長
2010年　文京学院大学大学院教授（保健医療科学研究科）・委員長
2012年　文京学院大学大学院特任教授（保健医療科学研究科）
2014年　文京学院大学名誉教授
現在にいたる　医学博士

ポケットマスター臨床検査知識の整理
臨床化学　第2版　　　　　　　　　　ISBN978-4-263-22421-2

2019年3月10日　第1版第1刷発行
2021年3月25日　第2版第1刷発行
2024年1月10日　第2版第3刷発行

編　者　芝　　　紀代子
発行者　白　石　泰　夫

発行所　医歯薬出版株式会社

〒113-8612　東京都文京区本駒込1-7-10
TEL　(03) 5395-7620(編集)・7616(販売)
FAX　(03) 5395-7603(編集)・8563(販売)
https://www.ishiyaku.co.jp/
郵便振替番号 00190-5-13816

乱丁，落丁の際はお取り替えいたします．　　　　　印刷・三報社印刷／製本・明光社